中西医结合儿科常见病手册

编 著 迟炘

中医古籍出版社

图书在版编目（CIP）数据

中西医结合儿科常见病手册/迟炘编著．—北京：中医古籍出版社，2014.6
ISBN 978－7－5152－0578－6

Ⅰ．①中…　Ⅱ．①迟…　Ⅲ．①小儿疾病－中西医结合－诊疗－手册
Ⅳ．①R72－62

中国版本图书馆 CIP 数据核字（2014）第 060034 号

中西医结合儿科常见病手册

编著　迟炘

责任编辑　刘　婷
封面设计　韩博玥
出版发行　中医古籍出版社
社　　址　北京东直门内南小街 16 号（100700）
印　　刷　三河市华东印刷厂
开　　本　710mm×1000mm　1/16
印　　张　18.25
字　　数　380 千字
版　　次　2014 年 6 月第 1 版　2014 年 6 月第 1 次印刷
书　　号　ISBN 978－7－5152－0578－6
定　　价　38.80 元

前　言

随着社会经济的快速发展，人们对医疗卫生保健水平的要求也日渐提高，中西医结合在治疗儿科常见病及多发病方面取得了可喜的进展。为适应中西医结合治疗儿科疾病科学化、标准化、规范化的需求，我参阅了大量文献资料，结合自身的临床经验和体会，编写成本书。

为方便广大读者阅读、参考，凡病名、诊断西医为主，治疗中西并重，力图反映中西医结合治疗儿科常见病的新观点、新技术、新方法，书后附方剂索引。

在本书编写中，限于水平，加之时间仓促，难免有缺点和不当之处，祈望广大读者和医学同仁批评指正。

编者
2013 年 12 月

目　　录

第一章　营养性疾病

第一节　营养不良

营养不良又称蛋白质 - 热能营养不良（protein - energy malnutrition，PEM），是由缺乏能量和（或）蛋白质所致的一种营养缺乏症，主要见于 <3 岁的婴幼儿；除体重明显减轻、皮下脂肪减少和皮下水肿以外，重症者伴有各器官的功能紊乱。

【诊断】

1. 病史　有长期摄入不足、饮食习惯不良、消化吸收障碍及慢性消耗性疾病等病史。

2. 临床表现

（1）皮下脂肪减少、体重不增等为初期表现：随即身高停止增长、皮肤干燥、苍白、肌肉松弛，病情再进一步发展可出现皮下脂肪消失，额部出现皱纹状若老人，精神萎靡、肌肉萎缩等表现。

（2）新陈代谢异常的表现：如低蛋白水肿、肝脂肪变性、血糖偏低甚至低血糖昏迷；体温偏低；低渗性脱水、酸中毒、低钾、低钙及低血镁等。细胞及体液免疫功能均降低，极易并发各种感染。

（3）出现并发症：营养性小细胞性贫血、各种维生素缺乏及自发性低血糖等。

3. 实验室检查

（1）血浆蛋白降低：血浆总蛋白及白蛋白都降低。血浆总蛋白 <40g/L、白蛋白 <20g/L 时，便可发生低蛋白水肿。近年来认为某些代谢周期较短的血浆蛋白有早期诊断价值，如视黄醇结合蛋白、前白蛋白、甲状腺结合前蛋白和转铁蛋白等，尤其以胰岛素样生长因子（IGF - 1）的反应灵敏而且受其它因素影响较小，被认为是诊断蛋白质 - 营养不良的较好指标。

（2）血浆牛磺酸及必需氨基酸常降低，而非必需氨基酸变化不大。

（3）电解质：低钾常见，另外可见低镁、低钠、低血糖等。

（4）合并贫血时，血红蛋白及红细胞数目减少，白细胞正常或减少，感染时中性粒细胞增高不明显，血小板也可有不同程度减少。

4. 分型及分度

（1）消瘦型：以缺乏能量为主，消瘦为重要特征。皮肤干松、多皱、失去弹性和光泽，头发纤细无光泽、干脆易脱落、体弱乏力、精神萎靡或烦躁不安，还可有低血压、低体温、身高增长不良等表现（见表1-1）。

表1-1　消瘦型营养不良分度标准

营养不良年龄	出生~3岁			3~7岁		7~14岁	
分度	轻度	中度	重度	轻度	重度	轻度	重度
体重低于正常均值	15%~25%	25%~40%	>40%	15%~30%	>30%	20%~30%	>30%
腹部皮褶厚度（cm）	0.8~0.4	<0.4	消失	明显减少		明显减少	

（2）水肿型：以蛋白质缺乏为主，水肿为主要特征，皮下脂肪不减少甚至增多，外观虚胖。严重时出现下肢或全身可凹性水肿、皮肤干燥、脱屑或大片色素沉着、头发干脆、指甲脆弱有横沟、表情淡漠、体重下降、身高正常、肌肉萎缩、肌张力低下而不能站立行走。

（3）混合型：兼有以上两型特征，患儿体重下降明显又有水肿。

1995年"全国提高儿童生存质量学术会议"提出的判断儿童营养不良体格检测的评估标准如下：

①体重低下：体重低于同年龄、同性别参考人群值的均数减2个标准差；但高于或等于均数减3个标准差为中度；低于均数减3个标准差为重度。此项指标主要反映患儿有慢性或急性营养不良。

②生长迟缓：身长低于同年龄、同性别参考人群值均数减2个标准差，但高于或等于均数减3个标准差为中度；低于均数减3个标准差为重度。此指标主要反映过去或长期慢性营养不良。

③消瘦：体重低于同性别、同身高参照人群值均数减2个标准差，但高于或等于均数减3个标准差为中度；低于均数减3个标准差为重度。此项指标主要反映近期、急性营养不良。

【治疗】

1. 去除病因　积极治疗原发病，如纠正消化道畸形，控制感染性疾病，根治各种消耗性疾病等。

2. 调整饮食　饮食调整应根据实际的消化能力和病情逐步增加。轻症热能从502KJ/（kg·d）〔120kcal/（kg·d）〕开始，逐步加至每日585KJ/kg·d（140kcal/kg·d）；中重度从251.0KJ/（kg·d）〔60kcal/（kg·d）〕开始，逐步少量增加至

502KJ/kg·d［120kcal/（kg·d）］，并按实际体重计算热能。蛋白质摄入量从每日1.5g/kg 开始逐步加至 3.0～4.5g/kg。另外食物中应含有丰富的维生素和微量元素。

3. 药物治疗

（1）补充多种维生素及微量元素。

（2）蛋白同化类固醇制剂，如苯丙酸诺龙，每次肌注 0.5～1.0mg/kg，每周1～2 次，连用 2～3 周，用药期间应供给充足的热量和蛋白质。

（3）补充各种消化酶类，如胃蛋白酶、胰酶等。

（4）胰岛素可增加食欲，每次 2～3U，皮下注射，每日 2 次，使用前先服葡萄糖 20～30g 以防低血糖，可连续用 1～2 周。

（5）锌制剂可提高免疫力，增加食欲，每日服元素锌 0.5～1mg/kg。

（6）中医中药：

①积滞伤脾：症见面黄肌瘦，神疲纳呆，腹痛腹胀拒按，呕吐食物残渣，睡卧不安，晚间两腮红赤，大便燥结或溏泻秽臭，腹痛欲便，便后痛减，小便混浊。舌质红，苔黄厚，脉滑数。治宜：消食化滞，健脾助运。方药：保和丸合异功散加减。

②脾气虚弱：症见形体消瘦，精神萎靡，毛发干枯，喜睡懒动，大便溏泻，面色㿠白无华。舌质淡，少苔或无苔，脉沉缓。治宜扶脾健运。方药：七味白术散加减。

③气血双亏：症见除共有的营养不良症状外，另有腹部凹陷，面色萎黄。舌质淡，少苔或无苔，脉细弱无力。治宜：益气养血健脾。方药：人参养荣汤加减。

4. 针灸推拿

①针灸：取脾俞、足三里、阴陵泉、三阴交。脾胃气虚加胃俞。脾胃阴虚加中脘、内关。以上各型均用中等刺激不留针，每日一次，10 次为 1 疗程。

②推拿：补脾土，运内八卦，摩腹，捏脊。

5. 对症处理 脱水、酸中毒、电解质紊乱、休克、肾衰及自发性低血糖为本病患儿常见的致死原因，一旦出现需紧急抢救。

6. 其它 病情严重、伴明显低蛋白血症或严重贫血者可输血浆或全血，静脉营养也可酌情选用。此外，充足的睡眠、适当的户外活动、纠正不良的饮食习惯和良好的护理也极为重要。

第二节 维生素 A 缺乏症

维生素 A 缺乏症是因体内缺乏维生素 A 而引起的以眼和皮肤病变为主的全身性疾病，多见于 1～4 岁小儿；最初的症状是暗适应差，眼结膜及角膜干燥，以后发展至角膜软化且有皮肤干燥和毛囊角化，故又称夜盲症（night blindness）、干眼症（xerophthalmia）、角膜软化病（keratomalacia）。

【诊断】

1. 病史

（1）长期摄入不足史：如长期哺以谷类食物或脱脂乳、炼乳而未及时添加辅食；病后长期素食等。

（2）消化吸收障碍史：如患慢性痢疾、迁延性腹泻、肠结核及肝胆系统病等慢性消化道疾病时可影响维生素 A 的消化、吸收和贮存；长期服用石蜡油通便也可影响维生素 A 的吸收。

（3）代谢障碍史：如蛋白质、锌缺乏时可影响维生素 A 的运转和利用；糖尿病和甲状腺功能低下时，β 胡萝卜素转变成维生素 A 障碍。

（4）慢性消耗性疾病史。

2. 临床表现

（1）眼部：最初为暗适应延长，以后视力减退，继而发展成夜盲症、眼干燥不适，可在近角膜旁球结膜处形成泡沫状小白班，即毕脱斑（Bitot spot）；可出现角膜软化，溃疡，穿孔甚至失明。

（2）皮肤：皮肤干燥脱屑，角化增生，状似"鸡皮"，头发干枯、易脱落，指（趾）甲脆薄多纹、易折断。

（3）其它：体格及智能发育轻度落后，常伴营养不良、贫血和其他维生素缺乏症。牙釉质发育不良，常伴呼吸道、消化道及泌尿道感染。

3. 实验室检查

（1）血浆维生素 A 浓度 < 0.68μmol/L（20μg/dL）为缺乏；< 1.05μmol/L（30μg/dL），> 0.68μmol/L（20μg/dL）为边缘缺乏；> 1.05μmol/L（30μg/dL）为正常。

（2）相对量反应实验（RDR）>20% 为维生素 A 缺乏。测定方法为先测空腹血清维生素 A 的浓度（A_0），随早餐服维生素 A450μg，5 小时后于午餐前复查血浆维生素 A（A_5），将数值代入公式 RDR =（$A_5 - A_0$）/A_5×100%。RDR 对诊断亚临床维生素 A 缺乏有诊断意义。

（3）尿沉渣中可见过多角化上皮细胞，生理盐水棉拭子刮结膜涂片，镜下可见角质上皮细胞。

【治疗】

1. 去除病因、治疗原发病，给予富含维生素 A 和胡萝卜素的饮食。

2. 维生素 A 治疗　轻症可每日口服维生素 A5000IU；重症或者消化功能障碍者，可用维生素 A 水剂每日 10000～50000IU 分次口服，症状改善后减量；也可用维生素 A、D 油剂，每日 1ml（每支 0.5ml 含维生素 A25000IU，维生素 D2500IU）深部肌注，3 ~ 5 天后改为口服。据报道同时服用维生素 E 可提高疗效，治疗中应避免维生素 A 过量而中毒。

3. 治疗眼部病变　应请专科医师共同处理。双眼可滴消毒的鱼肝油及 0.25% 氯霉素眼药水，用 0.5% 红霉素眼膏或金霉素眼膏防止继发感染；角膜溃疡者加滴 1% 阿托品扩瞳以防止虹膜脱出及粘连；治疗护理时动作要轻柔，切忌压迫眼球以免角膜穿孔。

第三节　维生素 D 缺乏症

一、维生素 D 缺乏性佝偻病

维生素 D 缺乏性佝偻病（rickets of vitamin D deficiency）是由于儿童体内维生素 D 不足，致使钙、磷代谢失常的一种营养性疾病，以正在生长的骨骺端软骨板不能正常钙化、造成骨骺病变为其特征。多见于 <2 岁的婴幼儿。

【诊断】

1. 病史　有光照不足史；摄入不足史；生长过速史：如早产儿或双胎婴儿体内维生素 D 存贮不足，且生后生长速度快，易发生维生素 D 缺乏性佝偻病；有胃肠病史；严重肝、肾损害病史；长期服用抗惊厥药物或糖皮质激素等用药史。

2. 临床表现

（1）初期：多见于 6 个月以内，特别是 <3 个月的婴儿，主要为神经兴奋性增高等非特异性表现，如易激惹、烦躁、夜啼、多汗等，查体可见枕秃，此期无骨骼病变。X 线骨片可正常或出现钙化带稍模糊。血生化：血钙、血磷降低、血清碱性磷酸酶正常或轻度增高，血清 25 -（OH）D_3 含量下降。

（2）激期：初期症状进一步加重，出现甲状旁腺功能亢进，钙、磷代谢失常和典型的骨骼改变。严重低血磷导致肌肉糖代谢障碍，使全身肌肉松弛、乏力，出现运动功能发育落后等表现。查体可见颅骨软化（多见于 <6 个月婴儿）、方颅（7 ~ 8 个月出现），1 岁左右可见肋骨串珠、郝氏沟、漏斗胸、鸡胸、手、足镯症及 X 形或 O 形腿等改变。X 线长骨片显示骨骺端钙化带消失，呈杯口状、毛刷样改变，骨骺软骨带增宽（>2mm），骨质稀疏，骨皮质变薄，可有骨干弯曲畸形或青枝骨折，骨折可无临床症状。血生化改变：血钙、磷浓度明显下降；血清碱性磷酸酶明显升高、血 PTH 增高、血清维生素 D 含量下降明显。

（3）恢复期：患儿经治疗和日光照射后，临床症状和体征会逐渐减轻、消失；骨骼 X 线影像在治疗 2～3 周后有所改善，出现不规则的钙化线，以后钙化带致密增厚，骨质密度逐渐恢复正常，血钙、磷浓度逐渐恢复正常，碱性磷酸酶约需 1～2 个月降至正常水平。

（4）后遗症期：无任何临床症状，重度佝偻病可残留不同程度的骨骼畸形，多见于 >2 岁的儿童。无任何临床症状，骨骼干骺端活动性病变不复存在，血生化正常。

3. 血清学检查 血清 25－（OH）D 在早期明显降低为可靠的诊断标准。其正常值为 25～125nmol/L（10～50ng/ml），当 <8ng/ml 时即为维生素 D 缺乏症。

【鉴别诊断】

1. 先天性甲状腺功能低下，患儿智能低下，有特殊面容。血清 TSH、T_4 测定可资鉴别。

2. 软骨营养不良，本病出生时即可见四肢粗短、头大、前额突出、腰椎前突、臀部后突。根据特殊体态（短肢性矮小）和骨骼 X 线检查可作出诊断。

3. 此外尚需与其他原因所致的继发性佝偻病鉴别，如家族性低磷血症、远端肾小管酸中毒、维生素 D 依赖性佝偻病、肾性佝偻病、肝性佝偻病等病鉴别。

【治疗】

1. 一般治疗 加强护理、合理喂养、坚持户外活动、防治可导致维生素 D 缺乏的各种疾病。

2. 药物治疗

（1）初期（轻度）：可每天口服维生素 D1000～2000IU，如有低钙症状可静脉或口服补钙。激期（中重度）：中度每日 3000～4000IU，重度每日 5000～6000IU。国外报道用 1，25－（OH）$_2$D0.5～2.0μg/日口服，与维生素 D2000～6000/日获得同等疗效。恢复期：同初期。

（2）对有并发症的佝偻病或无法口服者，轻度可一次肌注维生素 $D_3$10 万～15 万 IU，中重度 20 万～30 万 IU。一个月后复查，痊愈改预防量口服维持，恢复期同初期治疗。

（3）钙剂：应同时加用钙剂，尤其是 3 个月内小婴儿或有过手足搐搦病史者，肌注 V_{it}D 制剂前宜先用钙剂 2～3 日。

3. 中医中药

（1）肺脾气虚：初期多以非特异性神经精神症状为主，多汗夜惊，烦躁不安，发稀枕秃，囟门开大，伴有轻度骨骼改变，或形体虚胖，肌肉松软，大便不实，食欲不振，反复感冒，舌质淡，苔薄白，脉软无力。治宜健脾益气，补肺固表。方药：人参五味子汤加减。

（2）脾虚肝旺：头部多汗，发稀枕秃，囟门迟闭，出牙延迟，坐立行走无力，夜啼不宁，易惊多惕，甚则抽搐，纳呆食少，舌淡苔薄，脉细弦。治宜：健脾助运，平肝熄风。方药：益脾镇静散加减。

（3）肾精亏损：有明显的骨骼改变症状，如头颅方大，肋软骨沟，肋串珠，手镯，足镯，鸡胸，漏斗胸等，O 型或 X 型腿，出牙、坐立、行走迟缓，并有面白虚烦，多汗肢软，舌淡苔少，脉细无力。治宜：补肾填精，佐以健脾。方药：补肾地黄丸加减。

4. 其他治疗 加强体格锻炼，改善骨骼畸形，对骨骼畸形严重的后遗症期患儿可做外科手术矫治。

【预防】

孕妇多做户外运动，饮食中应含有丰富维生素 D，新生儿出生 2 周后给予生理量维生素 D（200~400u/d），生长发育高峰的婴幼儿应采取综合性预防措施。

二、维生素 D 缺乏性手足搐搦症

当维生素 D 缺乏、血钙下降而甲状旁腺代偿不足时，低血钙不能恢复。当总血钙 < 1.75 ~ 1.88mmol/L（7 ~ 8mg/dl）、或者离子钙 < 1.0mmol/L（4mg/dl）时，可出现手足搐搦、喉痉挛、甚至全身性惊厥等表现。多见于 < 6 个月婴儿。

【诊断】

1. 病因

（1）春夏季节阳光充足或应用维生素 D 治疗佝偻病使钙沉积于骨骼，但肠道吸收钙相对不足造成低血钙。

（2）体重 < 1500g 的早产儿因来自母体的贮存不足，且娩出后常有呼吸障碍、颅内出血等并发症，易发生低血钙。

（3）人工喂养儿食用含磷过高的奶制品导致高磷、低钙血症。

（4）长期腹泻或慢性疾病使维生素 D 和钙的吸收减少。

2. 临床表现

（1）典型发作

①惊厥：四肢突然发生抽动，两眼上视，面肌颤动，神志不清，可伴口周发绀。发作停止后意识恢复。发作次数每月 1 次至数次不等，一般不发热。

②手足搐搦：见于较大婴幼儿。突发手足强直痉挛，双手腕部屈曲，手指伸直，拇指内收掌心；足部踝关节伸直，足趾同时向下弯曲。

③喉痉挛：婴儿多见。喉部肌肉及声门突发痉挛，呼吸困难，有时可突然发生窒息，严重缺氧甚至死亡。

以上症状中以无热惊厥最为常见。

（2）隐匿型：血清钙浓度多为 1.75 ~ 1.88mmol/L，没有典型发作的症状，但可通过刺激神经肌肉而引出体征。

①Vostek 征：以手指尖或叩诊锤轻击患儿颧弓与口角间的面颊部可引出眼睑和口角抽动者为阳性，新生儿期可呈现阳性。

②腓反射：以叩诊锤骤击膝下外侧腓神经处，可引起足向外侧收缩者为腓反射阳性。

③Trousseau 征：以血压计袖带包裹上臂，使血压维持在收缩压和舒张压之间，5 分钟以内该手出现痉挛状属阳性。

3. 实验室检查　总血钙＜1.75～1.88mmol/L，离子钙＜1.0mmol/L。碱性磷酸酶升高，血磷可高，可低，可正常。

【鉴别诊断】

1. 低血糖症　常发生于清晨空腹，有进食不足或腹泻史，口服或静滴葡萄糖后立即恢复，血糖常＜2.2mmol/L。

2. 低镁血症　多见于新生儿或幼小婴儿，常有触觉、听觉过敏，血清镁常＜0.58mmol/L（1.4mg/dl）。

3. 婴儿痉挛症　多见于 1 岁以内起病，突然发作，点头状抽搐和意识障碍，发作数秒至十秒后自止；常伴智力异常，脑电图有高幅异常节律。

4. 中枢神经系统感染　一般有发热，伴感染中毒症状，有颅压增高体征及脑脊液改变。

5. 急性喉炎　大多伴上呼吸道感染症状，也可突然发作，声音嘶哑伴犬吠样咳嗽和吸气性呼吸困难，无低钙症状，钙剂治疗无效。

6. 原发性甲状旁腺功能减退症　表现为间歇性惊厥或手足搐搦，血磷升高，血钙降低，碱性磷酸酶正常或稍低，甲状旁腺激素水平下降，颅脑 X 线可见基底节钙化灶。

【治疗】

1. 急救处理

（1）保持呼吸道通畅和吸氧：惊厥期立即吸氧，喉痉挛者立即将舌头拉出口外，并加压给氧，必要时气管插管。

（2）迅速控制惊厥或喉痉挛：安定肌注或静脉注射，每次 0.1～0.3mg/kg，或 10% 水合氯醛每次 40～50mg/kg 加等量生理盐水保留灌肠。

2. 补充钙剂　立即给予 10% 葡萄糖酸钙 5～10ml 加入 10% 葡萄糖液 10～20ml 稀释后缓慢静注（10 分钟以上），每日 1～2 次，直到惊厥停止后改为口服钙剂。轻症手足搐搦患儿可用 10% 氯化钙加入糖水服用，每日 3 次，每次 5～10ml，约 1～2 周。

3. 维生素 D 治疗　补充钙剂 3～5 日并惊厥停止后，可给维生素 D 制剂。从小量开始，逐渐增加，以免诱发低血钙，剂量为 2000 ~ 4000IU/d，2 ~ 4 周后改为 400IU/d 口服。

第四节 单纯性肥胖

肥胖症（obesity）是由于能量摄入长期超过人体消耗，使体内脂肪过度积聚，体重超过一定范围的一种营养障碍性疾病。约有 95% ~97% 的肥胖症患儿不伴有明显的内分泌及代谢性疾病，为单纯性肥胖。

【诊断】

1. 病史 有营养摄入过多、活动量过少、有遗传因素、精神创伤或心理异常致儿童过食等病史。

2. 临床表现 肥胖可发生于任何年龄，但多见于婴儿期、5 ~ 6 岁及青春期。患儿食欲旺盛且喜食甜食和高脂肪食物；明显肥胖患儿常有疲劳感，用力时气短或腿痛；严重肥胖者可出现肥胖 - 换氧不良综合征；肥胖患儿性发育较早，故最终身高略低于正常小儿；由于怕人讥笑常不愿与人交往，故常有心理上的障碍，如自卑、胆怯孤独等。查体可见患儿皮下脂肪丰满，但分布均匀，严重肥胖者皮肤可出现白纹或紫纹；因体重过重，走路时双下肢负荷过度可致膝外翻或扁平足；男孩外生殖器外观较小，是由于耻骨部皮脂掩盖所致，实际为正常。

3. 实验室检查 肥胖儿血清胆固醇、甘油三酯大多升高，胰岛素水平常高于正常，但因存在抗胰岛素的因素，糖耐量常降低，血糖有增高倾向；血生长激素水平减低，生长激素刺激试验的峰值也较正常小儿为低。

4. 诊断标准 小儿体重超过同性别、同身高正常儿均值 20% 以上者便可诊断为肥胖症；超过均值 20% ~29% 者为轻度肥胖；超过 30% ~39% 者为中度肥胖；超过 40% ~59% 者为重度肥胖；超过 60% 以上者为极度肥胖。确诊时必须与引起继发性肥胖的一些疾病鉴别。

皮褶厚度是机体脂肪含量的特异性指标，通过皮褶厚度诊断肥胖可以弥补体重指标的局限性。皮褶厚度超过第 85 百分位即可诊断肥胖，但我国目前尚无皮褶厚度的群体参考数据可供应用。

【鉴别诊断】

确诊单纯性肥胖必须与伴有肥胖的一些遗传及内分泌疾病相鉴别。例 Pradei - Willi 综合征、Laurence - Mood - Biedl 综合征、Alstrom 综合征、肥胖生殖无能症、肾上腺皮质增生症、甲状腺功能减低症、生长激素缺乏症等。根据这些病各自不同的特点，不难予以鉴别。

【治疗】

1. 饮食疗法

（1）以低脂肪、低碳水化合物及高蛋白饮食应用最广。根据 2000 年中华儿科学会保健学组制定的饮食调整方案，饮食中三大营养素的比例为：蛋白质占 30%～50%，脂肪占 20%～25%，碳水化合物 40%～45%；每日总热卡摄入量在平时的 60%～70% 时可有效降低体重，但具体摄入量还要根据患儿自身特点及环境因素加以调整。

（2）鼓励患儿多食体积大、饱腹感明显且热能低的蔬菜食品，如芹菜、黄瓜、萝卜、竹笋等这类食物体积大，在一定程度上能满足患儿的饱腹感，并可减轻肠道糖类的吸收及胰岛素分泌，促进胆固醇排泄，且有通便作用。

（3）培养良好的饮食习惯，晚餐不能过饱，不吃夜宵，细嚼慢咽，少量多餐等。目前认为每日就餐次数在 5 次左右对减轻体重较为有利。

2. 运动疗法

进行规律的易坚持全年的运动对增强长期治疗效果是极为有利的。适当运动能促使脂肪分解，减少胰岛素分泌，使脂肪合成减少，促进肌肉发育。运动量过大，患儿难以坚持且食欲大增，不利治疗。

3. 药物治疗

厌食剂如苯丙胺吲哚类及甲状旁腺素等增加消耗类药物有助于减轻体重，但因其具有明显的副作用对儿童均应少用。

4. 中医中药

（1）脾虚湿阻　肥胖而有浮肿，疲乏无力，肢体困倦，腹胀纳呆，尿少或便溏。舌质淡，苔白腻，脉细滑。治宜：健脾利湿。方药：防己黄芪汤合苓桂术甘汤加减。

（2）胃热湿阻　肥胖者头晕头胀，消谷善饥，口渴善饮，腹胀中满，大便秘结，舌质红，苔薄黄或薄白，脉弦滑或数。治宜：清热利湿。方药：防风通圣散加减。

（3）肝气郁结　肥胖者胸胁苦满，烦躁易怒，胃脘痞满，口苦舌燥，腹胀纳呆，舌苔腻，脉弦。治宜：疏肝理气。方药：大柴胡汤加减。

（4）气虚血瘀　肥胖者心悸气短，胸胁作痛，痛有定处。月经不调，色黑有块。舌苔薄，舌质暗或有瘀点瘀斑，脉细弦或涩。治宜：理气活血。方药：桃红四物汤加减。

（5）痰浊中阻　肥胖，喜食甜味食品，头晕头胀，脘腹胀满，肢体困重，手足麻木，咳吐黏痰。苔白腻或黄腻，脉滑。治宜：健脾化痰。方药：温胆汤加减。

（6）脾肾阳虚 体胖肢冷，喜暖畏寒，疲乏无力，腰酸腿软，阳痿阴寒，舌质暗，苔薄，脉沉细。治宜：温肾健脾。方药：真武汤合防己黄芪汤加减。

【预防】

一旦患肥胖症，治疗起来很困难，因此预防十分关键。

1. 孕母在妊娠期间要适当减少脂肪的摄入量，防止胎儿体重增加过重。

2. 家长要树立正确的喂养观念，克服"越胖越健康"的错误观点，避免婴儿期脂肪细胞数目增长过多，造成日后不易治疗的肥胖症。

3. 对儿童群体进行定期营养调查，对尚未达到肥胖症标准但已体重超重的儿童，以及饮食习惯不良有肥胖症倾向的儿童及时予以饮食及行为干预，以避免发展成为肥胖症。

4. 有家族肥胖倾向者更应定期检测，及早干预，避免肥胖症的发生。

第二章　新生儿疾病

第一节　新生儿黄疸

【诊断】

1. 新生儿生理性黄疸

（1）单纯由于新生儿胆红素代谢的特殊性引起的黄疸。

（2）生后 2~3 天出现，4~6 天达高峰，足月儿 10~14 天消退，早产儿 2~3 周消退。一般情况好，无其他临床症状。

（3）血清胆红素水平低于新生儿黄疸干预水平（见表 2-1）。

表 2-1　足月新生儿黄疸推荐干预方案

时龄（h）	血清总胆红素水平（mg/dl）			
	考虑光疗	光疗	光疗失败换血	换血加光疗
~24	≥6	≥9	≥12	≥15
~48	≥9	≥12	≥17	≥20
~72	≥12	≥15	≥20	≥25
>72	≥15	≥17	≥22	≥25

注：　1mg/dl = 17.1umol/L

2. 新生儿非生理性黄疸

（1）生后 24 小时内出现黄疸，胆红素浓度 >6mg/dl（102.6umol/L）。

（2）血清胆红素水平超过干预值。

（3）血清结合胆红素 >2mg/dl（34.2umol/L）。

（4）血清胆红素每天上升 >5mg/dl（85.5umol/L）。

（5）黄疸持续时间较长，足月儿超过 2 周，早产儿超过 4 周，或进行性加重。

（6）黄疸退而复现。

3. 诊断要点

（1）详细询问病史（包括母亲孕、产史及孕期合并症、孕期用药），各种围产因素（分娩方式、产程时间、催产素使用情况、产时用药、出生时有无窒息），感染因素，父母血型、籍贯及家族史。

（2）详细了解生后喂养方式、喂养量，呕吐情况、生理性体重下降情况。黄疸出现时间，进展情况；胎便排除的情况和胎便排完的时间，尿量或尿次；目前大小便颜色。

（3）体格检查

①皮肤黄染的程度

轻度：巩膜和面部的黄疸，胆红素水平约 6～8mg/dl（102.6～136.8umol/L）；

中度：肩部和躯干出现黄疸，胆红素水平约 8～10mg/dl（136.8～171.0umol/L）；

重度：下肢有明显的黄疸，胆红素水平 10～12mg/dl（171.0～205.2umol/L）；全身黄疸估计血清胆红素在 12～15mg/dl（205.2～256.5umol/L）。

②有无头颅血肿，皮肤、脐带有无感染，肝脾是否肿大，有无皮肤水肿。

③重症黄疸注意有无神经系统症状。

（4）实验室检查

①末梢血：血清胆红素、红细胞压积测定，红细胞、血红蛋白、网织红细胞测定和红细胞形态。

②肝功能、血清总直胆测定。

③血型，新生儿溶血三项（Coomb's 试验，游离抗体试验和抗体释放试验），G－6PD 测定。

④甲状腺功能测定。

⑤TORCHES、细菌培养（血、尿、便）。

【鉴别诊断】

1. 常见新生儿黄疸的基本鉴别

（1）早期出现黄疸（<48h）：新生儿溶血症。

（2）轻度黄疸（生后 3～5 天）：生理性黄疸、母乳性黄疸（早发型）。

（3）快速升高的黄疸（>48h）：新生儿溶血症、宫内感染、G－6PD、新生儿红细胞增多症、巨大头颅血肿。

（4）持续黄疸（>2 周）：母乳性黄疸（晚发型）、新生儿各种感染、头颅血肿、新生儿代谢性疾病、梗阻性黄疸。

2. 新生儿黄疸疾病的鉴别

（1）新生儿溶血症

1）Rh 溶血

①母亲 Rh 血型阴性，新生儿 Rh 血型阳性。

②生后 24 小时内出现黄疸并迅速加重。

③重者出现胎儿水肿、贫血和心力衰竭。肝脾肿大，低血糖，核黄疸。

④检测母亲和新生儿血型、血型抗体及新生儿溶血三项。确诊需要抗体释放试验阳性。

2）ABO溶血

①母亲血型"O"型，新生儿"A"或"B"型。

②黄疸出现的时间较Rh溶血稍晚，程度稍轻。生后24～36小时内出现黄疸。

③血清胆红素增加，红细胞压积下降，网织红细胞上升。

④检测母亲和新生儿血型、血型抗体及新生儿溶血三项，ABO溶血Coomb试验可弱阳性或阴性。确诊需要抗体释放试验阳性。

（2）新儿感染性黄疸

①细菌：败血症，泌尿道感染（大肠，金葡）。轻者以结合胆红素为主；重者为双相。

②病毒：多为宫内感染（巨细胞、乙肝等）。黄疸持续不退或2～3周后又出现。

③大便随黄疸轻重而改变。

（3）阻塞性黄疸

①常见先天胆道畸形（先天性胆道闭锁和胆总管囊肿）。

②生后1～4周时出现黄疸，结合胆红素为主。

③大便颜色渐变浅黄或白陶土色。

④尿色随黄疸加重而加深，尿胆红素（＋）。

⑤肝脾肿大，肝功能异常。

⑥诊断：B超、同位素胆道扫描、胆道造影。

（4）母乳性黄疸

①纯母乳喂养，生长发育好。

②除外其他引起黄疸的因素。

③试停母乳喂养48～72小时，胆红素下降30%～50%。

（5）胆红素脑病（核黄疸）

早期：嗜睡、喂养困难、反射及肌张力减低。

晚期：肌张力增高、凝视、角弓反张、惊厥。

后遗症期：听力障碍、眼球运动障碍、智能落后、手足徐动。

【治疗】

1. 新生儿溶血的管理

（1）产前母亲血型筛查，母亲Rh阴性的病例应在产前由在产科的儿科医生通知儿科病房。

（2）出生时，应送检脐血尽快测定血清总直胆、血色素、红细胞压积和网织红细胞。

（3）出生后新生儿有水肿、严重贫血和心衰者用红细胞替代性输血，利尿，抗心衰和通气支持。血清胆红素增加的速度 >0.5mg/dl·h〔8.55umol/（L·h）〕，或初生时血色素≤10g/dl，输浓缩红细胞血量可为 15～25ml/kg，注意输血速度。

（4）如果脐血胆红素 >5mg/dl（85.5umol/L），或生后胆红素增长率 0.5mg/dl·h（8.55umol/L·h），尽快用双倍量全血换血。

（5）ABO 血型不合，在生后头三天如果胆红素增加的速度 >0.5mg/dl·h（8.55umol/L·h），或有明显的贫血（血色素 <10g/dl），以及血清胆红素水平超过换血标准也应准备换血。

（6）如果血清胆红素水平在几小时内再增加到换血前的水平，必须进行第二次换血。

（7）换血前应积极进行光疗及采用其他治疗。

2. 光疗

（1）光疗指征

①在使用推荐方案前，首先评估形成胆红素脑病的高危因素，新生儿处于某些病理情况下，如新生儿溶血、窒息、缺氧、酸中毒（尤其高碳酸血症）、败血症、高热、低体温、低蛋白血症、低血糖等，易形成胆红素脑病，如有上述高危因素应放宽干预指征。

②24 小时以内出现黄疸应积极寻找病因，并给予积极地光疗。

③24～72 小时出现黄疸者，出院前至少要检查一次血清胆红素，出院后 48 小时应于社区或医院复查胆红素，以监测胆红素水平。

④出生后七天内（尤其是出生后三天内）接近但尚未达到干预标准者，应严密监测胆红素水平，以便得到及时治疗。无监测条件的地区和单位可适当放宽干预标准。

⑤"考虑光疗"是指在该日龄的血清胆红素水平，可以根据临床病史、病程和体检做出判断，权衡利弊，选择光疗或严密监测胆红素。

⑥"光疗失败"是指光疗 4～6 小时后，血清胆红素仍上升 0.5mg/（dl·h）（8.55umol/L·h），如果达到上述标准可视为光疗失败准备换血。

（2）光疗时间及注意事项

①非溶血性黄疸：8～12 小时间断光疗。溶血性黄疸 24 小时持续光疗。

②尽量裸露，保护眼睛和生殖器，冬天注意保暖，夏天注意降温，液量应增加 20ml/（kg·d）。

③光疗时可出现发热、皮疹、腹泻、直接胆红素达 4mg/dl（68umol/L）时会出现青铜症，停止光疗可痊愈。

3. 换血治疗

4. 药物治疗

（1）白蛋白：适用于早期重度黄疸或早产儿，白蛋白 1g/kg·d 加入 5% 葡萄糖 10~20ml 静注。心衰者禁用。

（2）酶诱导剂：苯巴比妥 5mg/（kg·d）。

（3）利用静脉注射丙种球蛋白（IVIG）的免疫抑制作用防止新生儿溶血。

5. 中医治疗

（1）湿热熏蒸：面目皮肤发黄，色泽鲜明如橘，哭声响亮，不欲吮乳，口渴唇干，或有发热，大便秘结，小便深黄，舌质红，苔黄腻。治宜清热利湿，方药：茵陈蒿汤加减

（2）寒湿阻滞：面目皮肤发黄，色泽晦暗，持久不退，精神萎靡，四肢欠温，纳呆，大便溏薄色灰白，小便短少，舌质淡，苔白腻。治宜温中化湿，方药：茵陈理中汤加减。

（3）气滞血瘀：面目皮肤发黄，颜色逐渐加深，晦暗无华，右胁下痞块质硬，肚腹膨胀，青筋显露，或见瘀斑、衄血，唇色暗红，舌见瘀点，苔黄。治宜化瘀消积，方药：血府逐瘀汤加减。

【随访】新生儿黄疸出院后随访：

1. 贫血检查（2~4周）。

2. 听力筛查（ABR）。

3. 生长发育监测。

第二节　新生儿窒息

【诊断】（见表2-2）

表2-2　新生儿 Apgar 评分法

体征	0分	1分	2分
皮肤颜色	青紫或苍白	躯干红，四肢紫	全身红
心率（次/分）	无	<100	>100

续表

体征	0分	1分	2分
弹足底或插鼻管	无反应	有些动作，如皱眉	哭，喷嚏
肌张力	松弛	四肢略屈曲	活动好
呼吸	无	慢，浅表，不规则	正常，哭声响

评分标准：于出生后1分钟、5分钟、10分钟进行评分，0～3分为重度窒息，4～7分为轻度窒息。如出生后10分钟仍<7分，则继续评分直至>7分为止。

判断缺氧程度及估计预后的因素：①有无宫内窘迫、程度及持续时间；②Apgar评分，尤其5分钟及以后的评分；③患儿血气；④有无各系统受损的表现等。

【复苏方法】

1. ABCDE 复苏方案

A（air way）：尽量吸净呼吸道黏液。

B（breathing）：建立呼吸，增加通气。

C（circulation）：维持循环，保证心搏出量。

D（drug）：药物治疗。

E（evaluation）：评价。

其中ABC最重要，A是关键。

2. 复苏程序

（1）初步复苏处理：①保暖：婴儿娩出后立即置于辐射抢救台上；②擦干：用温热干毛巾揩干头部及全身；③摆好体位：肩部垫高2～2.5cm，使颈部略后仰；④吸净黏液：先吸口腔，再吸鼻腔；⑤触觉刺激：经上述处理仍无呼吸，则拍打足底和摩擦背部来促使呼吸出现。上述步骤应在20秒内完成。

（2）复苏步骤：婴儿经初步处理后，如出现正常呼吸，心率>100次/分，肤色红润或仅手足青紫者可予观察。如无自主呼吸、呼吸不规则和/或心率<100次/分，立即用复苏器加压给氧；15～30秒后如心率>100次/分、出现自主呼吸者可面罩吸氧观察；心率在80～100次/分，有增快趋势者要继续复苏器加压给氧；如心率不增快或<80次/分，在复苏器加压给氧同时加胸外心脏按压，30秒后无好转则行气管插管正压呼吸，同时予1:10000肾上腺素0.1～0.3ml/kg，静脉或气管内注入；如心率仍<100次/分，可根据病情纠酸、扩容、应用多巴胺或多巴酚丁胺等。如病情需要，正压呼吸、心脏按压和给药同时进行。对母亲在分娩前6小时内曾用过麻醉药者，可予纳洛酮0.1mg/kg，静脉或气管内注入，间隔0.5～1小时可重复1～2次。

（3）气管插管指征：①需要长时间复苏；②复苏器加压给氧效果不好；③羊

水粪染黏稠，且患儿反应差；④疑为先天性膈疝；⑤出生体重＜1000 克，且呼吸不规则。

【复苏后监护与转运】复苏后仍需监测体温、呼吸、心率、血压、尿量、肤色及窒息引起的多器官损伤。如并发症严重，需转运到 NICU 治疗，转运中需注意保温、监护生命指标和予以必要的治疗。

【预后】

窒息持续时间对婴儿预后起关键的作用。因此，慢性宫内窒息、重度窒息复苏不及时或方法不当者预后可能不良。

【预防】

1. 加强围产期保健，及时处理高危妊娠。

2. 加强胎儿监护，避免宫内胎儿缺氧。

3. 推广 ABCDE 复苏技术，培训产、儿科医护人员。

4. 各级医院产房内需配备复苏设备。

5. 每个分娩都应有掌握复苏技术的人员在场。

第三节　新生儿缺氧缺血性脑病

【诊断】

1. 病史　有围产期窒息史，尤其是重度窒息史（Apgar 评分 1 分钟＜3 分，5 分钟＜6 分，经抢救 10 分钟后开始有自主呼吸或需用气管内插管正压呼吸 2 分钟以上者）（见表 2－3）。

2. 症状和体征　于生后 12 小时内出现神经功能异常，临床可通过观察患儿的意识状态、肌张力、原始反射、脑干功能及有无惊厥来进行判断。病情较重时可有惊厥或频繁发作，因脑水肿出现囟门张力增高。重症病例可出现脑干症状，如呼吸节律不齐、呼吸减慢、呼吸暂停等中枢呼吸衰竭，瞳孔缩小或扩大，对光反应迟钝、甚至消失，部分患儿出现眼球震颤。

表 2－3　　HIE 临床分度标准

项目	轻度	中度	重度
意识	过度兴奋	嗜睡、迟钝	昏迷
肌张力	正常	减低	松软或间歇性伸肌张力增高
拥抱反射	稍活跃	减弱	消失
吸吮反射	正常	减弱	消失
惊厥	无	通常伴有	多见或持续

续表

项目	轻度	中度	重度
中枢性呼吸衰竭	无	无或轻度	常有
瞳孔改变	无	无或缩小	不对称、扩大或光反应消失
前囟张力	正常	正常或稍饱满	饱满紧张
病程及预后	兴奋症状在 24 小时内最明显，3 天内渐消失，预后好。	多症状一周后消失，10 天后仍不消失者如存活，可能有后遗症。	病死率高，多在一周内死亡，存活者症状持续数周，多有后遗症。

3. 头颅 B 超　具有无创、价廉、可在床边操作和进行动态随访等优点，对脑室及其周围出血具有较高的特异性。

4. 头颅 CT　有助于了解脑水肿范围、颅内出血类型，对预后的判断有一定的参考价值，最适检查时间为生后 2 ~ 5 天。

5. 核磁共振（MRI）　分辨率高、无创，具有能清晰显示颅后窝及脑干等 B 超和 CT 不易探及部位病变的特点。

6. 脑电图　可客观地反映脑损害程度，判断预后及有助于惊厥的诊断。

【鉴别诊断】　应注意与产伤性颅内出血鉴别，并需除外宫内感染性脑炎和中枢神经系统先天畸形。

【治疗】

治疗原则：尽量争取早治疗，窒息复苏后出现神经症状即应开始治疗，最好在 24 小时内。

1. 支持治疗

（1）维持良好通气、换气功能，使血气和 PH 值保持在正常范围。

（2）维持周身和各脏器足够的血液灌流，使心率和血压保持在正常范围。必要时可应用多巴胺 2.5 ~ 5μg/（kg·min）静脉泵入。诊断为缺氧缺血性心肌损害者，根据病情可考虑应用多巴酚丁胺和果糖。

（3）维持血糖在正常高值，以保证神经细胞代谢所需。

2. 对症处理

（1）控制惊厥：首选苯巴比妥钠，负荷量 20mg/kg，肌注，12 小时后给维持量 5mg/（kg·d）。一般用到临床症状明显好转停药。如应用后仍惊厥不止，可加用短效镇静药，如水合氯醛 50mg/kg 灌肠，或安定 0.3 ~ 0.5mg/kg 静注。有兴奋激惹患儿，虽未发生惊厥，也可早期应用苯巴比妥 10 ~ 20mg/kg。

（2）降低颅内压：颅内压增高早在生后 4 小时出现，一般在 24 小时左右更明显。如第 1 天内出现前囟张力增高，可静注速尿 1mg/kg，6 小时后如前囟仍紧张，可用甘露醇 0.25 ~ 0.5g/kg 静注，4 ~ 6 小时后可重复应用，第 2、3 天逐渐延长时间，力争在 2~3 天内使颅内压明显下降便可停药。生后 3 天内静脉输液量限制在 60~80ml/ (kg·d)，有明显肾功能损害者，甘露醇应慎用。

（3）消除脑干症状：有脑干症状者应及早应用纳洛酮，0.05~0.1mg/kg 静注，随后改为 0.03~0.05mg/ (kg·h) 静滴，持续 4~6 小时，连用 2~3 天，或用至症状明显好转时。

3. 其他 可酌情应用 VitC0.5g/d 静滴或 VitE10~50mg/d 肌注或口服。合并颅内出血者应用 $VitK_1$5~10mg/d 静注或肌注，连用 2~3 天。

第四节 新生儿颅内出血

一、脑室周围－脑室内出血

【诊断】

1. 临床表现 常见于早产儿，多发生在生后 2~3 天。

（1）神经系统兴奋症状：如激惹、烦躁不安、肢体过多抖动、脑性尖叫、呻吟、呼吸增快、心动过速、腱反射亢进、颈强直、惊厥及角弓反张。

（2）神经系统抑制症状：如反应低下、嗜睡、昏迷、吸吮能力减弱、肌张力减弱或消失。呼吸减慢、不规则或呼吸暂停。各种反射减弱或消失。

（3）眼症状：凝视、斜视、眼球震颤及转动困难，瞳孔对光反应迟钝或消失、瞳孔大小不等或散大。

（4）常伴随症状：前囟张力增高、体温不稳、贫血、黄疸。

（5）早产儿颅内出血多症状不明显，常表现为吸吮困难，肢体自发活动少或过多，呼吸暂停、皮肤发灰或苍白、血压体温不稳，心率常可表现为异常增快或持续减慢，全身肌张力消失。

2. 辅助检查

（1）脑脊液：急性期常为均匀血性，红细胞呈皱缩状，糖定量减低，与血糖比值 <0.6。一周后脑脊液常为黄色，一般可持续 4 周左右。

（2）头颅 B 超：操作简单，不需搬动患儿，能监测病变进展，近年来已成为诊断颅内出血的主要方法。

（3）头颅 CT：准确性高，但需搬动患儿、受射线影响、价格较为昂贵。应在生后一周内行头颅 CT，过迟监察常因血肿正处于等密度期而至漏诊。

分级：Ⅰ级：单纯室管膜的出血，单侧或双侧。Ⅱ级：合并脑室内出血，但无脑室扩张。Ⅲ级：Ⅱ级加脑室扩张。Ⅳ级：Ⅲ级加脑实质出血。

【鉴别诊断】应与缺氧缺血性脑病、颅内感染等相鉴别，一般通过头颅 B

超、CT 等不难鉴别。

【治疗】

1. 对 III 级以上 IVH 伴脑室进行性增大者，应在头颅 B 超监护下进行连续腰穿。

2. 辅助药物　伴有腰穿损伤而停止治疗期间，可同时应用减少脑脊液生成的药物。常用乙酰唑胺 10～30mg/（kg·d），分 2～3 次口服，疗程不宜超过 2 周。也可应用速尿 1mg/（kg·d），肌注或静脉注射，静注速度 <4mg/min。给药期间仍应以连续腰穿治疗为主，并注意防止水、电解质紊乱，尤其避免低钾血症的发生。

3. 其他治疗　监测生命体征，维持水、电解质和酸碱平衡，维持血压、血气及血糖在正常范围。尽量减少不必要的医护刺激。

4. 预防 IVH　对所有胎龄 <34 周的早产儿尽量在生后 6 小时内给予苯巴比妥，负荷量 20mg/kg，用生理盐水或 5% GS10ml 稀释后 20 分钟内静推，也可 10mg/（kg·次），共两次，间隔 12 小时。24 小时后给维持量 5mg/（kg·d）。如有条件生后第 4 天测定血苯巴比妥浓度，20mg/L 左右为有效预防浓度。

二、硬脑膜下出血

【诊断】

1. 常发生于足月的巨大儿、头大、胎位异常、难产或产钳助产者。

2. 轻微出血无症状。

3. 明显出血者往往在生后出现不安、尖叫、双眼凝视、斜视、局限性惊厥，伴对侧轻偏瘫等局限性体征。

4. 严重者四肢阵挛或强直性惊厥，伴呼吸暂停。

5. 可有前囟膨隆、紧张、早期抱反射亢进，晚期减弱或消失。

6. 硬脑膜下穿刺吸出液体超过 0.5ml 为异常，硬膜下积液蛋白增多，可检出皱缩红细胞，出血量多时为血性液体。

7. CT 检查可辅助诊断。

【治疗】

1. 轻症者可自行吸收。

2. 重症有颅内压增高表现者，可作冠状缝硬脑膜下穿刺抽出积液，穿刺深度不超过 5mm，每次抽出不超过 10～15ml，每 1～2 日 1 次，直至无血性液体为止。

3. 若 10 天后液量无明显减少，则需考虑进行开放引流或硬脑膜下腔分流术。

三、蛛网膜下腔出血

【诊断】

1. 轻症者可无症状、或仅有易激惹、肌张力低下等症状，常在 1 周内恢复。

2. 重症者于生后 2～3 天内出现嗜睡、反复呼吸暂停、肌张力低下等症状、反应低下。足月儿可有反复惊厥。

3. 大量蛛网膜下腔出血常为产伤或有血管畸形则很快死亡。

4. CT 检查可帮助诊断。

【治疗】

1. 同其他颅内出血，一般无需特殊处理。

2. 定期测量头围，积血过多时，可试用腰椎穿刺放脑脊液降低颅压，一日一次。如无效，可行脑室引流。

四、硬膜外出血

【诊断】

1. 多见于困难的产钳助产儿。

2. 通常出生时就有脑受压症状，也可在数小时后出现颅内高压的表现。

3. 囟门膨隆，脑干功能障碍逐渐加重，并导致死亡。

4. 囟门穿刺有血液时应怀疑为硬膜下出血，CT 可确定出血部位。

【治疗】必要时手术除去积血可挽救生命。

第五节　新生儿呼吸系统疾病

一、肺透明膜病

新生儿肺透明膜病（hyaline membrane disease，HMD）又称新生儿呼吸窘迫综合征（neonatal respiratory distress syndrome，NRDS），主要发生在早产儿，是由于缺乏肺表面活性物质所引起。

【诊断】

1. 发病率与胎龄成负相关　发病的危险因素包括：早产、母亲糖尿病或其他疾病、窒息、寒冷刺激、多胎、择期剖宫产等。而母亲患慢性高血压或妊娠高血压、吸毒、胎膜早破及产前应用肾上腺皮质激素则减少发病。

2. 临床表现　出生后立即或数小时内出现呼吸窘迫及紫绀，进行性加重伴呼气性呻吟、吸气性三凹征等，重者发生呼吸循环衰竭，往往死于 3 天以内。

3. 辅助检查

（1）X 线检查：有特征性改变，分为四级。

I 级：两肺普遍透过度减低，呈均匀一致的细小颗粒状阴影。

II 级：两肺透过度进一步减低，可见支气管充气征。

III 级：两肺呈毛玻璃样，支气管充气征明显，心、膈缘模糊。

IV 级：两肺一致性密度增高，表现为"白肺"，心影和横膈看不见。

有时胸片可无异常发现，这与摄胸片过早、病变尚不典型，或早期应用 CPAP 治疗有关。摄片的条件、呼吸时相均可造成胸片与临床不符的结果。

（2）血气分析：早期为低氧血症，以后合并呼吸性及代谢性酸中毒。

根据病史、临床表现、X 线检查，并除外其他呼吸道病即可做出临床诊断。

【鉴别诊断】

1. 湿肺 常见于足月或近足月剖宫产儿，临床症状轻，对氧需求程度低，多于 12 ~ 24 小时内逐渐恢复，胸片表现不同。

2. B 组溶血性链球菌感染 临床表现和胸片很相似，但母亲有感染史、患儿感染指标阳性、血培养等有资鉴别。

3. 吸入性肺炎 多有宫内窘迫或窒息史，肺部闻及湿罗音，胸片可见斑片影。

【治疗】处理本病关键在于：①纠正低氧和酸中毒；②适当的液体入量；③减少代谢需求；④防止肺不张和肺水肿恶化；⑤最大限度地减少肺损伤。

二、胎粪吸入综合征

羊水被胎粪污染发生在 5% ~ 15% 的活产婴当中，而且其发生率与胎龄显著相关。在 <37 周的早产儿仅为 2%，而 >42 周则达 44%。在羊水污染的新生儿中，有 5% 发展为胎粪吸入综合征（meconium aspiration sydrome，MAS）。

【诊断】

1. 临床表现 患儿出生后可见其指甲、皮肤和脐带粪染，部分患儿窒息，需要复苏。表现呼吸急促，可 >80 次/分，鼻翼煽动，发绀，呻吟，重者呈现桶状胸、三凹征明显。肺部听诊可闻及散在的水泡音和干罗音。

2. 胸部 X 线检查 可见两肺纹理增粗、斑片状影，间有节段性肺不张和过度透亮的泡型气肿，重者并发纵膈气肿或气胸。

3. 血气 常表现为低氧血症、高碳酸血症及混合性酸中毒。

【预防】

1. 对有高危因素的产妇，在分娩过程中应予严密监护，注意胎儿心率的变化，防止宫内窘迫发生。

2. 对于出生时羊水轻度污染者，无需特殊处理。如羊水呈黏稠颗粒状，在胎头娩出之后，应立即用大号吸引管吸净口鼻及咽部的羊水。当患儿置于辐射台后，立即摆好体位，继续清理咽喉部。对那些胎粪黏稠、出生时呈抑制状态（表现为肌张力低下、心动过缓、呼吸暂停）、需正压给氧的患儿有必要进行直接气管内吸引。

【治疗】

对已发生胎粪吸入者，需密切观察其呼吸窘迫的情况和生命体征，X 线胸片可了解吸入的程度，血气则有助于指导治疗方式的选择。

三、湿肺

湿肺（wet lung）又称为新生儿暂时性呼吸加快（transient tachypnea of the newborn），主要是由于肺液吸收延迟而影响气体交换造成的，是一种常见的、多发生于足月儿或近足月儿的早产儿的自限性疾病。

【诊断】

1. 临床表现 常于生后不久出现呼吸增快（60～80 次/分）、轻度发绀、鼻煽、三凹征、间歇性呼气性呻吟。症状一般持续 12～24 小时，所需 $FiO_2 < 0.4$，恢复快，较重者可持续 72 小时以上，但无其他并发症，血气一般较好，预后良好。

2. X 线检查 典型的表现为肺纹理增粗，自肺门呈放射状排列；叶间胸膜（尤其右肺上、中叶间）和胸腔少量积液；肺泡积液造成的肺野斑片、云雾状密度增高影，通常在 24 小时内吸收。

【鉴别诊断】

1. HMD 呼吸窘迫呈进行性加重，对氧需求高，血气表现为低氧和呼吸性酸中毒，胸片有特征性表现。

2. 吸入性肺炎 多有宫内窘迫或窒息史，肺部闻及湿罗音，胸片可见斑点或片状阴影。

【治疗】 主要是对症处理，给予氧疗，维持 PaO_2 在 60～80mmHg 或氧饱和度 >90%。如面罩或鼻导管给氧不能满足需求，则考虑应用鼻塞 CPAP。如所需 $FiO_2 > 0.6$ 或需机械通气，则可除外湿肺的诊断。在呼吸 <60 次/分时，可经口喂养；当呼吸 60～80 次/分时，予以鼻饲；不能喂养时，可静脉补充 5%～10% 葡萄糖 60～80ml/（kg·d）。研究表明，利尿剂对于促进肺液吸收无效。

四、新生儿感染性肺炎

感染性肺炎可分为早发和晚发两大类。前者见于生后 3 天之内，感染可发生在宫内或分娩过程中。后者多发生在出生以后，为后天感染所致。

【诊断】

1. 临床表现 早发肺炎常在出生后立即或 3~5 天内出现症状，而 1 周后多为晚发性肺炎。表现为体温不稳定、拒奶、嗜睡，以后出现口吐白沫、呼吸急促、呼吸暂停、程度不同的呼吸窘迫和发绀，重者可有心动过速、末梢灌注不良、呼吸性和代谢性酸中毒，甚至肺动脉高压等。较大的新生儿可有咳嗽、呛奶。肺部罗音可有可无。社区获得性肺炎往往开始于上呼吸道感染，起病缓慢。而院内获得性肺炎则表现为在原发病的基础上全身情况恶化，如对氧和呼吸机的需求增加。

2. 病原学检查 胃液细菌学检查可提示有无感染的机会，尤其是 B 组溶血性链球菌和大肠杆菌阳性时。生后 8 小时内气管分泌物的涂片和细菌培养则有助于早发肺炎的病原学诊断。对疑有肺炎的患儿应做血培养，当血培养阳性时应做脑脊液检查。如疑为病毒、支原体等肺炎则选择相应的病原学检查。

3. 胸部 X 线检查 一般表现为肺野中点片状浸润影或肺纹理增粗模糊。宫内感染的肺炎尤其是 B 组溶血性链球菌肺炎往往表现为两肺均匀一致的透过度减低、支气管充气征，与 RDS 不宜鉴别。有的早发性肺炎出生后第一天肺部 X 线检查可正常，而后来逐渐出现浸润影，这种常常是在分娩过程中感染的表现。细菌性肺炎以支气管肺炎为主，病毒性肺炎则往往是间质性肺炎。

4. 血气分析 对重症肺炎，血气分析是必须的。

【鉴别诊断】

1. B 组溶血性链球菌肺炎（GBS）肺炎 GBS 肺炎常继发于母亲羊膜炎之后或分娩过程中吸入而致感染，多发生在出生后 3 天之内。患儿在出生时或几小时后即出现呼吸窘迫，而且可有 GBS 败血症或脑膜炎同时存在。胸片征象有时与 RDS 不易区分，尤其当 GBS 感染发生在早产儿时。

2. 沙眼衣原体肺炎 结合膜炎先发生在出生后 2 周内，而沙眼衣原体肺炎多发生在出生后 1~3 个月，起病缓，症状轻，有气促、咳嗽、喘憋，发热可有可无。X 线可见两肺弥漫浸润影和过度通气。血嗜酸细胞和血清 IgM 水平升高。鼻咽和气道吸出物做特殊细胞培养或抗原检测可确定诊断。

3. 呼吸道合胞病毒肺炎 表现为气促、喘憋、呼吸暂停、精神萎靡，尤其好发在冬季，多见于小早产儿，常与慢性肺疾病关系密切。X 线胸片可见过度通气、斑点状浸润或条索影。

4. 院内获得性肺炎 易感因素包括：①气管插管机械通气；②出生体重 <

1500 克；③住院时间长；④严重的原发病；⑤多种侵入性操作；⑥过度拥挤；⑦护士/患儿比率低；⑧污染的医疗设备（如呼吸机、雾化器、婴儿暖箱）；⑨医护人员洗手不充分。临床诊断取决于 X 线胸片出现新的浸润影，对氧或呼吸肌的依赖增加，异常的白细胞计数及脓性气道分泌物。细菌学诊断靠血、气道分泌物或胸水的培养结果。

【治疗】

主要是支持治疗，呼吸管理，病原学治疗及物理治疗。

五、呼吸暂停

呼吸暂停（apnea）是指呼吸停止时间≥20 秒，并伴有紫绀和心动过缓（心率 <100 次/分）。常见于早产儿，随胎龄的降低其发病率逐渐升高。随生后日龄增加，呼吸暂停次数逐渐减少，一般持续至纠正胎龄 35~36 周；胎龄 <28 周出生者，则会持续到纠正胎龄 39~40 周。如呼吸暂停发生在近足月或足月儿，则提示有原发病史。

【病因和分类】临床上常将呼吸暂停分为原发和继发两大类。原发性是早产儿呼吸调节不成熟所致，继发性呼吸暂停则有病因可寻。

原发性早产儿呼吸暂停可分为三种类型：中枢性、阻塞性和混合性。中枢性呼吸暂停占 10%~25%，以既无胸廓运动亦无鼻腔气流为特征，由化学感受器传入冲动减少、呼吸中枢对呼吸肌的刺激减弱所引起；阻塞性呼吸暂停占 10%~20%，表现为有胸廓运动而无鼻腔气流，梗阻部位常在上咽部，可由于吸气时的气道负压造成咽腔塌陷、舌与上气道肌肉间运动不协调所致，尤其将小早产儿处于颈部过度屈曲位或气管受压时更易发生；混合性呼吸暂停最常见，约占 50%~70%，既有脑干呼吸中枢发育不完善又有梗阻因素存在。中枢性呼吸暂停通常时间较短，而较长时间的呼吸暂停往往是混合性的（见表 2-4）。

表 2-4　继发性呼吸暂停的原因

神经系统疾病	颅内出血、缺氧缺血性脑病、脑发育异常、惊厥等
呼吸系统疾病	肺透明膜病、吸入综合征、气漏、慢性肺疾病、肺发育不良、肺不张、气道梗阻、膈神经麻痹等
感染性疾病	肺炎、败血症、坏死性小肠结肠炎、脑膜炎等
胃肠道问题	喂养不当、胃食道反流、咽反射、肠梗阻、肠穿孔等
代谢问题	低血糖、电解质异常、先天代谢病、低体温、环境温度过高等
心血管疾病	动脉导管未闭、低血压、高血压、心衰、贫血等
药物	巴比妥、全身麻醉、前列腺素 E_1 等

【临床表现】原发性早产儿呼吸暂停常发生在出生后 2~7 天，如生后立即出现或既往情况良好而 2 周后出现呼吸暂停者常提示其他严重疾病。呼吸暂停时，同时伴有发绀和心率减慢，轻者给予一定的触觉刺激即可恢复，如呼吸停止时间达 30~45 秒，则患儿出现苍白和肌张力低下，对触觉刺激无反应。长时间的呼吸暂停可引起缺氧缺血性损伤。

【监护、评价和治疗】

1. 对于所有胎龄 < 34 周的早产儿，在生后 1 周内应进行呼吸、心率和经皮测氧饱和度的监测。对有高危因素的早产儿需一直监护到无呼吸暂停至少 5 天以后。

2. 当第一次呼吸暂停发生之后，应立即评价可能的原因。评价包括病史、体检和必要的辅助检查，以便针对病因进行治疗。如纠正电解质紊乱、纠正贫血、抗感染等。在任何情况下，病因治疗都是第一位的。

3. 细致的护理非常重要。应避免可诱发呼吸暂停的各种原因，如及时清理呼吸道，吸痰动作要迅速和轻柔；避免颈部过度屈曲；当胎龄过小或有胃食道反流时避免经口喂养等；将环境温度降至中性温度的底限；在严密监护下将患儿置于俯卧位，有时可减少呼吸暂停的次数。

4. 治疗方法的选择取决于呼吸暂停的频率和严重程度。对于短时间轻度的呼吸暂停，轻柔的触觉刺激即可使其恢复。呼吸暂停时间较长者应予气囊加压给氧，以迅速纠正低氧血症。而频繁发作、程度严重的呼吸暂停则需使用药物甚至辅助通气。

5. 药物治疗　对于原发性早产儿呼吸暂停，常采用氨茶碱和咖啡因，通过兴奋呼吸中枢和增加膈肌收缩力来有效地纠正中枢性、阻塞性和混合性呼吸暂停。

氨茶碱：负荷量 5mg/kg 稀释后缓慢静注，12 小时后予维持量 1.5~2.0mg/kg，6~8 小时 1 次；或 2~3mg/kg，8~12 小时 1 次。

药物治疗一般延续到纠正胎龄 34~36 周、无呼吸暂停 5~7 天之后。

6. 辅助通气

鼻塞 CPAP 通过稳定上气道、减少抑制性呼吸反射和增加功能残气量等多种机制对阻塞性和混合性呼吸暂停有效。压力 3~5cmH_2O，FiO_2 < 0.4。如鼻塞 CPAP 和药物治疗均无效，则考虑气管插管机械通气。

六、呼吸困难

【诊断】

呼吸困难是新生儿最常见的症候群。呼吸困难是由于非心肺和心肺两种原因引起（见表2-5），基本临床特点包括：呼吸频率超过60次/分，伴或不伴有发绀。鼻煽、肋间和胸骨凹陷以及呼气性呻吟。表2-5所列的非心肺疾病原因也应除外，尽管一般多考虑心肺疾病。大多数非心肺病因可通过病史、体检和简单的实验室检查明确。

表2-5　新生儿呼吸困难病因

非心肺疾病	心血管疾病	肺部疾病
低体温或高体温	左室流出道梗阻	上气道梗阻
低血糖	左心发育不良	后鼻孔闭锁
红细胞增多症	主动脉瓣狭窄	声带麻痹
代谢性酸中毒	主动脉缩窄	舌下甲状腺
药物中毒或停药反应	紫绀性疾病	胎粪吸入
中枢神经系统损伤	大血管转位	羊水吸入
窒息	肺静脉异位回流	湿肺
出血	三尖瓣闭锁	肺炎
神经肌肉疾病	右心流出道梗阻	肺发育不良
膈神经损伤		肺透明膜病
窒息性胸廓萎缩		气胸、胸腔积液
		占位性病变
		肺叶气肿
		囊性腺瘤病

足月儿呼吸困难多见于湿肺、吸入综合征和先天性肺炎。

1. 湿肺　湿肺表现为呼吸窘迫，多发生于无窒息足月儿（通常见于剖宫产儿）或近乎足月的早产儿。临床特征为生后1小时内出现呼吸快、发绀、呻吟、鼻煽和三凹征。胸片显示肺纹理粗，叶间积液是诊断的关键。尽管症状可持续更长时间，但一般在12~24小时内消失。本病是由于胎儿肺内液体吸收延迟所致。

2. 羊水吸入　分娩时或分娩前胎儿可吸入羊水或混血的羊水。临床表现极象湿肺，但有以下特点：婴儿常需吸入较高浓度氧方可缓解发绀（30%~60%，而湿肺25%~40%），病程更长（4~7天），胸片中肺气肿并伴有点片状渗出影比湿肺常见。

3. 胎粪吸入综合征　围产期有宫内窒息、Apgar评分低、羊水混胎粪病史，表现为呼吸快、三凹征、发绀、胸廓膨满、桶状胸及呼吸音粗等。胸片显示肺纹理增粗、不规则渗出和气肿影。气胸发生率很高，严重病例可见持续肺动脉高压。

4. 先天性肺炎　肺部是新生儿最常见的感染部位。产前、产时、产后均可感染细菌或病毒，其中产前或分娩时经产道传播最常见。胎膜早破 12～18 小时是主要因素之一。母亲患绒毛膜羊膜炎则增加感染的危险。显然、先天性肺炎婴儿可生后即出现呼吸系统症状，但多出现于生后 6～12 小时。胸片对鉴别先天性肺炎和新生儿其他肺部疾病无帮助。休克、循环差、血中中性粒细胞绝对减少更证实肺炎的诊断。

5. 自发性气胸　其发病率在新生儿为 1%。分娩室中用面罩或抱球增加了患病的危险性。临床上患儿呼吸快需低浓度氧（25%～40%）。呼吸音可不对称。张力性气胸时纵膈移位。诊断通过 X 线检查得出。自发性气胸偶尔伴有肾脏异常，因此有必要仔细检查肾脏和尿道口。

6. 其他肺部疾病　呼吸困难的其他许多病因很少见。用鼻呼吸时感觉不到气流应怀疑双侧鼻孔闭锁。这些婴儿出生后啼哭时面色红润、心率正常，一旦安静下来或正常呼吸时就会发绀和心动过缓。尽管用力呼吸，但仍有不同程度喉鸣或通气量极少是气道梗阻的特征。水肿婴儿（如伴胎儿红细胞增多症）应注意有无胸腔积液。胸腔占位性病变可引起纵膈移位和呼吸音不对称。

7. 肺透明膜病　导致早产儿呼吸困难最常见病因是肺透明膜病。其发病率从胎龄 35～36 周的 5% 增至 29～30 周的 65%。原因为表面活性物质缺乏。表面活性物质能降低呼气时肺泡表面张力，使肺泡保持部分扩张，保持功能残气量。表面物质缺乏可导致肺部顺应性下降和肺不张，每次呼吸时婴儿必须作更大的功力才能使肺膨胀，并易并发呼吸衰竭。患肺透明膜病的婴儿具有呼吸困难的所有临床症状，听诊时呼吸音减弱。胸片显示弥漫性肺不张所致的"毛玻璃样"改变；主支气管充气而肺泡不张，表现为气管充气征；没有插管的婴儿可出现膈膨升和肺膨胀不全。

【治疗】

1. 治疗新生儿呼吸困难的基本措施是供氧，保持 PaO_2 8.0～9.3kPa（60～70mmHg）、$SatO_2$ 92%～95%。早产儿应注意视网膜病的危险性。氧气应加热、湿化，通过空氧混合器给入。

2. 婴儿喂养困难可经静脉补糖和水。除非可以完全排除感染，否则必须作血培养和应用广谱抗生素。必要时给予纠正低血压、改善循环和纠酸治疗。

3. 对于有呼吸衰竭的婴儿，应插管和机械通气。但该指征不适用于肺透明膜病患儿。推荐表面活性物质治疗新生儿肺透明膜病。表面活性物质替代疗法既可用于预防也可用于治疗，从而降低了早产儿死亡率，并减少气胸发生率。

第六节　新生儿感染性疾病

一、新生儿败血症

新生儿败血症是指病原菌侵入血循环，在其中生长、繁殖、产生毒素，由此造成的毒血症和全身严重感染。

【类型】

早发型：生后 3～5 天内发病，常为宫内或产时感染。母亲多有产前或临产感染、胎膜早破、羊膜炎、产程延长等病史。以大肠杆菌和 B 组溶血性链球菌感染多见。

晚发型：出生 3～5 天后发病，于生后感染有关。患儿常有脐部及皮肤黏膜感染史、呼吸道或消化道感染史。致病菌除葡萄球菌外，还有克雷伯杆菌、变形杆菌等。

院内感染：指在入院时既不存在、又不处于潜伏期，而是在住院过程中获得的感染。可由任何细菌所致，但常见的是凝固酶阴性葡萄球菌、金黄色葡萄球菌、肠球菌、革兰氏阴性杆菌等。

【诊断】

1. 临床表现　常无特异临床表现，如反应低下、嗜睡、少哭、少动、体重不增等；体温可正常、升高或体温不升；尤其是早产儿纳差、残余奶量增加、呕吐、腹泻、腹胀；呼吸不规则或暂停，对氧的依赖增加；黄疸加重或消退后复现，常伴有肝大；皮肤发花、硬肿、心动过速、外周循环灌注不良，甚至休克；严重时有出血倾向，如抽血后针孔渗血、呕血、便血及肺出血等。

2. 实验室检查

（1）血常规：白细胞计数 $< 6 \times 10^9/L$ 或 $> 30 \times 10^9/L$；血小板计数常降低；血红蛋白及红细胞数常下降。

（2）血涂片：中性粒细胞增高，核左移及中毒颗粒，杆状核/中性粒细胞之比 ≥0.16。

（3）C-反应蛋白升高。

（4）血培养阳性。

（5）脑脊液检查：对临床上可疑感染且上述感染指标阳性者应行腰穿，以确定有无脑膜炎。

【鉴别诊断】

1. 感染性肺炎　表现为呼吸增快、暂停，缺氧时面色苍白，精神萎靡，可结合胸片、血培养等检查确诊。

2. 坏死性小肠结肠炎　常表现反应差、呕吐、腹胀、便血等，与败血症相似，但腹部平片有肠壁囊状积气、门脉积气征等特征性改变。

【治疗】

1. 抗生素　当临床及实验室检查结果提示有细菌感染时，在抽血送血培养后立即开始应用杀菌性抗生素，其抗菌谱应覆盖大部分革兰氏阳性和阴性菌群。

2. 治疗败血症疗程 2 周，如合并脑膜炎则疗程 3 周。这期间应注意抗生素的毒副作用，进行密切监测。

3. 支持疗法　保证热量和营养需求，纠正贫血和低蛋白血症，对重症患儿及早产儿按需要可成分输血或给予免疫球蛋白等。

4. 防止并发症　纠正水电解质及酸碱平衡紊乱，维持正常血糖、血钙，维持内环境稳定。积极抗休克，呼吸支持，注意保护重要脏器功能。

二、新生儿破伤风

新生儿破伤风是由破伤风杆菌从脐部侵入而引起的一种急性严重感染，临床上以牙关紧闭、全身肌肉强直性和阵发性痉挛为特征。

【诊断】

1. 临床表现　有不洁接生史，通常潜伏期 4～7 天，最早表现张口及吸吮困难随后牙关紧闭、苦笑面容，任何轻微刺激易诱发痉挛发作。早期无典型表现时，用压舌板压舌根，越用力下压，压舌板咬得越紧，则可诊断。

2. 实验室检查　血白细胞总数及中性粒细胞稍增高，脐分泌物培养有助诊断。

3. 分型诊断

轻型：潜伏期 >14 天，只有牙关紧闭和局部肌肉强直。

中型：潜伏期 7～14 天，前驱期可达 48 小时，牙关紧闭和全身性阵发性肌肉痉挛。

重型：潜伏期 <7 天，前驱期 <24 小时，痉挛频繁发作，不易控制，合并肺炎、败血症、硬肿等，可迅速死亡。

【鉴别诊断】

1. 中枢神经系统感染　无不洁接生史，可发生于新生儿期任何时间。有颅内压增高和全身中毒症状，脑脊液检查有助于鉴别。

2. 低钙血症　有全身或局部肌肉阵发性痉挛，无牙关禁闭和苦笑面容，血钙低于 7mg/dl，静推钙剂可立即止痉。

【治疗】

1. 一般治疗 护理为重点。隔离避光安静，禁止一切不必要的刺激。各种护理与治疗应集中简化。病初禁食，静脉供给营养和药物，保证入量和热量，痉挛减轻后胃管喂养，每次奶量不宜过多，以免呕吐、窒息。脐部用3%过氧化氢清洗，涂抹碘酒、酒精。

2. 止痉

（1）首选安定，每次 0.3mg ~ 0.5mg/kg，缓慢静脉注射，5 分钟内即可达到有效浓度，但半衰期短，不适合做维持治疗，每 4 ~ 8 小时一次。

（2）苯巴比妥钠，首次负荷量为 15 ~ 20mg/kg，缓慢静注；维持量为每日 5mg/kg，约 4 ~ 8 小时 1 次，静注。可与安定交替使用。

（3）10% 水合氯醛剂量每次 0.5ml/kg，胃管注入或灌肠，常作为发作时临时用药。

3. 抗毒素 只能中和游离破伤风毒素，对已与神经节苷脂结合的毒素无效，因此愈早用愈好。破伤风抗毒素（TAT）1 ~ 2 万 IU 肌注或静脉滴注，3000IU 脐周注射，用前须做皮肤过敏试验；或破伤风免疫球蛋白（TIG）500IU 肌注，TIG 血浓度高，半衰期长达 30 天，且不会发生过敏反应，但价格较昂贵。

4. 抗生素 青霉素每日 20 万 U/kg，或头孢菌素、甲硝唑，静脉滴注，7 ~ 10 天，可杀灭破伤风杆菌。

【预防】

严格执行新法接生完全可预防本病。一旦接生时未严格消毒，须在 24 小时内将患儿脐带远端剪去一段，并重新结扎、消毒脐蒂处，同时肌注 TAT1500 ~ 3000IU，或注射 TIG75 ~ 250U。

第七节 新生儿消化系统疾病

一、新生儿呕吐

【诊断】 新生儿若有明显呕吐，或呕吐物带有胆汁、血液或粪便，则应寻找呕吐的原因并积极治疗。可以起新生儿呕吐的疾病很多，可大致分为内科疾病引起的呕吐和外科疾病引起的呕吐。呕吐病因一般可通过详细询问病史、仔细的体格检查和 X 线腹部平片、消化道造影等辅助检查而诊断。最重要的是及时对那些危及生命需要紧急处理的外科疾病作出诊断，以免贻误治疗。

下列几点有助于识别处于外科急诊的高危新生儿：

1. 母亲羊水过多提示有先天性消化道畸形的可能。

2. 出生时即有多涎、青紫、喂养时窒息，应警惕食道闭锁。

3. 新生儿胆汁性呕吐尽管也可由非外科疾病引起，但如胆汁性呕吐持续存在，则需要进一步做胃肠道钡剂造影。

4. 粪便潜血阳性或不排胎粪往往为提示外科疾病的重要线索。但注意近端肠梗阻或十二指肠膜状闭锁也可以排出少量胎粪，

5. 腹胀往往是完全性或不完全性肠梗阻的表现，并根据腹胀的程度、呕吐与腹胀的先后顺序有助于临床判断梗阻部位的高低。

6. 腹部放射学检查在诊断肠梗阻的病因中提供最重要的信息。腹部直立正侧位平片双泡征、三泡征或多个液平的扩张的远端肠襻均提示高位或低位肠梗阻。

【鉴别诊断】

1. 内科疾病引起的呕吐

（1）胃黏膜受刺激所致的呕吐：由于出生时咽下污染的羊水或产道血液，刺激胃黏膜而引起。多为剖宫产，呕吐可在开奶前出现，开奶后加重，呕吐物为泡沫样黏液或咖啡样物，多于生后 1~2 天停止，严重者可于洗胃后停止。

（2）胃食道返流：呕吐或溢乳，重者也可为喷射性呕吐。呕吐物不带胆汁，如并发返流性食管炎，呕吐物可带有鲜血或咖啡样物。24 小时食管 pH 监测是诊断为食道返流的最可靠、敏感的方法，pH < 4 所占时间超过总时间 10% 以上提示有病理性返流存在。

（3）幽门痉挛：呕吐多在生后 1~4 周内开始，常为间歇性，呈喷射性，呕吐物不含胆汁。试用阿托品治疗，症状缓解者支持本病诊断。

（4）胎粪排出延迟：常发生于早产儿、母亲产前用过麻醉剂或硫酸镁的新生儿，或有呼吸窘迫、颅脑损伤、败血症、甲状腺功能低下、巨结肠等病的新生儿。患儿可有呕吐，常生后数日排便极少，或胎粪排空时间延迟，常伴有腹胀，腹壁可见肠型，并可触及粪块。肛查或生理盐水灌肠可使黏稠胎粪排出，梗阻现象随之解除。

（5）喂养不当：多有喂奶过多或不足，喂奶不定时，奶配方多变等不良喂养史。母亲可有奶头过大或过小，喂奶姿势不正确等。

（6）感染：常有食欲减退、精神反应差等其他症状，但有时也可为唯一症状。

（7）先天性代谢性疾病：多为顽固性呕吐，常伴有其他症状，如氨基酸代谢障碍者可有精神症状、酸中毒、尿有特殊气味等；糖代谢障碍者可有腹胀、黄疸、肝大等；肾上腺皮质增生可有性征异常、色素沉着、失水等。

2. 外科疾病引起的呕吐

（1）食道闭锁：母亲羊水过多，患儿生后即出现过多地流涎吐沫，即应想

到食道闭锁的可能。诊断可由鼻腔插入橡皮导管，若感到受阻不能前进或导管返折入口腔时，应高度怀疑，X 线正侧位片（包括颈、胸、上腹）即能确诊。

（2）胃扭转：多于生后 1～3 天发病，呕吐多在进食后即刻发生，呕吐物为奶，可伴有轻度腹胀，但无明显蠕动波。如胃管难以入胃，即应警惕此病的可能。吞钡检查有助于诊断。

（3）幽门肥厚性狭窄：呕吐常在生后 2～3 周开始，逐渐进展为频繁性喷射性呕吐，呕吐物不带胆汁，量多。右上腹可触及坚硬、活动的橄榄样肿块。钡餐造影和腹部超声检查可帮助确诊。

（4）肠梗阻：呕吐物多带有胆汁，梗阻部位越高，呕吐出现越早。多伴有腹胀，腹胀程度也与梗阻部位有关，梗阻部位越低，腹胀也越明显。直立位 X 线腹部正侧位片有助于了解梗阻的部位，并根据肠道气体有无决定梗阻的类型。

（5）先天性巨结肠：胎便排出延迟，渐出现全腹胀，呕吐。肛检或灌肠后有大量气体及胎便排出，腹胀减轻。钡剂灌肠常能确诊。

【治疗】

1. 对症治疗

（1）内科性疾病引起呕吐者一般宜采取右侧卧位，以防呕吐物吸入，而胃食管返流、食管裂孔疝喂奶后要保持直立位，胃扭转要抬高床头、右侧卧位喂养。

（2）外科性疾病引起呕吐者应禁食；腹胀明显者应做胃肠减压。巨结肠患儿则结肠灌洗，一般不必禁食。

（3）维持水、电解质平衡。

2. 明确诊断，治疗基本病因 喂养不当者予喂养指导；羊水吞入引起呕吐可用生理盐水或 1% $NaHCO_3$ 洗胃；幽门痉挛可在喂奶前 20 分钟服 1：1000 阿托品 1～5 滴；胃食道返流可用吗丁啉 0.3mg/（kg·次），奶前 20 分钟口服，一天 3～4 次；返流性食管炎可再加用西米替丁 4mg/（kg·次），12 小时一次。

二、新生儿坏死性小肠结肠炎

【诊断】

1. 症状和体征

（1）多发生在早产儿。生后 2～3 周内发病，以 2～10 天为高峰。

（2）可表现为腹胀、呕吐和腹泻，呕吐物可呈咖啡样或带胆汁，腹泻可为水样便，5～10 次/日，仅有潜血，也可为血样便。

（3）体温正常或有低热，严重者体温不升，伴拒食、精神萎靡，常出现呼吸暂停、心率减慢、酸中毒等。严重病例出现休克，还可并发败血症、肠穿孔和腹膜炎。

2. 腹部 X 线表现

（1）小肠排列紊乱，肠道胀气，肠腔内可有多个小液平。

（2）肠壁增宽、积气，表现为局部密集的小泡沫状透亮区，称肠壁囊样积气。有时可见门静脉积气影，自肝门向肝内呈树枝状，可于 4 小时内消失。

（3）腹腔内可见僵直扩张的肠袢，位置固定，提示有肠坏死的可能。

（4）肠穿孔可有气腹，X 线片上不宜显示，可取侧位片，在前腹壁与肠曲间出现小三角形透亮区可帮助诊断。

（5）腹膜炎时腹腔内有积液，立位腹平片可见下腹部密度较深。

3. 实验室检查

（1）大便常规可见数量不等的红白细胞，潜血试验阳性，细菌培养可阳性，以大肠埃希氏菌、克雷伯菌、绿脓杆菌多见。

（2）血白细胞常增高，分类左移。严重者白细胞、血小板均减低。

（3）可有酸中毒和电解质失衡。

（4）血培养及腹腔液培养可阳性。

【鉴别诊断】

1. 中毒性肠麻痹　此病无便血，X 线片上无肠壁积气。

2. 机械性小肠梗阻　X 线片上液面的跨度较大，肠壁较薄，无肠间隙增宽模糊，无肠壁积气，再结合临床则易区别。

3. 先天性巨结肠　以腹胀、排便困难为主，无便血。动态观察腹平片无肠壁积气，结合临床较易鉴别。

4. 胎粪性腹膜炎　腹部 X 线片可见典型的异常钙化影。

【治疗】

1. 禁食　可疑 NEC 患儿禁食 1～2 天，观察病情发展。确诊后予胃肠减压，轻症禁食 5～6 天，重症 10～15 天或更长。待腹胀呕吐消失、大便潜血转阴、临床一般情况明显好转后开奶，以温开水或新鲜母乳为宜，小量开始，根据耐受情况加量。不可开奶过早或增奶过快，如加奶后症状复发，需再禁食。

2. 静脉补液、维持营养　静脉补液保证电解质及酸碱平衡，同时尽量提供足够热卡。

3. 抗感染　广谱覆盖需氧、厌氧菌的抗生素应持续 10～14 天。近来推荐氨苄青霉素、氨基糖甙类、第三代头孢菌素、万古霉素等，待便培养或血培养结果出来后调整抗生素应用。

4. 其他治疗　如监测生命体征、保温、防止交叉感染、纠正贫血等。有休克时按休克治疗。

5. 外科治疗指征

（1）发生气腹时，除个别小量气腹且病情好转者，均应立即手术治疗。

（2）广泛肠壁积气、门静脉积气者。

（3）肠管僵直固定、肠梗阻加重者。

（4）腹腔渗液增多、腹膜炎症状体征明显，腹部肌卫和腹壁有明显红肿者。

（5）内科保守治疗后，病情恶化，休克、酸中毒不能纠正，或出现 DIC 时。

第八节　新生儿出血症

新生儿出血症是由于维生素 K 缺乏，维生素 K 依赖凝血因子（II、VII、IX、X）活力低下所致。

【诊断】

1. 诊断依据

（1）病因：新生儿期维生素 K 依赖凝血因子合成不足，早产儿肝脏功能不成熟；母乳含维生素 K 少，故母乳喂养儿多见；新生儿出生时肠道无细菌，喂奶延迟，影响正常菌群建立，导致维生素 K 合成减少；先天性肝胆疾患或慢性腹泻儿，影响维生素 K 吸收；母亲有肝胆疾病，或产前服用维生素 K 抑制药物，使胎儿维生素 K 贮积不足。

（2）出血表现：脐出血、消化道出血、皮肤出血、肺出血、尿血、颅内出血、阴道出血等。

（3）凝血酶原时间延长为正常对照 2 倍以上，血小板计数正常，出凝血时间正常。

（4）维生素 K 治疗有效。

2. 分型诊断

（1）早发型：生后 24 小时发病，多与母亲应用干扰维生素代谢药物有关，症状轻重不一，可仅有轻微的皮肤出血，也可为致命性颅内出血。

（2）经典型：生后 2～3 日发病，早产儿可延迟至 2 周。常见消化道出血，也可皮肤出血、脐出血。

（3）晚发型：个别母乳喂养儿生后 1 月发病，与其他疾病如长期腹泻、肝胆疾患有关。颅内出血多见。

【鉴别诊断】

1. 新生儿咽下综合征　婴儿娩出产道时，咽下母血，于生后不久发生呕血。婴儿凝血机制正常，APT 试验呈棕色。（APT 试验：将一份呕吐物加 5 分水，离心 10 分钟，取上清液 4ml 加 1% 氢氧化钠 1ml，液体呈棕色为母血，粉红色为婴儿血）。

2. 新生儿消化道出血 应激性溃疡、胃穿孔、新生儿坏死性小肠结肠炎等疾病多有窒息、缺氧、喂养不当等诱发因素，伴有腹胀、呕吐等症状，腹部 X 线可有特征性改变。

3. 先天性血小板减少性紫癜 可在生后一周内出血，但血小板显著减少。

【治疗】

1. 首选维生素 K_1 1 ~ 5mg 肌注或静脉缓慢注射，根据病情连用 2 ~ 4 天。

2. 输血 出血严重者，可输注新鲜全血或血浆 10 ~ 20ml/kg。

3. 胃肠出血者，应暂禁食，予胃肠道外营养；颅内出血者，降低颅内压，减少脑损伤。

【预防】

1. 对早产儿生后予维生素 K_1 1 ~ 3mg 肌注，连用 3 天。

2. 对较长时间完全胃肠外营养的新生儿注意补充维生素 K。

第九节 新生儿代谢疾病

一、新生儿低血糖症

【诊断】

1. 病史 母亲糖尿病史、妊娠高血压综合征或胎盘功能不全史、新生儿红细胞增多症、新生儿溶血症、围产期窒息、严重感染、低体温、呼吸窘迫综合征、早产儿、小于胎龄儿、出生早期摄入量不足。

2. 临床表现 新生儿低血糖缺乏典型症状，同样血糖水平症状差异也很大。主要表现为反应差、阵发性紫绀、震颤、眼球不正常转动、惊厥、呼吸暂停、嗜睡、拒奶等，有的出现多汗、苍白及反应低下等。

3. 全血标本血糖测定 最初 1 天内的血糖低于 1.7mmol/L（30mg/dl），1 天后血糖低于 2.2mmol/L（40mg/dl）。

4. 新生儿低血糖常见病因

（1）高胰岛素血症：主要见于胰岛细胞增生症、Beckwith 综合征、胰岛细胞腺瘤。

（2）内分泌缺陷：如先天性垂体功能不全、皮质醇缺乏、胰高糖素缺乏、生长激素缺乏等。

（3）遗传代谢性疾病：①碳水化合物疾病：如糖原累积病 Ⅰ 型、Ⅲ 型；②脂肪酸代谢性疾病：如中链酰基辅酶 A 脱氢酶缺乏；③氨基酸代谢缺陷：如支链氨基酸代谢障碍、亮氨酸代谢缺陷等。

【治疗】

1. 预防为主，对易低血糖的高危新生儿尽早开始喂糖水。

（1）10% 葡萄糖 5 ~ 10ml/（kg·h），连续 3 ~ 4 次。

（2）生后 2 ~ 3 小时开始喂奶，24 小时内每 2 小时喂 1 次。

（3）不能经口喂养者（出生体重 < 2kg 或重度窒息者），尽快给予 5% ~ 10% 葡萄糖液 2 ~ 6ml/kg。

2. 治疗

（1）补充葡萄糖

①有症状者用 10% 葡萄糖 2ml/kg，速度 1ml/min。随后继续输入葡萄糖速度 5 ~ 8mg/（kg·min），以维持正常血糖水平。

②小于胎龄儿因糖原贮备不足引起的低血糖或血糖不能维持正常水平时可继续输入 12.5% 葡萄糖液，以 8 ~ 10mg/（kg·min）的速度输注。

③24 ~ 48 小时后应给予生理需要量氯化钠和氯化钾。

④症状好转后及时喂奶，血糖 > 40mg/dl2 天后，逐渐降低输注速度，直至停止。

（2）监测血糖及电解质

①监测血糖：血糖稳定前，每 2 ~ 3 小时监测血糖 1 次；血糖稳定后，每日至少监测血糖 2 ~ 3 次，根据血糖测定结果调整葡萄糖输注速度。

②48 小时后监测电解质，至少每天一次。

（3）激素治疗：上述处理仍不能维持正常血糖水平可加用氢化可的松 5 ~ 10mg/（kg·d）或强的松 1mg/（kg·d），至症状消失、血糖正常后 24 ~ 48 小时停用。激素疗法可持续数日至 1 周。

（4）高血糖素 0.1 ~ 0.3mg/kg 肌注，必要时 6 小时后重复应用。

（5）积极治疗各种原发病。

二、新生儿高血糖

【诊断】

1. 诊断标准

（1）由于新生儿高血糖症常无特异临床表现，诊断主要依据血糖和尿糖检测。

（2）全血血糖 > 7mmol/L（125mg/dl）为新生儿高血糖诊断指标。

2. 常见病因

（1）医源性高血糖症，常见于早产儿，多由于输注葡萄糖速度过快、血糖调节功能不成熟、疾病影响在应激状态下等。以及母分娩前短时间内用糖和糖皮质激素、新生儿复苏时应用肾上腺素等药物。

（2）新生儿暂时性糖尿病又称新生儿假性糖尿病。与胰岛 P 细胞暂时性功能低下有关。多见于 SGA，多在生后 6 周内发病。血糖 > 14mmol/L（250mg/dl），出现消瘦、脱水和尿糖阳性，尿酮体常为阴性或弱阳性。治愈后不复发，不同于真性糖尿病。

（3）新生儿真性糖尿病少见。

【治疗】

1. 预防为主，控制葡萄糖输入速度

（1）监测血糖决定输入葡萄糖速度。

（2）慎用高浓度葡萄糖静注，稀释药物用 5% 葡萄糖，应激状态下注意监测血糖。

（3）对早产、SGA，中枢神经系统损害的患儿，输注速度 < 5 ~ 6mg/（kg·min），监测血糖、尿糖，调整葡萄糖输入速度和浓度。

（4）肠道外营养的新生儿，应注意监测血糖。

2. 治疗

（1）医源性高血糖暂停或减少葡萄糖入量，严格控制输液速度，依据血糖水平调整。

（2）肠道外营养应根据血糖水平逐步调整葡萄葡萄糖输入速度。

（3）重症高血糖症伴有脱水应及时监测血电解质和血气，纠正电解质紊乱和酸中毒。降低血糖浓度。

（4）空腹血糖浓度 > 14mmol/L（250mg/dl）尿糖阳性，持续高血糖者可试用胰岛素从 0.5u/kg·d 开始，密切监测血糖，调整胰岛素用量，以防低血糖。

（5）治疗原发病。

三、新生儿低钙血症

【诊断】

1. 血钙 < 1.8mmol/L（7.0mg/dl）或游离钙 < 0.9mmol/L（3.5mg/dl）。

2. 临床表现

（1）神经、肌肉兴奋性增高，表现惊跳、手足搐搦、震颤、惊厥等。

（2）新生儿抽搐时常伴有呼吸改变、心率增快、紫绀或呕吐、便血、喉痉挛和呼吸暂停等。

（3）早产儿生后早期的低钙血症，缺乏典型体征，仅腱反射增强，踝阵挛阳性、心率紊乱等。

（4）心电图示 QT 间期延长（足月儿 > 0.19 秒，早产儿 > 0.20 秒）。

（5）顽固性低钙血症应摄胸片，检测新生儿和母亲血钙、磷和 PTH 浓度。

【常见病因】

1. 早期或短暂的低钙血症

（1）未成熟儿

（2）新生儿窒息

（3）糖尿病母亲的婴儿

（4）甲状旁腺亢进母亲的婴儿

（5）交换输血后

2. 晚期或长期的低钙血症

（1）DiGeorge 综合征

（2）暂时性先天性特发性甲状旁腺功能低下

（3）甲状旁腺功能低下/假性甲状旁腺功能低下

（4）镁依赖性低钙血症

（5）肾功能衰竭

（6）未成熟儿的佝偻病

【治疗】

1. 有惊厥或神经肌肉兴奋症状时，给予镇静剂，静脉补钙。10% 葡萄糖酸钙 2ml/kg. 次，用 5% 葡萄糖稀释一倍缓慢静推（1ml/min），必要时间隔 6 ~ 8 小时重复 1 次。静推时保持心率 >80 次/分，否则暂停。

2. 元素钙总量为 25 ~ 35mg/（kg·d），最大剂量为 50 ~ 60mg/（kg·d）。

3. 惊厥停止后改为口服碳酸钙维持。维持血钙在 >2 ~ 2.3mmol/L（>8.0 ~ 9.0mg/dl）。

4. 甲状旁腺功能不全者，须长期口服钙剂治疗，同时用 VitD（10000lu ~ 25000lu/d）。

5. 顽固性低钙血症应测定血镁水平，并酌情补镁。

第十节　新生儿硬肿症

新生儿硬肿症又名新生儿寒冷损伤综合征，是由于早产、寒冷、低体重、感染等多种因素引起皮肤及皮下脂肪组织硬化、水肿的一组临床症候群，常伴有低体温和多器官功能损害。

【诊断】

1. 诊断依据

（1）病史：寒冷季节、环境温度低，保暖不够，早产儿或低体重儿，或有窒息、感染、热量摄入不足史等。

（2）低体温，全身或肢端凉，体温小于35℃，严重者小于30℃，腋－肛温差由正直变为负值。

（3）皮肤呈暗紫红或发绀、紧贴皮下组织，触之似硬橡皮样，不易捏起。重者肢体僵硬，不能活动。硬肿为对称性，累及部位顺序依次为下肢、臀部、面颊、上肢、肩部、背、腹、胸等。并可有凹陷性水肿。

（4）患儿不吃、不哭、少动。严重者可伴有休克、肺出血、DIC及多器官功能衰竭。

（5）实验室检查：可有代谢性酸中毒、低血糖，低血钙、低血钠、高血钾、血尿素氮、肌酐增高，红细胞压积增高，血小板减少等。严重患儿心电图呈低电压、Q－T间期延长、T波平坦、ST段下降。

2. 分度（见表2－6）

表2－6　新生儿硬肿症的分度

程度	硬肿范围	体温	腋－肛温差	休克、肺出血、DIC
轻度	<30%	>34℃	正值	无
中度	30%～50%	34～30℃	0或正值	无或轻
重度	>50%	<30℃	负值	有

头颈部20%、双上肢18%、前胸及上腹部14%、背及腰骶部14%、臀部8%、双下肢26%。

【鉴别诊断】

1. 新生儿水肿　生后任何时候均可发生，表现为凹陷性浮肿，常见于眼睑、足背、外阴等处。

2. 皮下脂肪坏死　多见于臀部，由于产伤、局部压伤等创伤所致。有大小不等、边缘清楚的硬结，X线可见钙化，全身营养状况良好。

3. 皮下坏疽　由金黄色葡萄球菌、链球菌感染引起，多见于背、臀、骶等受压部位。皮肤红、硬、边缘不清，中央暗红有漂浮感。病情发展迅速，往往伴有发热及全身中毒表现。

【治疗】

1. 复温　对体温稍低（34～35℃）者，置远红外辐射抢救台或暖箱复温。对体温≤33℃者，开始暖箱温度高于患儿皮肤温度1℃，随体温升高逐渐提高箱温，注意通过皮温控制箱温。复温速度0.5～1℃/h，于12～24小时内恢复正常体温。

2. 热量及液体供给　记出入量，对心肾功能不良者限制液量，60～80ml/

（kg·d）。热量按 50kcal/（kg·d）供给，一般情况好转后 80～100kcal/（kg·d）。重症者可先用全静脉营养，待消化道功能恢复后再开始哺乳。

3. 控制感染 针对引起感染的可能病原菌选用相应的抗生素，注意避免选用肾毒性药物。

4. 纠正水电解质及酸碱失衡，维持血糖稳定。

5. 抗凝治疗 高凝状态时，予肝素 0.2～0.5mg/（kg·d），分 2～3 次皮下注射；DIC 指标阳性则首剂 0.5～1mg/kg，静脉注射，6～8 小时后可根据病情重复 1 次，剂量减半，病情好转逐渐停药。同时可输新鲜血或血浆 10ml/kg。

6. 抗休克、改善微循环 低血压时静脉泵入多巴胺 5～10μg/（kg·min），改善微循环可用东莨菪碱，每次 0,1～0.2mg/kg 或山莨菪碱，每次 0.5～1mg/kg 静脉滴注。

7. 保护重要脏器功能，积极防治并发症。

8. 中医治疗

（1）寒凝血脉 全身欠温，四肢发凉，反应尚可，哭声较低，肌肤硬肿，难以捏起，硬肿多局限于臀、小腿、臂、面颊等部位，色暗红，青紫，或红肿如冻伤，指纹红滞。治宜温经散寒，活血通络。方药：当归四逆汤加减。

（2）阳气虚衰 全身冰冷，僵卧少动，反应极差，气息微弱，哭声低怯，吸吮困难，面色苍白，肌肤板硬而肿，范围波及全身，皮肤暗红，尿少或无，唇舌色淡，指纹淡红不显。治宜益气温阳，痛经活血。方药：参附汤加味。

第十一节　新生儿筛查

一、PKU、甲低筛查

所有产科出生和出生 3 天内收入 NICU 的新生儿。对生后 2 天内出院者，务必一周内返院筛查。

二、听力筛查

1. 所有产科出生及儿科住院的新生儿进行筛查（TEOAE），未通过者于产后 42 天随诊时进行复筛（AABR）。

2. 对有高危因素（有耳聋家族史、TROCH 感染、窒息、颅内出血、高胆红素血症 >15mg/dl、应用耳毒性药物、惊厥和出生体重 <2000 克）的新生儿在住院期间进行初筛和复筛（AABR），未通过者于产后 42 天随诊时行第二次复筛（AABR）。

3. 儿科与耳鼻喉科之间建立绿色通道，对在儿科复筛未通过者或有高危因素的新生儿于生后 3 个月时直接到耳鼻喉科作诊断性 ABR 检查，并进行听力学评估。

三、早产儿眼底检查

为早期发现早产儿视网膜病，对 ≤28 周早产儿于出生后第 6 周、>28 周早产儿于出生后第 4 周开始进行眼底检查，以后每 1~2 周 1 次，直至矫正孕周 42 周视网膜发育成熟。

四、头颅 B 超检查

出生时体重≤1500 克或有宫内窘迫、窒息、血压不稳定、呼吸机治疗的早产儿或足月儿于生后 3~7 天内做头颅 B 超检查。出生体重≤1500 克的早产儿和第一次检查异常者每 1~2 周酌情复查，出院前做头颅 CT。

第十二节 高危儿随访

现代化危重医学的发展使我国新生儿救治水平正在缩短与发达国家的差距，新生儿病死率大大降低，尤其是极低出生体重儿的存活率已逐年提高。但这些在新生儿期经过抢救转危为安的存活儿在 2~3 年内的再住院率远较正常足月儿为高，有些还会存在诸如生长发育迟缓、慢性肺疾病及神经系统后遗症等问题。因此，对这些危重儿进行定期的随访和指导，提高他们的生活质量成为新生儿急救工作的重要延续。

1. 随访目的

（1）早期发现发育异常；

（2）及时纠正和治疗异常问题；

（3）对患儿家长进行咨询指导；

（4）对患儿的有关信息反馈给新生儿科、产科医师和相关人员，以利于总结经验教训。

2. 随访对象和时间

凡是在 NICU 住过院的新生儿，重点是出生体重 <1500 克的早产儿、小于胎龄儿和有严重围产期合并症、可能对预后产生影响的新生儿，如窒息、宫内感染、中枢神经系统感染等。随访间隔根据患儿的状况而定，一般足月儿 3 个月一次，早产儿 1~2 个月一次，如发现异常问题则适当缩短随访间隔。随访期限直到患儿生长发育正常、无异常发现为止，一般 2~3 年，必要时则延长随访时间，

直至学龄期甚至青春期。

3. 随访门诊的组成

包括新生儿科医师、儿内科医师和神经科医师。必要时需耳鼻喉科医师、眼科医师、心理医师、物理治疗师、营养医师等共同参与。

4. 常见问题及处理

（1）生长发育　在定期的体格检查中，对小儿的身高、体重和头围，应分别根据实际年龄和纠正年龄确定其所在的百分位，以便对生长发育状况作出正确评估。

①目标：体重增长：矫正月龄 3 个月以内：20～30 克/日，3～6 个月：15 克/日，6～9 个月：10 克/日。身高增长：>0.8cm/周或≥25 百分位。头围增长：矫正月龄 3 个月以内>0.5cm/周，3～6 个月>0.25cm/周。

②处理：针对小儿的不同特点制定饮食计划，保证充足和均衡的营养摄入，适当补充多种维生素和微量元素，积极防治如贫血、佝偻病等慢性疾病。此外，适当的体格锻炼有利于增强体质，促进生长发育。

（2）神经系统问题　极不成熟的早产儿、脑室周围白质软化、颅内出血、重度窒息、胆红素脑病等易发生神经系统后遗症。

对有神经系统后遗症高危因素的小儿在生后第一年应 1～2 个月随诊一次，除常规体检外，还应进行 52 项神经运动检查，必要时做头颅 CT 或脑电图等，以便及早发现问题。要教会家长从随访入手进行早期干预，如根据不同月龄进行相应的大运动、精细运动、交往能力和语言的训练，以及做婴儿操、按摩等。对有异常情况者，有针对性地进行训练指导和功能锻炼，必要时到专业机构做物理康复治疗。

（3）呼吸系统疾病　主要是慢性肺疾病、反复呼吸暂停和反应性气道疾病。

当有呼吸问题的小儿出院前，应教给家长学会如何使用呼吸监测和脉搏血氧仪、如何进行氧疗、如何识别呼吸异常。在随访中，注意了解小儿的喂养和睡眠状况、对活动的耐受水平、生长发育曲线，观察安静状态下的呼吸频率，有无三凹征、呼气相延长、喘鸣音及湿罗音。要定期检查血红蛋白和血气，必要时做心电图和心脏超声。对生长缓慢、喂养困难、血红蛋白升高者提示有低氧血症，应继续氧疗。此外，包括应用支气管扩张剂、适当限制液体入量和应用利尿剂、保证足够的营养与热卡摄入、胸部物理治疗及避免呼吸道感染等。

（4）听觉障碍　对于有耳聋家族史、TORCH 感染、颅面部畸形、出生体重<1500 克的早产儿、严重的高胆红素血症、颅内出血、细菌性脑膜炎、重度窒息和应用耳毒性药物者，在出院前应用耳声发射和自动判别脑干听觉诱发电位进行听力筛查，未通过者出生后 1 个月再次筛查，3 个月时去耳鼻喉科进行诊断性

听力学评估，以早期发现听力损害，及早采取干预措施。

（5）视觉障碍　对出生体重＜1500克的早产儿，自生后4～6周开始，每1～2周进行一次眼底检查，直至视网膜发育成熟（约矫正胎龄42周）。有围产期缺氧缺血性脑损伤或TORCH感染的小儿，易发生斜视、弱视等，需要定期行眼科检查，并及早给予视觉刺激和眼球运动的训练。对所有这些有高危因素的小儿，均应在1～5岁时作全面的视觉评价。

（6）心理行为问题　在少数极低出生体重儿和有围产期脑损害高危因素的小儿可遗留不同程度的智力低下、情绪障碍、多动、注意力缺陷及由此造成的学习困难等。因此，在随访中除注意上述有关躯体问题之外，还应进行心理行为方面的评定，采取专业医师、家长、社区和学校相结合的方法，有针对性地采用不同的训练和教育方式，使这些小儿的身心全面发展。

第三章　感染性疾病

第一节　病毒感染性疾病

一、麻疹

麻疹是由麻疹病毒引起的急性出疹性呼吸道传染病，具有高度传染性。

【诊断】

1. 了解流行病学史　当地麻疹流行史、麻疹病人接触史和患儿麻疹免疫接种史。发病前 8 天 ~ 2 周是否有麻疹接触史。

2. 临床特点

（1）前驱期：一般为 3 ~ 4 天，发热、咳嗽、流涕等上呼吸道症状；双眼结膜炎，流泪、畏光；第 2 ~ 3 日起颊黏膜可见麻疹黏膜斑（Koplik 斑），这是早期诊断麻疹的重要体征。

（2）出疹期：发热 3 ~ 4 天出皮疹，皮疹自耳后、发际及颈部开始，自上而下遍及面部、躯干和四肢。皮疹为红色斑丘疹，大小不等，有融合，但疹间可见正常皮肤。皮疹发作时，全身各种症状也达到极点。

（3）恢复期：皮疹出透后，开始逐渐消退，体温下降，各种症状好转；疹退处有麦麸状脱屑，并留有色素沉着，经 1 ~ 2 周完全消失。色素沉着在疾病晚期有诊断价值。

3. 实验室检查

（1）血常规：白细胞下降，淋巴细胞升高。

（2）在出疹前 2 天至疹后 1 天，鼻咽分泌物涂片镜检，可找出多核巨细胞。

（3）发热期血、尿、鼻咽分泌物中可检出病毒颗粒。

（4）血清病毒抗体在恢复期 4 倍以上升高。

【鉴别诊断】

1. 风疹　发热半天或 1 天出疹，低热，全身症状较轻，皮疹 3 天后消失，无脱屑及色素沉着。

2. 猩红热　发热 1 ~ 2 天后出皮疹，皮疹为细小红色丘疹，疹间皮肤红，自颈、腋下、腹股沟处开始，1 天遍及全身。疹退后无色素沉着。血常规白细胞升高，中性粒细胞升高。

3. 水痘　皮疹呈向心性分布，以躯干、发际、颜面部常见。同时可以见到斑丘疹、水疱疹和结痂疹等。

4. 幼儿急疹　突然发烧，体温最高 39℃~40℃，持续 3~4 天体温骤退，出皮疹。

【治疗】

1. 主要为加强护理，减轻症状，防止并发症。

2. 注意口腔和眼部清洁，用生理盐水或朵贝尔液漱口；生理盐水或 2% 硼酸液洗眼。

3. 休息，给予清淡、易消化的食物，充足的维生素，恢复期加营养丰富高热量饮食，保证每日饮水量。

4. 对症处理　高热时，尽量少用或不用"退热药"，可用温水湿敷头部或擦腋窝及腹股沟。使体温降至 38.5℃，预防高热惊厥，体温降太低时可致循环不良，麻疹隐退，病情加重。避免常规用抗生素预防感染。

5. 中医中药

（1）顺证

①邪犯肺卫（初热期）　　发热咳嗽，微恶风寒，喷嚏流涕，咽喉肿痛，两目红赤，泪水汪汪，畏光羞明，神烦哭闹，纳减口干，小便短少，大便不调。发热第 2~3 天，口腔黏膜红赤，贴近臼齿处可见麻疹黏膜斑，周围红晕。舌质偏红，舌苔薄白或薄黄，脉象浮数。治宜：辛凉透表，清宣肺卫。方药：宣毒发表汤加减。

②邪入肺胃（出疹期）　　壮热持续，起伏如潮，肤有微汗，烦躁不安，目赤眵多，咳嗽阵作，皮疹布发，逐渐稠密，疹色先红后暗，触之碍手，压之退色，大便干结，小便短少，舌质红赤，舌苔黄腻，脉数有力。治宜：清凉解表，透疹达邪。方药：清解透表汤加减。

③阴津耗伤（收没期）　　麻疹出齐，发热渐退，精神疲倦，夜寐安静，咳嗽减轻，胃纳增加，皮疹依起发顺序渐回，皮肤可见糠麸样脱屑，并有色素沉着，舌红少津，舌苔薄净，脉细无力或细数。治宜：养阴益气，清解余邪。方药：沙参麦冬汤加减。

（2）逆证

①邪毒闭肺　高热不退，烦躁不安，咳嗽气促，鼻翼煽动，喉间痰鸣，唇周发绀，口干欲饮，大便秘结，小便短赤，皮疹稠密，疹点色暗，舌质红赤，舌苔黄腻，脉数有力。治宜：宣肺开闭，清热解毒。方药：麻杏石甘汤加减。

②邪毒攻喉　咽红肿痛，或溃烂疼痛，吞咽不利，饮水呛咳，声音嘶哑，喉

间痰鸣，咳声重浊，声如犬吠，甚则吸气困难，胸高胁陷，面唇紫绀，烦躁不安，舌质红赤，舌苔黄腻，脉滑数。治宜：清热解毒，利咽消肿。方药：清咽下痰汤加减。

③邪陷心肝　高热不退，烦躁谵妄，皮疹稠密，色泽紫暗，甚至神识昏迷、四肢抽搐，舌质红绛，苔黄起刺，脉数有力。治宜：平肝熄风，清心开窍。方药：羚角钩藤汤加减。

6. 防止并发症　根据各种并发症的发生，及时给与积极有效的治疗。

（1）麻疹肺炎：继发者根据细菌种类及药敏试验，合理选用抗生素。

（2）麻疹喉炎：除合理选用抗生素外，应用肾上腺皮质激素以减轻声门下水肿。泼尼松 1mg/（kg·d）口服，重者可用地塞米松 0.2mg/（kg·次），静脉滴注。个别严重呼吸道梗阻者，必要时需做气管切开。

【预防】

1. 主动免疫　麻疹疫苗接种对象：生后 8 个月为初种年龄。提前接种因婴儿体内尚有来自母体的抗体，可以中和麻疹减毒活疫苗，而降低疫苗的效价。1 岁、6~7 岁、12~13 岁、18~19 岁复种或复种麻、风、腮三联疫苗。

2. 被动免疫　可以免于发病或减轻症状，免疫效力维持 3~8 周。于接触麻疹后 5 天内注射下列制剂：麻疹免疫球蛋白 0.25ml/kg，肌注。胎盘球蛋白 5~10ml/次，肌注。成人血浆 10~15ml/次，肌注。

3. 隔离期　病人应隔离至出疹后 5 日，有并发肺炎则延至疹后 10 日。

二、风疹

风疹是由风疹病毒引起的急性呼吸道传染病，前驱期短，全身症状轻。

【诊断】

1. 临床表现　潜伏期 10~21 天，有与风疹患儿接触史或风疹流行史。

（1）前驱期：发热半日至 1 日，伴有轻度上呼吸道症状。

（2）出疹期：从头面部开始，然后颈、躯干、四肢，24 小时遍及全身。皮疹为淡红色斑丘疹，疹间可见正常皮肤，与麻疹相似。出疹期热度不再上升。2~3天皮疹消退。常伴有耳后、颈后、枕部及全身表浅淋巴结肿大和脾肿大。

（3）恢复期：皮疹消退后无脱屑或色素沉着。淋巴结和脾肿大逐渐消退，极少数并发脑炎、关节炎或血小板减少性紫癜。

（4）先天风疹综合征：妊娠 3 个月内孕妇感染风疹后，风疹病毒可通过胎盘使胎儿宫内感染，可致死胎、早产或各种畸形，最常见的有白内障、心血管畸形、聋哑、小头畸形，以及肝脾肿大等。妊娠 4~8 周内感染风疹婴儿畸形率多达 50%~100%，第 2 个月感染畸形率 30%，第三个月为 20%，第 4 个月为 5%。

2. 实验室检查

（1）血象：白细胞总数下降，淋巴细胞比例增高。

（2）病毒分离：取患儿鼻咽分泌物分离病毒。先天性风疹病儿可取尿、血、脑脊液或骨髓分离病毒，用单克隆抗体和原位杂交法从胎盘可检到病毒。

（3）血清学试验：用红细胞凝集抑制试验、中和试验、补体结合试验或免疫荧光试验，双份血清抗体效价4倍以上增高为阳性。可测到血清中特异性 IgM 和 IgG 抗体。出生时如有特异性 IgM 抗体增高，有助于先天性风疹的诊断。

3. 如母亲孕期有风疹病毒感染，血清特异性风疹病毒 IgM 抗体阳性，新生儿出生时为小于胎龄儿，有先天性心脏病、眼损害、小头畸形、或出现耳聋、骨骼生长障碍、新生儿血小板减少性紫癜等表现，生后 5~6 月婴儿风疹 IgG 阳性，可诊断先天性风疹感染。新生儿或脐血测得风疹病毒 IgM 阳性，可确诊先天风疹综合征。

【治疗】

1. 加强护理 发热时卧床休息，给易消化饮食。

2. 对症治疗 可给予清热解毒中药口服，维生素 C 等。

3. 先天性风疹患儿可长期带毒，影响其生长发育，应早期检测视、听损害，给予特殊教育和治疗，以提高其生活质量。

4. 中医中药

（1）**邪犯肺卫** 发热恶风，喷嚏流涕，轻微咳嗽，精神倦怠，饮食欠佳，皮疹先起于头面、躯干，随即遍及四肢，分布均匀，一般 2~3 日渐见消退，肌肤轻度瘙痒，耳后及枕部淋巴结肿大触痛，舌质偏红，舌苔薄白或薄黄，脉象浮数。治宜：疏风解表清热。方药：银翘散加减。

（2）**邪入气营** 壮热口渴，烦躁哭闹，疹色鲜红或紫暗，疹点稠密，甚至可见皮疹融合成片，小便短黄，大便秘结，舌质红赤，舌苔黄糙，脉象洪数。治宜：清气凉营解毒。方药：透疹凉解汤加减。

【预防】

1. 隔离患儿至出疹后 5 天。

2. 应用减毒疫苗（MMR），95％ 的易感儿可产生抗体，6~8 周达高峰，有效抗体效价可维持 7 年以上。育龄妇女建议在怀孕前半年接种。小儿 1 岁、6~7 岁、12~13 岁、18~19 岁用麻、风、腮三联针注射。

3. 对体弱儿及妊娠早期孕妇，于接触风疹患者 5 天内注射特异性高价免疫球蛋白 20~30ml，可起到预防作用。

三、幼儿急疹

幼儿急疹又称婴儿玫瑰疹，是由人类疱疹病毒 6 型病毒引起的一种发疹性疾病。多发生在 2 岁以下儿童，6 个月以下的婴儿更多见。

【诊断】（见表 3 - 1）

1. 临床表现　潜伏期 8 ~ 14 天，平均 10 天。

（1）起病急，骤然高热达 39℃ ~ 40℃，但全身症状轻，可伴有轻度咳嗽、腹泻，偶于病初有高热惊厥者。

（2）3 ~ 4 天后热退疹出，为大小不等的淡红色斑丘疹，面部较少，躯干多，肘膝以下无皮疹，1 ~ 2 日消退，不留痕迹。

（3）枕后及颈部淋巴结轻度肿大。

2. 实验室检查　外周血白细胞减少。

【治疗】

1. 无特效治疗，主要是对症治疗。高热时给予药物退热或物理降温。有高热惊厥者给予止惊药：安定 0.3 ~ 0.5mg/kg，静注，速度每分钟 1 ~ 2mg，必要时 15 分钟重复 1 次。苯巴比妥钠 8 ~ 10mg/（kg·次）肌注。10% 水合氯醛 0.5ml/（kg·次），灌肠。

2. 中医中药

（1）邪郁肌表　骤发高热，持续 3 ~ 4 天，神情正常或稍有烦躁，饮食减少，或见抽风，咽红，舌质偏红，舌苔薄黄，指纹浮紫。治宜：解表清热。方药：银翘散加减。

（2）毒透肌肤　身热已退，肌肤出现玫瑰红色小丘疹，皮疹始见于躯干部，很快延及全身，约经 1 ~ 2 天皮疹消退，肤无痒感，或有口干、纳差，舌质偏红，苔薄少津，指纹淡紫。治宜：清热生津。方药：银翘散和养阴清肺汤加减。

【预防】

绝大多数病儿预后好，无特殊预防方法。患儿密切接触者隔离、检疫 10 天。

表 3 - 1　小儿常见出疹性疾病的鉴别诊断

	病原	全身症状及其他特征	皮疹特点	发热与皮疹的关系
麻疹	麻疹病毒	发热、咳嗽、畏光、鼻卡他，结膜炎、Koplik 斑	红色斑丘疹，自头面部→颈→躯干→四肢，退疹后有色素沉着及细小脱屑	发热 3 ~ 4 天后出疹，出疹期为发热的高峰期
风疹	风疹病毒	全身症状轻，耳后、枕部淋巴结肿大并触痛	面颈部→躯干→四肢，斑丘疹，疹间有正常皮肤，退疹后无色素沉着及脱屑	症状出现后 1 ~ 2 天出疹
幼儿急疹	人类疱疹病毒 6 型	主要见于婴幼儿，一般情况好，高热时可有惊厥，耳后枕部淋巴结亦可肿大，常伴有轻度腹泻	红色细小密集斑丘疹，头面颈及躯干部多见，四肢较少，一天出齐，次日即开始消退	高热 3 ~ 5 天，热退疹出

续表

	病原	全身症状及其他特征	皮疹特点	发热与皮疹的关系
猩红热	乙型溶血性链球菌	发热、咽痛、头痛、呕吐、杨梅舌、环口苍白圈、颈部淋巴结肿大	皮肤弥漫性充血，上有密集针尖大小丘疹，全身皮肤均可受累，疹退后伴脱皮	发热1~2天出疹，出疹时高热
肠道病毒感染	埃克病毒、柯萨奇病毒	发热、咽痛、流涕、结膜炎、腹泻、全身或颈、枕后淋巴结肿大	散在斑疹或斑丘疹，很少融合，1~3天消退，不脱屑，有时呈紫癜样或水泡样皮疹	发热时或热退后出疹
药物疹	原发病症状，有近期服药史	皮疹多变，斑丘疹、疱疹、猩红热样皮疹、荨麻疹等。痒感，摩擦及受压部位多	发热多为原发病引起	

四、水痘

水痘是由水痘-带状疱疹病毒引起的急性发疹性传染病。一般初次感染时都发生水痘，再度感染同样病原体时则出现带状疱疹。

易感儿发病率可达95%，以学龄前多见，多在集体托幼机构陆续发病。

【诊断】

1. 流行病学史，约2~3周前有水痘接触史。

2. 临床表现

（1）发热与皮疹同时发生，或无热即出疹。

（2）皮疹分布特点

①皮疹呈向心性分布，头皮、躯干较多，四肢较少；病初皮疹较少时头皮和发际即可见疱疹。口腔黏膜、咽部及眼结合膜及外阴部有时也可有疱疹。

②皮疹初始为红色小斑疹、丘疹，很快变成疱疹。呈椭圆形，壁薄，触之软，易破，常伴有瘙痒，很快破溃结痂，在身体同一部位可见斑疹、丘疹、水疱、破溃、结痂不同期的各型皮疹，3~5天分批出现。

③1~3周结痂脱落，不留疤痕，有继发感染者留下永久性小疤痕。

3. 实验室检查

（1）白细胞无明显变化。

（2）病毒分离，从疱疹液中可分离出病毒。

（3）恢复期血清抗体滴度4倍以上升高有回顾性诊断意义。

（4）用PCR法检测水痘疱浆、咽喉分泌物中VZV-DNA阳性。

【鉴别诊断】

主要与丘疹样荨麻疹相鉴别，后者四肢多见，疱疹硬，不易破，形态单一。

【治疗】

1. 加强护理，剪指甲，勿抓破疱疹，以免继发感染。皮肤瘙痒可局部使用炉甘石洗剂，必要时可给予少量镇静剂。

2. 国外有人用西咪替丁 10～20mg/（kg·d），分 4 次口服，治疗水痘收到止痒、缩短病程的作用。

3. 0.1%疱疹净滴眼治疗疱疹性结膜炎。

4. 抗病毒药物首选阿昔洛韦，应尽早应用，一般应在皮疹出现的 48 小时内开始。口服每次 20mg/kg（＜800mg），每日 4 次；重症者需静脉给药，每次 10～20mg/kg，每 8 小时一次。

5. 继发细菌感染时可给与抗生素治疗。

6. 皮质激素有导致病毒播散的可能，不宜应用。

7. 中医中药

（1）邪伤肺卫　发热轻微，或无热，鼻塞流涕，喷嚏，咳嗽，起病后 1～2 天出皮疹，疹色红润，疱浆清亮，根盘红晕，皮疹瘙痒，分布稀疏，此起彼伏，以躯干为多，舌苔薄白，脉浮数。治宜：疏风清热，利湿解毒。方药：银翘散加减。

（2）邪炽气营　壮热不退，烦躁不安，口渴欲饮，面红目赤，皮疹分布较密，疹色紫暗，疱浆浑浊，甚至可见出血性皮疹、紫癜，大便干结，小便短黄，舌红或绛，苔黄糙而干，脉数有力。治宜：清气凉营，解毒化湿。方药：清胃解毒汤加减

【预防】

1. 隔离患儿至全部皮疹结痂、变干为止。

2. 易感儿接触水痘后，检疫 21 天。

3. 对体弱、免疫力低下的患儿，于接触水痘后用人体球蛋白做被动免疫。在接触后 4 天内注射丙种免疫球蛋白 0.4～0.6ml/kg。

4. 主动免疫，我国已制成"水痘减毒活疫苗"，经卫生部批准已开始应用，可预防水痘。

五、脊髓灰质炎

脊髓灰质炎俗称小儿麻痹症，是脊髓灰质炎病毒引起的急性传染病，主要表现为迟缓性瘫痪，以四肢明显。由于疫苗的广泛应用，发病率已大大降低，但在边远地区预防工作尚未普及，尚有可能发生流行。

【诊断】

1. 人类是脊髓灰质炎病毒的惟一自然宿主。传播途径以饮食污染和直接接

触（粪口及飞沫传播）为主。粪便是主要的病毒来源，病毒携带者是最主要的传播者。潜伏期末期和瘫痪前期传染性最强。

2. 潜伏期 5~14 天，最短 3 天，最长 35 天。常于夏秋发病，冬春季散发。

3. 前驱期 发热 38~39℃，伴有呼吸道症状或消化道症状，经 1~4 天热退，症状消失。

4. 瘫痪前期 热退 1~6 天的静止时间后，再次出现发热，呈双峰热，同时有全身疼痛、感觉过敏、肢体肌肉痉挛，患儿因疼痛而烦躁、哭闹。

5. 瘫痪期 在第二次发热后 3~4 天出现迟缓性瘫痪，按其瘫痪的部位及范围，可分为下列临床类型：

（1）脊髓型：最多见，特点是分布很不规律，完全不对称，主要累及下肢，单肢最多见，其次出现上肢瘫，少数出现呼吸肌、颈肌、腹肌麻痹。膀胱肌麻痹可以出现尿潴留和尿失禁。

（2）延髓型：病毒侵犯延髓呼吸中枢、循环中枢及脑神经的运动神经核，病情大多严重，可见脑神经麻痹及呼吸、循环受损的表现。常与脊髓型同时发生。

（3）脑型：较少见。呈弥漫性或局灶性脑炎，临床表现与其他病毒性脑炎无异。可有上运动神经元瘫痪。

（4）混合型：同时存在上述两种或两种以上类型的表现。

6. 恢复期 瘫痪出现后 1~2 周开始恢复，常从肢体远端开始恢复。多数在 1~3 个月内明显好转，6 个月以后恢复的可能性较小。

7. 后遗症期 因神经损害严重，导致受害的肌群功能不易恢复成为后遗症。可见肌肉挛缩、肢体变形，严重者不能站立或跛行。

8. 实验室检查

（1）血常规 外周血白细胞多正常，急性期血沉可增快。

（2）脑脊液 瘫痪前期及瘫痪早期可见细胞数增多（以淋巴细胞为主），蛋白增加不明显，呈细胞蛋白分离现象，对诊断有一定的参考价值。至瘫痪第 3 周，细胞数多已恢复正常，而蛋白质仍继续增高，4~6 周后方可恢复正常。

（3）血清学检查 第 1 周末开始，特异性 IgM 抗体升高，双份血清中抗体滴度 4 倍以上升高者有意义。

（4）病毒分离 病程早期可从患儿鼻咽部、血液、脑脊液及粪便中分离到病毒。

【鉴别诊断】应与格林巴利综合征、横贯性脊髓炎等病人相鉴别（见表 3-2）。

表 3 - 2　脊髓灰质炎（瘫痪型）与感染性多发性神经根神经炎的鉴别要点

	脊髓灰质炎	感染性多发性神经根神经炎
发病早期	多有发热	很少有发热
瘫痪肢体	不对称弛缓性瘫痪，且近端重于远端	对称行弛缓性瘫痪，且远端重于近端
感觉障碍	多无	多有
脑膜刺激征	有	多无
早期脑脊液变	呈细胞蛋白分离	呈蛋白细胞分离
遗留后遗症	多有	多无

【治疗】

1. 前驱期及瘫痪前期的治疗　卧床休息，给予充分营养及水分，尽量避免肌注及手术。肌痛时局部热敷。

2. 瘫痪期的治疗

（1）瘫痪肢体置舒适的功能位。

（2）呼吸肌麻痹，呼吸浅促时，给予吸氧。

（3）延髓病变，咽喉分泌物增多，出现缺氧发绀时，立即气管插管正压人工呼吸。必要时行气管切开术。

3. 恢复期治疗

（1）采用针刺治疗、推拿、按摩、理疗、功能锻炼，避免患肢肌肉萎缩，减轻畸形。

（2）应用促神经肌肉传导的药物口服。地巴唑 $0.1 \sim 0.2mg/$（$kg \cdot d$），一次顿服。肌注加兰他敏 $0.05 \sim 0.1mg/$（$kg \cdot d$），肌肉注射。

4. 后遗症期治疗　瘫痪时间长，伴肢体畸形者，可作矫形手术。

为证实已经消灭脊髓灰质炎，我国有关部门规定对可能同脊髓灰质炎混淆的 14 种迟缓性瘫痪（包括脊髓灰质炎、格林 - 巴利综合征、横贯性脊髓炎、多神经病、神经根炎等）向卫生防疫部门报告，并按照规定留取病人的标本。

【预防】

主要是普遍的、严格的疫苗接种。我国一直使用口服减毒活疫苗，方案为 2、3、4 月龄时各服一次三价疫苗，4 岁时强化一次。患者的隔离期自发病起 40 天，最初 1 周为呼吸道及消化道隔离，以后为消化道隔离。对密切接触者检疫 20 天。

六、传染性单核细胞增多症

单核 - 巨噬细胞系统急性增生性传染病，EB 病毒感染引起，以不规则发热、咽峡炎、淋巴结和脾肿大，及血液中出现大量的异常淋巴细胞为特征。可流行或散发，任何年龄皆可发病，但6个月以下婴儿少见，6岁以下患儿常呈不显性感染。

【诊断】

1. 潜伏期 4~15天，多为10天。

2. 起病或急或缓，多有不同程度的发热，一般持续发热2周。80%病儿出现咽痛，扁桃体肿大充血，表面可覆盖灰白色的假膜。淋巴结急性肿大是本病的特征，全身淋巴结皆可肿大，但以颈部淋巴结肿大为主。部分病儿可有肝、脾肿大，黄疸，斑丘疹。

3. 几乎所有系统皆可受累，部分病儿可出现无菌性脑膜炎、脑炎、多发性神经根炎等神经系统症状。婴幼儿可发生支气管炎或肺炎。也可合并心肌炎。可出现血尿、蛋白尿等。也可发生免疫性血小板减少性紫癜和自身免疫性溶血性贫血。可并发结合膜炎、视神经炎、视网膜炎、巩膜炎、葡萄膜炎、复视、偏盲、斜视等眼部疾患。

4. 实验室检查

（1）周围血象 白细胞多增高，一般在$10~20\times10^9/L$之间，亦有白细胞降低的。出现异常淋巴细胞，可达10%~90%。发生溶血时红细胞减少，免疫异常可导致粒细胞缺乏或血小板减少。

（2）血清嗜异凝集反应，1:56为阳性，起病5天后即可呈阳性反应，但有时至病程4周后才显阳性，一般在疾病的第2~3周达高峰，可持续2~5个月。

（3）EBV特异性抗体检测 间接免疫荧光法和酶联免疫法检测血清中VCA-IgM和EA-IgG。VCA-IgM阳性是新近EBV感染的标志，EA-IgG一过性升高是近期感染或EBV复制活跃的标志，均具有诊断价值。

（4）EBV-DNA检测 采用实时定量聚合酶连反应（RT-PCR）方法能快速、敏感、特异的检测患儿血清中含有高浓度EBV-DNA，提示存在病毒血症。

（5）部分患儿可出现心肌酶升高、肝功能异常、肾功能损害、T淋巴细胞亚群CD4/CD8比例降低或倒置。

【鉴别诊断】

本病需与巨细胞病毒、腺病毒、肺炎支原体、甲肝病毒、风疹病毒等感染所致的淋巴细胞和单核细胞增多相鉴别。其中巨细胞病毒所致者最常见，有人认为在嗜异性抗体阴性的类传染性单核细胞增多症中，几乎半数与CMV有关。

【治疗】

1. 一般治疗 急性期应卧床休息，加强护理，避免发生严重并发症。

2. 对症治疗 退热、止痛、镇静及保护肝功能等措施。合并心肌炎、溶血性贫血或血小板减少性紫癜并有出血时,可采用激素治疗,一般用 1~2 周左右。合并细菌感染时,可采用抗生素。

3. 抗病毒治疗 目前可应用阿糖腺苷、无环鸟苷、干扰素等抗病毒治疗。

七、流行性腮腺炎

流行性腮腺炎是腮腺病毒引起的急性传染病,以腮腺的非化脓性肿胀和疼痛为特征,亦可累及其他腺组织,并发症常见脑炎、睾丸炎和卵巢炎。

【诊断】冬春季为流行高峰,其他季节可以散发。传染源为病人及隐形感染者。唾液飞沫传播。

1. 潜伏期 14~21 天,平均 18 天。

2. 前驱期 以发热、肌痛及全身不适为表现,少数可以以脑膜刺激症状起病。

3. 腮肿期 双耳下部以耳垂为中心部位的肿痛,张口或咀嚼运动时疼痛加重,颌下腺肿疼痛可伴周围软组织肿胀。腮腺、颌下腺肿常为双侧性,偶可见单侧肿胀,但应注意除外细菌性腮腺炎,舌下腺也可肿大。肿胀期一般 1~3 天达高峰,持续 4~5 天,整个过程 6~10 天,最长 2 周。热程一般 3~7 天。精神差、头痛、呕吐等。病儿有明显的腮腺肿大及接触史即可做临床诊断。

4. 实验室检查

(1)周围血象 白细胞总数多正常或偏低,分类淋巴细胞占多数。

(2)血清中腮腺病毒特异性抗体 IgM (+),可做病原学诊断依据。

(3)早期病例 唾液、血、尿、脑脊液,可做病毒分离。

5. 在腮肿前 6~10 天至肿后两周均可合并发生脑炎。

6. 睾丸炎、附睾炎、卵巢炎多见于青春期后。

7. 在腮腺肿胀期或前后还可出现肾炎、心肌炎、胰腺炎以及感音性耳聋(为第八对脑神经的损伤)。

【治疗】

1. 急性期应卧床休息,半流质饮食,少食酸性、刺激性及硬的食物。注意口腔清洁。至腮腺肿胀完全消退为止。

2. 高热患儿退热对症,呕吐患儿注意补液,维持水电解质平衡。

3. 抗病毒药效果不肯定。发病早期可使用利巴韦林 10~15mg/ (kg·d) 静脉滴注,疗程 5~7 天。对重症患者可短期使用肾上腺皮质激素治疗,疗程 3~5 天。

4. 中医中药

(1)常证

①邪犯少阳 轻微发热恶寒,一侧或两侧腮部漫肿疼痛,咀嚼不便,或有头

痛、咽红、纳少，舌质红，苔薄白或薄黄，脉浮数。治宜：疏风清热，散结消肿。方药：柴胡葛根汤加减。

②热毒壅盛　高热，一侧或两侧腮部肿胀疼痛，坚硬拒按，张口咀嚼困难，或有烦躁不安，口渴欲饮，头痛，咽红肿痛，纳少，大便秘结，尿少而黄，舌质红，舌苔黄，脉滑数。治宜：清热解毒，软坚散结。方药：普济消毒饮加减。

（2）变证

①邪陷心肝　高热，耳下腮部肿痛，坚硬拒按，神昏，嗜睡，项强，反复抽搐，头痛，呕吐，舌红，苔黄，脉弦数。治宜：清热解毒，息风开窍。方药：清瘟败毒饮加减。

②毒窜睾腹　腮部肿胀消退后，一侧或双侧睾丸肿胀疼痛，或脘腹、少腹疼痛，痛时拒按，舌红，苔黄，脉数。治宜：清肝泻火，活血止痛。方药：龙胆泻肝汤加减。

5. 并发症的治疗

（1）脑炎同病毒性脑炎治疗。

（2）睾丸炎时应注意休息，可用丁字带固定，重者局部以青黛 3g、雄黄 6g、冰片 1.5g 研沫油调后外敷，严重者可加用激素应用。

（3）胰腺炎时应禁食，胃肠减压，补液。疑有继发感染时可加抗生素。

（4）肾炎同急性肾小球肾炎处理。

【预防】

目前以自动免疫为主，常采用麻疹、风疹、腮腺炎三联疫苗（MMR），在 18 个月龄时预防注射，免疫后的中和抗体至少可维持 9.5 年。患儿应隔离至腮腺肿胀消失为止，对集体儿童机构应检疫 3 周。

八、手足口病

手足口病是由肠道病毒引起的传染性疾病，好发于儿童，尤以 3 岁以下年龄组发病率最高。临床主要表现为发热、口腔和四肢末端的斑丘疹、疱疹。病毒的传染性强，常常在托幼机构造成流行。

【诊断】

1. 流行病学史　人类是已知的人肠道病毒的唯一宿主。手足口病患者和隐形感染者均为传染源，主要通过粪至口途径传播，亦可经接触患者呼吸道分泌物、疱疹液及污染的物品而感染。感染后可获得免疫力，但持续时间尚不明确。

2. 临床表现

（1）普通病例　急性起病，大多有发热；可伴有咳嗽、流涕、食欲不振等症状。口腔内可见散发性的疱疹或溃疡，多位于舌、颊黏膜和硬腭等处。手足心和臀部出现斑丘疹和疱疹，偶见于躯干，呈离心性分布。皮疹消退后不留瘢痕或色素沉着，多在一周内痊愈，预后良好。

（2）重症病例　少数病例病情进展迅速，在发病 1～5 天左右出现脑膜炎、脑炎、脑脊髓炎、肺水肿、循环障碍等，极少数病例病情危重，可致死亡，存活病例可留有后遗症。

①神经系统表现：多出现在病程 1～5 天内，患儿可持续高热，出现中枢神经系统损害表现，如精神萎靡、嗜睡或激惹、易惊、头痛、恶心、呕吐、食欲不振、谵妄甚至昏迷；肢体抖动、肌阵挛、眼球震颤、共济失调、眼球运动障碍；肌无力或急行弛缓性瘫痪、惊厥等。颈项强直在大于 1～2 岁的儿童中较为明显，腱反射减弱或消失，Kernig 征和 Brudzinski 征阳性。

②呼吸系统表现：呼吸增快并浅促、呼吸困难或呼吸节律改变，口唇发绀，咳嗽加重，咳白色、粉红色或血性泡沫样痰液，肺部可闻及湿罗音或痰鸣音。

③循环系统表现：心率增快或减慢，面色灰白、皮肤花纹、四肢发凉、出冷汗，指（趾）端发绀；持续血压降低，毛细血管充盈时间延长。

3. 实验室检查

（1）血常规　白细胞计数多正常或降低，病情危重者白细胞计数可明显升高。

（2）血生化检查　部分病例可有轻度谷丙转氨酶（ALT）、谷草转氨酶（AST）肌酸激酶同工酶（CK－MB）升高，病情危重者可有肌钙蛋白（cTnI）和血糖升高。

（3）脑脊液检查　神经系统受累时可表现为外观清亮，压力增高，细胞计数增多（以单核细胞为主），蛋白正常或轻度增高，糖和氯化物正常。

（4）病原学检查　鼻咽拭子、气道分泌物。疱疹液或粪便标本中 CoxA16、EV71 等肠道病毒特异性核酸阳性或分离到病毒可以确诊。

（5）血清学检查　急性期与恢复期血清肠道病毒中和抗体有 4 倍以上的升高亦可确诊。

4. 胸部 X 线检查　可表现为双肺纹理增多，网格状、斑片状阴影，部分病例以单侧为著。

5. 磁共振检查　神经系统受累者可见以脑干、脊髓灰质损害为主的异常改变。

【鉴别诊断】

主要与其他发热、出疹性疾病相鉴别。（见表 3－1）

【治疗】

1. 普通病例　目前尚无特效抗病毒药物和特异性治疗手段，主要是对症治疗。注意隔离，避免交叉感染。适当休息，清淡饮食，做好口腔和皮肤护理。

2. 重症病例

（1）神经系统受累的治疗

①控制颅高压：限制入量，积极给予甘露醇降颅压治疗，每次 0.5～1.0g/kg，每 4～8 小时 1 次，20～30 分钟快速静脉注射。根据病情调整给药间隔时间及剂量。必要时加用呋塞米。

②酌情应用糖皮质激素治疗，参考剂量：甲泼尼龙 1～2mg/(kg·d)；氢化可的松 3～5mg/(kg·d)；地塞米松 0.2～0.5mg/(kg·d)，病情稳定后，尽早减量或停用。

③酌情静脉注射免疫球蛋白，总量 2g/kg，分 2～5 天给予。

④对症治疗：降温、镇静、止惊。密切监护，严密观察病情变化。

（2）呼吸、循环衰竭的治疗：

①保持呼吸道通畅，吸氧。

②监测呼吸、心率、血压和血氧饱和度。

③呼吸功能障碍的治疗见相关章节。

④保护重要脏器的功能，维持内环境稳定。

（3）恢复期治疗：促进各脏器功能恢复；功能康复治疗。

3. 中医中药

（1）邪犯肺脾　发热轻微，或无发热，或流涕咳嗽、纳差恶心、呕吐泄泻，1～2 天后或同时出现口腔内疱疹，破溃后形成小的溃疡，疼痛流涎，不欲进食。随病情进展，手掌、足跖部出现米粒至豌豆大斑丘疹，并迅速转为疱疹，分布稀疏，疹色红润，根盘红晕不著，疱液清亮，舌质红，苔薄黄腻，脉浮数。治宜：宣肺解表，清热化湿。方药：甘露消毒丹加减。

（2）湿热蒸盛　身热持续，烦躁口渴，小便黄赤，大便秘结，手、足、口部及四肢、臀部疱疹，甚或拒食，疱疹色泽紫暗，分布稠密，或成簇出现，根盘红晕显著，疱液浑浊，舌质红绛，苔黄厚腻或黄燥，脉滑数。治宜：清热凉营，解毒祛湿。方药：清瘟败毒饮加减。

【预防】

目前尚无安全有效的疫苗预防。患儿应进行隔离。本病流行期间不宜带儿童到人群聚集的公共场所，注意保持环境卫生，勤洗手，居室要经常通风，勤晒衣被。

第二节　细菌感染性疾病

一、猩红热

猩红热是由 A 组 β 型溶血性链球菌引起的急性呼吸道传染病，多发生于冬春季，2～10 岁最易发病。致病菌株有多种血清型。各型之间无交叉免疫性，患过本病者如再感染其他易型菌株，仍再可得猩红热。

【诊断】

1. 临床表现

（1）潜伏期：1～7 天，平均为 3 天。

（2）前驱期：1/2～1 天骤起发热，体温高低不一，伴咽痛、头痛、呕吐。扁桃体充血肿大，有脓性渗出。舌有白苔，乳头明显，称"草莓舌"。

（3）出疹期：发热后 24 小时内出疹，持续 3～5 天。皮疹自颈、胸至腹、四肢，24 小时内遍及全身。皮疹特点：①全身皮肤充血发红，上有红色细小丘疹，似"鸡皮样"，密集，疹间无正常皮肤。皮疹压之退色，十余秒钟又恢复原状，称"贫血性皮肤划痕"。②皮肤皱褶处如腋窝、肘窝、腹股沟等处，皮疹密集而呈线状，称"帕氏线"。③面部潮红，口唇周围苍白，形成"口周苍白圈"。

（4）恢复期：体温降至正常，皮疹 1 周内逐渐消退，无色素沉着，1 周末至第二周开始糠皮样或大片脱皮，严重者似手套、袜套状脱皮。脱皮程度和时间随皮疹轻重而异。早期用青霉素治疗者可见不到这种脱皮。

2. 并发症

（1）化脓性损害：中耳炎、淋巴结炎、蜂窝组织炎及败血症。

（2）变态反应性疾病：急性肾炎和风湿热，多发生在病后 2～4 周。

3. 实验室检查

（1）血象：白细胞升高，以中性粒细胞为主。有核左移，胞浆中可见中毒颗粒。

（2）病原学检查：咽拭子可培养出 A 组 β 型溶血性链球菌。

（3）血清学：未治疗的病人，2～3 周抗链"O"升高，3～5 周达高峰。早期有效治疗可下降或消失。

【治疗】

1. 一般治疗　急性出疹期应卧床休息，给予清淡易消化饮食。入量不足或中毒症状严重者给予静脉补液。

2. 抗生素治疗　青霉素为首选，早期应用可缩短病程，减少并发症。剂量为 20 万～40 万 U/（kg·d），肌注或静滴；也可用头孢类抗生素。青霉素过敏者，选用红霉素，20～30mg/（kg·d），疗程 5～7 天。

3. 并发症治疗　化脓性并发症如发生在青霉素治疗之前，可加大青霉素剂量。若发生在用青霉素之后，则应考虑改用其他抗生素。并发心肌炎、风湿热可按心肌炎及抗风湿治疗。如并发急性肾小球肾炎，按急性肾炎处理。

4. 中医中药

（1）邪侵肺卫　发热骤起，头痛畏寒，，肌肤无汗，咽喉红肿疼痛，影响吞咽，皮肤潮红，痧疹隐隐，舌质红，苔薄白或薄黄，脉浮数有力。治宜：辛凉宣透，清热利咽。方药：解肌透痧汤加减。

（2）毒炽气营　壮热不解，烦躁口渴，咽喉肿痛；皮疹密布，色红如丹，甚则色紫如瘀点。疹由颈、胸开始，继而弥漫全身，压之退色，见疹后的 1～2 天舌苔黄糙、舌质起红刺，3～4 天后舌苔剥脱、舌面光红起刺，状如草莓，脉数有力。治宜：清气凉营，泻火解毒。方药：凉营清气汤加减。

（3）疹后阴伤　丹痧布齐后 1～2 天，身热渐退，咽部糜烂疼痛减轻，或见低热，唇干口燥，或伴有干咳，食欲不振，舌红少津，苔剥脱，脉细数。约 2 周后可见皮肤脱屑、脱皮。治宜：养阴生津，清热润喉。方药：沙参麦冬汤加减。

【预防】

1. 隔离患儿至症状及皮疹消失，经治疗者为 1 周。应严格隔离至咽培养连续 3 次阴性。密切接触的易感儿检疫 7 天。

2. 保护易感人群　流行期避免去公共场所，集体托幼机构每人 1 次注射长效青霉素 60 万～120 万单位/次，可终止流行。

二、细菌性痢疾

细菌性痢疾简称菌痢，是由志贺菌属引起的常见肠道传染病，多见于 3 岁以上儿童，流行于夏秋季节。以发热、腹痛、腹泻、里急后重、黏液脓血便为特点。

【诊断】

1. 临床表现

（1）急性细菌性痢疾：起病急，有发热、腹泻、大便性状为脓血便或黏液便，伴有阵发性腹痛、里急后重，有时有热性惊厥，腹部可有轻压痛、可触及痉挛性乙状结肠、肠鸣音亢进。

（2）非典型菌痢：不发热或只有微热，也无中毒症状，轻度腹泻，粪便内只有黏液而无脓血，只有便培养阳性才能确诊。

（3）慢行菌痢：急性菌痢病程超过 2 周称为迁延性痢疾，超过 2 个月则为慢性菌痢。

（4）中毒性痢疾：是菌痢的一种严重类型，起病急骤，病情凶险，高热可达 39～40℃或更高，伴全身中毒症状，如治疗不及时可很快发展为呼吸循环衰竭而死亡。

①脑型（脑微循环障碍型）：以脑水肿为主要表现，出现精神萎靡、嗜睡、惊厥等，严重时出现昏迷、频繁或持续惊厥、瞳孔不等大、对光反射迟钝或消

失，甚至中枢型呼吸衰竭。

②休克型（皮肤内脏微循环障碍型）：表现为感染中毒性休克，患儿烦躁、精神萎靡、面色苍白、末梢循环差、血压下降、少尿或无尿。

③肺型（肺微循环障碍型）：又称呼吸窘迫综合征，以肺微循环障碍为主。表现为烦躁不安，呼吸加快，进行性呼吸困难。严重时胸部 X 线可见肺部大片状阴影或广泛实变，血气分析表现为低氧血症和高 CO_2 血症。

④混合型：上述 2 型或 3 型同时存在或先后出现。由于全身严重的微循环障碍，组织缺血缺氧严重，极易发生器官功能衰竭，病死率极高。

2. 诊断

（1）普通型菌痢：夏秋季节发病，有腹泻伴发热、粪便带黏液脓血，大便镜检每高倍视野脓细胞 >15 个并见有红细胞，即可临床诊断。但严格的诊断要靠大便培养，应取新鲜便标本，及时接种，可提高培养阳性率。

（2）起病急，发展快，突然高热，粪便检查发现较多白细胞及红细胞，具有以下情况之一并能排除其他疾病，即可诊断为中毒性菌痢。

①有中枢神经系统中毒症状，如精神萎靡、嗜睡、躁动、谵妄、惊厥、伴昏睡或昏迷等。

②循环系统症状，如面色苍白、四肢发凉、脉弱、脉压差小、血压下降等。

③呼吸系统症状，如呼吸浅快不规则、叹息样呼吸、双吸气、呼吸减慢、呼吸暂停等。

【鉴别诊断】

1. 普通型菌痢

（1）侵袭性大肠杆菌肠炎：由于其也表现为发热、腹泻和脓血便，鉴别主要依靠大便培养，本病便培养痢疾杆菌阴性，但发现有大肠杆菌，再用此大肠杆菌菌液滴入豚鼠眼结膜囊内、24 小时后如发现豚鼠结膜充血有炎症反应，即可确诊。

（2）空肠弯曲菌肠炎：便培养为空肠弯曲菌。

（3）沙门氏菌肠炎：本症以小婴儿多见，准确鉴别也需要便培养。

2. 中毒性菌痢

（1）热性惊厥：过去常有热性惊厥史，惊厥后神志清楚，一般状态好，常可找到引起热性惊厥的其他疾病。

（2）大叶性肺炎：X 线检查肺部可有大叶或节段性炎性病变。

（3）流行性乙型脑炎：流行季节相同，但其惊厥的发生时间不同，中毒性痢疾多在当天发生惊厥，乙脑则多在起病后 3~4 天才发生惊厥，且多有 Kerning 征、Babinski 征等病理征（＋）。如有惊厥，应作腰穿检查脑脊液。

【治疗】

1. 急性细菌性痢疾

（1）一般治疗：隔离、卧床休息、半流质易消化饮食。

（2）支持和对症治疗：腹泻、止吐以及止痉药缓解腹痛等，另外应按脱水程度给予适当补液（参阅小儿腹泻的液体疗法）。

（3）抗菌治疗：痢疾杆菌已对磺胺类药物、四环素、痢特灵、以及氨苄青霉素等抗生素耐药，最好根据药敏试验选用抗生素，以口服为主，可采用2种联合用药，可选择的抗生素有：多黏菌素E、氟哌酸、庆大霉素口服，重症或中毒性痢疾可选用第三代头孢或三代喹诺酮类药物。

注：根据中华儿科杂志的专家讨论，对儿童应慎用喹诺酮类药物。

2. 中毒性菌痢

（1）抗菌治疗同急性细菌性痢疾。

（2）抗休克治疗（详见有关章节）。

（3）脑水肿治疗（详见有关章节）。

（4）对症处理积极控制高热和惊厥，必要时加用亚冬眠疗法。

3. 慢性菌痢

（1）一般治疗，适当休息，生活要有规律性，避免过饥过饱，以少渣易消化的食物为主。

（2）抗菌治疗，常用药物见急性细菌性痢疾，采用间歇疗法（7、4、4、4、4），即用药7天，停4天，再用4天，停4天，再用4天，总疗程23天。若大便次数不多，但性质不正常者，有黏液脓血便，或细菌培养阳性，可选用中西药保留灌肠。

（3）对症治疗如补充多种维生素、纠正营养不良性贫血等。

（4）微生态疗法可选用培菲康、丽珠肠乐、妈咪爱等。

（5）肠黏膜保护剂如思密达、麦滋林－S。

4. 中医中药

（1）急性菌痢 起病急，发热恶寒，腹痛，里急后重，下痢赤白脓血，肛门灼热，小便短赤。舌质红，苔黄腻，脉滑数。治宜：清热化湿解毒，行气活血导滞。方药：芍药汤加减。

（2）中毒性菌痢 发病急骤，壮热头痛，下痢鲜紫脓血，肛门灼痛，腹痛剧烈，里急后重明显，精神萎靡，嗜睡，或烦躁惊厥。舌质红绛，苔黄燥，脉弦滑数。亦可突然神昏、惊厥、抽搐。治宜：清热凉血解毒。方药：白头翁汤加味。

（3）慢性菌痢 下痢稀薄，大便带黏液白冻，或夹有脓血，腹胀纳呆，畏寒神疲。舌质淡，苔白，脉沉细弱。或迁延不愈，时发时止。治宜：温补脾肾，涩肠止痢。方药：真人养脏汤加味。

三、败血症

败血症是致病菌或条件致病菌侵入血液并繁殖引起的全身症状，严重者发生感染性休克及迁徙性病灶。

【诊断】

1. 一般症状 发病急、突然高热，或伴寒战。或热型不规则。有烦躁不安、食欲减退、盗汗、消瘦、贫血、惊厥、意识不清、谵妄、昏迷等症状。

2. 胃肠道症状 呕吐、腹泻、肝脾肿大、黄疸。皮肤可见出血点、紫癜及各种皮疹。内脏受累，常见者为肺、胸膜、心包、肝、脑膜等。此外，骨髓和关节也常受累。

3. 葡萄球菌败血症 起病急，病情重，全身中毒症状明显。高热不退，可见皮疹及化脓灶，易并发多处脓肿，如肺、胸膜、心包、骨髓、肝、关节等处。

4. 大肠杆菌败血症 多见于新生儿及体弱的婴幼儿。经消化道、脐部及尿路感染。表现喂养困难，反应差，常伴有黄疸，肝、脾肿大，体温不升，易并发脑膜炎。

5. 链球菌败血症 细菌常有呼吸道、皮肤及中耳侵入。发病突然，症状重，易延误诊断，死亡率高，幸存者很快出现多处迁徙化脓病灶。

6. 血象 白细胞总数及中性粒细胞增高，并有核左移现象，杆状核/分叶核比率 >0.2（新生儿 >0.16）。也可见白细胞减少。有继发性贫血，血小板减少。

7. 血 CRP 可升高 尿常规也可见蛋白尿、少许白细胞及管型。

8. 细菌培养为确诊依据 可取血液，咽喉及中耳分泌物，皮肤化脓灶，胸腔、心包腔、腹腔液等做细菌培养及药敏试验，已用抗生素者应使用带有吸附剂的培养基以增加阳性率。

9. 应该与幼年类风湿性关节炎、风湿热、粟粒性肺结核、伤寒、结缔组织疾病、恶性组织细胞病、流行性出血热等相鉴别。

【治疗】

1. 一般治疗和对症治疗，保持水、电解质平衡，严重者可少量多次输血或血浆，给以高营养的食品。

2. 应及早应用抗生素，一般同时选用两种抗生素。葡萄球菌败血症常用新青霉素 II、大剂量青霉素、红霉素、头孢唑林、头孢拉定。耐药者可选用头孢曲松、头孢噻肟钠、万古霉素等。大肠杆菌败血症常选用氨苄青霉素、庆大霉素，无效者可用头孢呋辛、头孢哌酮、头孢曲松等。肺炎链球菌败血症首选大剂量青霉素。细菌培养尚未出结果前或阴性应选用两种抗生素治疗。

3. 一般不用激素，对中毒症状重的病人，在选用有效抗生素的同时，可用地塞米松 0.5~1mg/（kg·d），分 2 次静滴，1~3 日停用。

4. 感染性休克和 DIC 的防止（见有关章节）。

5. 局部病灶处理无论原发性或迁徙性化脓性病灶，均应及时切开引流。

第三节　结核病

一、结核感染

结核感染是指结核杆菌引起的结核菌素试验阳性和（或）血清 PPD – IgM 抗体或 IgG 抗体阳性，而全身找不到结核病灶者。

【诊断】

1. 可有或无结核中毒症状，食欲减退，体重不增，低热，乏力盗汗，消瘦等，可有全身一系列功能障碍症状，如精神状态改变，精神不振，睡眠不安等。有的则无临床症状。

2. 多有结核病接触史。

3. 结核菌素试验呈阳性反应（除外 BCG 接种后所致）和/或 PPD – IgM 抗体或 IgG 抗体阳性。

4. 肺部 X 先检查正常，身体其他部位找不到结核病灶。

【治疗】

1. 下列情况必须药物预防

（1）3 岁以下婴幼儿未接种卡介苗，而 PPD 试验阳性者。

（2）有结核中毒症状，PPD 试验阳性者。

（3）结核菌素试验新近由阴性转为阳性者。

（4）结核菌素试验阳性，近期患传染病者。

（5）密切接触开放性肺结核病人的婴幼儿，不论结核菌素试验呈阳性或阴性。

（6）结核菌素试验阳性，需用激素治疗其他疾病时。

（7）结核菌素试验阳性的艾滋病感染者或艾滋病患儿。

2. 下列情况可考虑预防性治疗

（1）无临床症状，结核菌素试验呈强阳性，尤其是女童（青春前期或青春期）。

（2）无临床症状，结核菌素试验呈一般阳性，但有与开放性结合病人接触者。

3. 用药及疗程 异烟肼（INH）10mg/（kg·d），总量<0.3/d，疗程6~9个月。

二、原发性肺结核

原发性肺结核为结核菌初次侵入人体后发生的原发感染，是小儿肺结核的主要类型，其病程一般都是良性，亦可恶化因其血行播散和结核性脑膜炎。

【诊断】

症状轻重不一，轻者可无症状，于体检胸透时才被发现。稍重者起病缓慢，有食欲减退，体重不增，低热，乏力盗汗，消瘦等。重者起病可急，突然高热达39℃~40℃，但一般情况尚好，与发热不相称，2~3周后转为低热，并有明显的结核中毒症状，此类多发生在婴幼儿。当发生支气管结核时，可因肿大淋巴结而发生一系列压迫症状，如百日咳样咳嗽、喘憋、声音嘶哑。

1. 多有结核病接触史。

2. 常可见过敏状态所致的疱疹性结膜炎，结节性红斑/或多发性一过性关节炎等。

3. 全身浅表淋巴结轻度或中度肿大。

4. 肺部体征一般不明显，与肺内病变不一致。若有支气管结核，肺部可闻及痰鸣音或喘鸣音。

5. 结核菌素试验多呈强阳性或由阴性转为阳性。

6. 血沉可增快。

7. 肺部 X 线检查有相应表现：

（1）原发综合征：肺内典型的哑铃状双极影已较少见，局部炎性淋巴结相对较大而肺部的原发灶相对较小为其特征。

（2）支气管淋巴结核：为最常见的改变，可分为三种类型。炎症型表现为淋巴结周围肺组织的渗出性炎症浸润，呈现从肺门向外扩展的高密度阴影，边缘模糊；结节型表现为肺门区域圆形或卵圆形致密阴影，边缘清楚，凸向肺野；微小型的特点为肺纹理紊乱，肺门形态异常，肺门周围呈小结节状小点片状模糊阴影。

8. 痰或胃液或支气管肺泡灌洗液可找到结核菌（涂片、培养、TB – PCR 阳性）或结核抗体阳性。

【治疗】

1. 化疗可用 INH、利福平（RFP）、链霉素（SM）、吡嗪酰胺（PZA），并根据病情轻重，选择不同的治疗方案，强化阶段至少选择三种药，巩固阶段可用 INH + RFP。总疗程9~12个月。常用剂量为：10~20mg/（kg·d）（最大300mg/

d)，清晨空腹顿服或静点；RFP10～15mg/（kg·d）（最大450mg/d），睡前或清晨空腹顿服；SM15～20mg/（kg·d）（<0.75g/d），分2次肌注；PZA20～30mg/（kg·d）（<0.75g/d），分3～4次口服。

2. 浸润病变大及中毒症状重者，在抗结核药物应用同时，可加用肾上腺皮质激素。

3. 合并支气管结核者，可加用雾化吸入。

三、急性粟粒型肺结核

急性粟粒型肺结核或称急性血行播散性肺结核是小儿时期常见类型，为大量结核菌同时或在极短时间内相继进入血流所引起，因此是全身粟粒性结核病在肺部的表现。

【诊断与鉴别诊断】

1. 起病可急或稍缓，以急性起病为多，发热为首发症状。主要分为五种类型。

（1）脑膜炎型：有发热、头痛、呕吐、脑膜刺激症状等。各年龄组均可见，以婴幼儿为多见。

（2）肺型：除发热外，以咳嗽、呼吸困难、发绀为特征。此型以婴幼儿多见。

（3）伤寒型：有发热，明显中毒症状，肝脾肿大等，似伤寒。3岁以上多见。

（4）败血症型：高热，明显中毒症状，偶见紫癜及出血现象等。

（5）其他：婴幼儿可表现消化不良，营养障碍和明显消瘦。

2. 本病特点为肺部体征与X线表现不一致。即呼吸道症状不明显，肺部缺乏阳性体征，但X线变化明显。当病灶融合或继发感染时，除呼吸困难外，肺部可听到明显细湿罗音。

3. 肺部X线检查 可见在浓密的网状阴影上密布均匀一致的粟粒结节，病变急剧进展时可形成空洞，有时可见蜂窝性肺气肿、肺大疱、自发性气胸、纵隔气肿和皮下气肿等。

4. 半数以上可有肝脾肿大，少数病例可有皮肤粟粒疹，眼底检查可见脉络膜结核结节。

5. 结核菌素试验多呈阳性，有少数为假阴性。

6. 血白细胞可升高或减低，升高时伴有中性粒细胞增多及核左移。

7. 血沉多数增快。

8. 痰或胃液或支气管肺泡灌洗液可找到结核菌（涂片、培养、TB－PCR阳性)。

9. 应常规作腰穿查脑脊液,半数病例有常规和生化改变。

【治疗】

1. 全身治疗　主要为营养和支持治疗。

2. 化疗　应用 INH + RFP + PZA + SM 四联抗结核治疗,总疗程 1 年。

3. 肾上腺皮质激素　在有效抗结核药物应用下并用强的松 1 ~ 2mg/ (kg·d),＜40mg/d。4 周后逐渐减量,3 ~ 4 周减完。应注意自发性气胸,消化道出血等并发症。

4. 对症治疗。

四、结核性脑膜炎

结核性脑膜炎是小儿结核病中最严重的病型,常在初染后 1 年内发生,多为血行播散引起,是全身血行播散性结核病的一部分。

【诊断】

1. 结核病接触史　特别是家庭内开放性肺结核接触史对诊断有很大意义。近期内患传染病史,如:麻疹,百日咳等。未接种卡介苗。

2. 一般表现　起病较缓慢,前驱期约 1 ~ 2 周,可有结核中毒症状,如发热、性情改变、精神不振、食欲缺乏等。

3. 脑膜刺激期　约持续 1 ~ 2 周,表现为易激惹、烦躁或嗜睡交替以及惊厥发作,但发作后意识清楚,并出现颈抵抗、克氏征阳性、布氏征阳性。可有颅神经受损,以外展神经、动眼神经、面神经为最常见。也可有脑实质损害、颅内压增高症状甚至形成脑疝以及脊髓损害症状等。

4. 昏迷期　约 1 ~ 3 周,以上症状加重,神志由意识朦胧、半昏迷而进入昏迷,阵挛性或强直性痉挛发作频繁,颅压增高及脑积水症状更加明显,可呈角弓反张、去脑或去皮层强直,最终致呼吸及循环中枢麻痹而死亡。

5. 结核菌素试验多呈阳性。

6. 血沉多数增快　脑脊液检查脑脊液压力高,外观多呈无色透明或毛玻璃样,偶呈黄色。白细胞数 (50 ~ 500)×10^6/L,分类以淋巴细胞为主。蛋白量升高、糖和氯化物明显降低为其特点。涂片抗酸染色找到结核杆菌为其最可靠的诊断依据。

7. 胸部 X 线检查　常可发现肺结核征象。

8. 皮肤粟粒疹有助于结脑的诊断。

9. 眼底检查可见结核结节。

10. 大多数脑电图均有明显异常。脑 CT 检查也有脑积水和脑实质病变等。

11. 应该与化脓性脑膜炎、病毒性中枢神经系统感染、脑脓肿、脑肿瘤等鉴别，特别是应和新型隐球菌性脑膜炎鉴别。

【治疗】

1. 化疗　INH + RFP + PZA + SM 四联抗结核治疗。总疗程 12 个月，或脑积液正常后治疗不少于 6 个月。

2. 肾上腺皮质激素　在有效抗结核药物应用下并用强的松 1~2mg/（kg·d），4~6 周后逐渐减量，8~12 周减完。应注意激素减量中的回跳现象。

3. 可用 20% 甘露醇等降低颅内压，据情况调整用量，一般 0.5~1g/（kg.次），q6~8h.

4. 减少脑脊液的分泌可应用醋氮酰胺 20~40mg/（kg·d），分 2~3 次口服。

5. 鞘内注射　适用于较重的晚期病例、脑脊液蛋白增高明显有梗阻趋势、口服抗结核药副作用大不适合于全身用药时、复治病例，避免口服激素的患者，以及激素减量过程，脑脊液异常加重的患儿。常用 INH20~50mg 和地塞米松 2mg（小于 3 岁减半），开始为每日 1 次，1 周后酌情改为隔日 1 次、1 周 2 次、1 周 1 次，2~4 周为一疗程。

6. 对症处理　包括治疗惊厥，纠正稀释性低钠血症、脑性失盐综合征及低钾血症等（详见有关章节）。

7. 外科治疗　对阻塞性脑积水患儿炎症控制后可考虑脑室脑池分流术。

第四节　真菌感染性疾病

一、念珠菌病

念珠菌病是由念珠菌属白色念珠菌引起的急性、亚急性或慢性感染。它不仅可导致皮肤、黏膜、指（趾）甲的浅部真菌病，在人体抵抗力降低时，还能侵犯胃肠道、肺、心肌、肾和脑膜等内脏器官，引起深部真菌病。

【诊断】

1. 病原菌主要包括念珠菌属的白色念珠菌、类星状念珠菌、克柔氏念珠菌、副克柔氏念珠菌、热带念珠菌、伪热带念珠菌等。白色念珠菌是本病最主要的病原菌，其他菌种偶可引起严重感染。

2. 本病的原发病灶多在口腔，如鹅口疮及口角炎等。可有口腔直接蔓延至胃肠或呼吸道等处，偶有借血行播散而形成念珠菌性败血症者。

3. 皮肤念珠菌病　包括念珠菌性擦烂、甲沟炎及甲床炎、泛发性念珠菌疹、念珠菌性扁平苔藓样皮肤病及念珠菌性肉芽肿。

4. 黏膜念珠菌病

（1）口腔念珠菌病 - "鹅口疮"：最常见。一层白色乳酪状物，呈点状、或融合成片附着于黏膜上，揭去后可留下红色渗出性基底。

（2）阴道炎及阴茎炎：小儿少见。

5. 内脏念珠菌病　发病率较低，但近年来由于广泛应用抗生素、激素和抗代谢药物等，使本病有渐增趋势。包括：念珠菌性肺炎、念珠菌性肠炎、念珠菌性食道炎、念珠菌性心内膜炎、念珠菌性脑膜炎、念珠菌性败血症等。

6. 可在咽拭、痰液、粪便、病灶组织或伪膜、渗液等中检到真菌。

（1）直接涂片镜检：将上述标本少许置于玻片上，加一滴 10% 氢氧化钾，放上盖玻片后轻微加热，然后镜检，可见假菌丝及孢子。由于健康人可以带菌，均须多次镜检阳性或在该菌平时不寄生的部位取到标本，镜检阳性者，才有诊断意义。

（2）真菌培养：可同时将以上标本接种于常用的真菌培养基（沙氏培养基）。多在 3~4 天内出现乳白色光滑的菌落，如该菌落数超过 50% 即有诊断意义。

7. 血清学试验在系统感染时，常可伴有抗体滴度升高，其中抗体凝集试验及沉淀反应，应比补体结合试验更有价值。

8. X 线检查并无特异性诊断价值。

【治疗】

1. 鹅口疮、口角炎和外阴道炎等　1% 龙胆紫涂于患处，每日 1~2 次。也可用每毫升 5 万单位制霉菌素混悬液涂于黏膜患处，每日 2~4 次，效果较好，或用 0.1% 二性霉素 B 水溶液局部涂用。

2. 严重泛发行皮肤念珠菌病　除局部涂用制霉菌素或二性霉素 B 溶液外，尚可口服克霉唑 20~60mg/（kg·d），分三次口服，或静脉滴注二性霉素 B。

3. 念珠菌性肠炎和食管炎　多用制霉菌素，未成熟儿及新生儿每日 20 万~40 万单位；2 岁以下每日 40 万~80 万单位；2 岁以上每日 100 万~200 万单位，均分为 3~4 次饭前口服。也可用曲古霉素，成人每日 10 万~20 万单位，分二次服，儿童剂量酌减。或酮康唑口服，4~8mg/（kg·d）。

4. 内脏念珠菌病　可用二性霉素 B、氟康唑、咪康唑、克霉唑、氟胞嘧啶等。

（1）二性霉素 B：从小量开始 0.1mg/（kg·d），逐渐增至 1.0mg/（kg·d）。用药前必须用灭菌注射用水适当使之熔接（不可用氯化钠注射液溶解或稀释），在以 5% 葡萄糖注射液稀释至 5~10mg% 的液体，缓慢静脉注射，滴注时间不少于 6 小时，隔日一次，疗程 4~12 周。如滴速过快可发生抽搐、心室纤维颤动、过敏反应、血压降低、甚至心跳停止。

（2）克霉唑：30~60mg/（kg·d），分三次口服。

（3）氟康唑：6mg/（kg·d）每日1次静滴，最大量每日200mg。

（4）咪康唑：成人日用量为600~1800mg，分三次静脉点滴，开始时宜先给小剂量（200mg）开始，根据耐受情况加大剂量。需用生理盐水或等渗葡萄糖液稀释，滴入时间30~60分钟。

（5）氟胞嘧啶：口服50~150mg/（kg·d），分3~4次。亦可静脉点滴。

5. 呼吸道也可给予制霉菌素雾化吸入，用多聚醛制霉菌素钠5万单位溶解于2ml盐水作雾化吸入。

二、隐球菌病

新型隐球菌病感染所致的亚急性或慢性传染病，以侵犯中枢神经系统为主，也可侵及肺、皮肤、皮下和骨骼等。

【诊断】

1. 常发生于血液系统恶性疾病、糖尿病、组织细胞增生症、获得性免疫缺陷病、免疫力低下及长期应用抗生素的病人。

2. 10岁以上较多，病程长，前3月常有间歇性自然缓解。

3. 中枢神经系统隐球菌病 临床表现似结核性脑膜炎，但常局限于脑和脊髓的某个部位。一般缓慢起病，以阵发性头痛起病，多伴有恶心、呕吐、眩晕及不同程度的发热，数周或数月后可出现颅内高压症状，常有眼底水肿及视网膜渗出性改变。脑脊液改变与结脑不易区分，白细胞约0.05/L~0.5/L，以淋巴细胞为主，墨汁染色阳性，糖与氯化物均降低，蛋白高。不治疗3个月到半年后留有严重神经系统后遗症或死亡。

4. 肺隐球菌病 常并发于中枢神经系统隐球菌病及慢性肺部病变，症状不典型（低热、咳嗽、黏液性痰、乏力、体重减轻），胸片见肺下野单个或多个的结节，无显著炎症浸润，有时有空洞。

5. 皮肤黏膜隐球菌病 很少单独发生，常因身体其他部分隐球菌病灶播散所致，常表现为座疮样皮疹，硬结或随病变扩大后坏死，形成溃疡。

6. 骨隐球菌病 常侵犯颅骨及脊柱，呈破坏性病变，无骨膜增生，X线无特殊表现。

7. 内脏隐球菌病 由播散引起，一般不波及肾、肝、脾、淋巴结等部位。

8. 取痰液、脑脊液、病灶组织或渗液涂片墨汁染色或真菌培养可有助诊断。

9. 新型隐球菌抗体检测 阳性率不高，特异性不强，假阳性也比较高。

10. 鉴别诊断 主要与结核性脑膜炎相鉴别，其在5岁以下较多，起病稍急，有结核中毒症状，抗酸染色阳性，PPD 阳性，常有肺及淋巴结的感染，抗结核治疗有效。

【治疗】

1. 两性霉素 B 静脉点滴（同上）　应注意两性霉素 B 的副作用，其常见的副作用有：寒战、高热；恶心、呕吐、食欲不振等胃肠道反应；静脉炎；对肾脏和造血器官的损害，大剂量时可致肾小管坏死、钙化。长期用药刻发生正红细胞正色素性贫血。其他副作用尚有胃肠道出血，视力模糊，个别婴儿可发生紫斑、抽搐、剥脱性皮炎及肝功能衰竭等。长期大量用药后可致失钾引起低钾血症，重者可致心肌缺钾而停搏死亡。

2. 两性霉素 B 椎管内注射　起始时每日 0.025mg，以后每日增加 0.025mg，达到 0.1mg 后改为每日增加 0.1mg 直到 0.5 ~ 0.7mg 为止。连续注射一周后改为每周 2 ~ 3 次。

3. 5 – 氟胞嘧啶　常与两性霉素 B 联用，100 ~ 150mg/（kg · d），分 3 ~ 4 次口服，两性霉素 B 剂量减少 1/3 ~ 1/2，疗程一般 6 周，或 3 个月以上。

4. 克霉唑（同上）。

5. 咪康唑鞘内注射　每次 10 ~ 20mg，连用 3 ~ 7 天。

三、组织胞浆菌病

由荚膜组织胞浆菌感染引起的一种以侵犯网状内皮系统或肺部为主的深部真菌病。传染性极强，呼吸道传播。也可以通过破损皮肤借血行传播。

【诊断】

1. 无症状型　患者可无任何临床症状，但皮肤试验阳性，X 线检查肺部可见多处钙化。

2. 播散型　多发生于婴幼儿，常并发于网状内皮系统疾病，病情危重，显著的全身症状有发热、寒战、咳嗽、呼吸困难、头痛、腹泻、血便等，多有肝脾淋巴结肿大，低色素性贫血。白细胞减少，淋巴细胞增多，血小板减少等。部分伴有皮肤黏膜损害。

3. 肺型　又可分为急性和慢性两种：

（1）急性：起病急，有发热、寒战、咳嗽、呼吸困难、胸痛等，肺部可闻及罗音，肝脾肿大，胸部 X 线呈弥漫性结节状致密影或局限性肺浸润，可伴纵隔淋巴结肿大。

（2）慢性：任何年龄均可发病，可由肺部原发病灶蔓延所致，也可为二重感染，临床表现酷似肺结核，胸片呈边缘清楚的肺实变，常呈进行性，最终导致肺纤维化和肺功能减退。

4. 皮肤试验　方法与结核菌素试验相似，一般在皮试后 48～72 小时红肿硬结≥5mm 为阳性，提示过去或现在有感染。

5. 血清学检查　血清特异性抗体补体结合试验≥1∶8，酶联免疫吸附试验≥1∶16 或近期升高 4 倍以上为阳性。

6. 若能从患者血液、尿液、或脑脊液中检出抗原，提示活动性感染。

7. 痰、尿、血、骨髓和分泌物涂片或培养分离出组织胞浆菌，或病理切片发现酵母型真菌即可确诊。

【治疗】

1. 口服酮康唑 4～8mg/（kg·d）、或制霉菌素、或氟胞嘧啶。

2. 重症或全身播散性则需用两性霉素 B 静脉点滴。

3. 无症状者不需要特殊治疗。

第五节　寄生虫病

一、蛔虫病

蛔虫病是小儿常见的肠道寄生虫病。蛔虫的成虫和幼虫均可因其不同的习性而引起各种症状，尤其是由于蛔虫有时骚动或打结成团引起胆道蛔虫、蛔虫性阑尾炎、蛔虫性肠梗阻等。

【诊断】

1. 平时反复发作脐周围疼痛、食欲不振或异食癖，有时有恶心、呕吐、轻泻或便秘，也可发生营养不良或贫血。由于蛔虫产生的毒素而使小儿精神萎靡或烦躁不安、头痛、易怒、夜睡不稳等。

2. 幼虫移行至肺部时可引起蛔虫性嗜酸性肺炎；幼虫窜至身体其他部位如肝、脑、肾等处，亦可引起相应的症状，如肝脓肿、脑膜炎、癫痫、浮肿及尿的改变。同时可出现过敏症状，如荨麻疹、皮肤瘙痒、鼻黏膜刺激症状等。

3. 蛔虫有游走钻孔的习性，当骚动时可引起胆道蛔虫、蛔虫性阑尾炎；蛔虫多时易打结成团在肠道引起肠梗阻；这些情况如不及时治疗，发展下去可引起肠穿孔、肠坏死和蛔虫性腹膜炎。

4. 有排蛔虫史。

5. 粪便中可查到蛔虫卵，用漂浮法可提高检出率。

6. 外周血中嗜酸性粒细胞增高。

【治疗】

1. 枸橼酸哌哔嗪（驱蛔灵）　剂量为 150mg/（kg·d），最大剂量为 3g，清晨空腹或睡前服 1 次，连服 2 日，如重复使用需间隔 2 周。副作用少，偶有恶心、呕吐、腹痛或荨麻疹等。有肝、肾疾患和癫痫史者忌用。

2. 丙硫咪唑（肠虫清） 剂量为 400mg/次，12 岁以上儿童一次顿服，12 岁以下儿童减半。如需重复治疗应间隔 10 天。副作用小，偶有胃肠不适，发热、皮疹或头痛。2 岁以下儿童禁用。

3. 左旋咪唑 剂量为每次 1.5～2.5mg/kg，一次顿服，连服 2 日。副作用少，肝功能不良及消化道溃疡者慎用。

4. 甲苯咪唑 又称安乐士，剂量为 200mg/次，一次顿服，或 100mg 每日 2 次，连服 3 日。副作用轻微。未治愈者可于 3 周后重复第二疗程。

当发生胆道蛔虫、蛔虫性不完全性肠梗阻时可用内科治疗，待病情稳定后进行驱虫。当发生机械性肠梗阻、阑尾炎或腹膜炎时一定要由外科急诊处理。

5. 注意个人卫生、饮食卫生及环境卫生。

6. 托幼机构或小学校可按时进行驱蛔治疗以消灭感染源。

7. 中医中药

（1）肠虫症 脐腹部疼痛，轻重不一，乍作乍止；或不思饮食，或嗜异食；大便不调，或泄泻，或便秘，或便下蛔虫；面色多黄滞，可见面部白斑，白睛蓝斑，唇内粟状白点。甚者，腹部可扪及条索状物，时聚时散，形体消瘦，肚腹胀大，青筋显露。舌苔多见花剥或腻，舌尖红赤，脉弦滑。治宜：驱蛔杀虫，调理脾胃。方药：使君子散加减。

（2）蛔厥症 有肠蛔虫症状。突然腹部绞痛，弯腰屈背，辗转不宁，肢冷汗出，恶心呕吐，常吐出胆汁或蛔虫。腹部绞痛呈阵发性，疼痛部位在右上腹或剑突下，疼痛可暂时缓解减轻，但又反复发作。重者腹痛持续而阵发性加剧，可伴畏寒发热，甚至出现黄疸。舌苔多黄腻，脉弦数或滑数。治宜：安蛔定痛，继之驱虫。方药：乌梅丸加减。

（3）虫瘕证 有肠蛔虫症状。突然阵发性脐腹剧烈疼痛，部位不定，频繁呕吐，可呕出蛔虫，大便不下或量少，腹胀，腹部可扪及质软、无痛的可移动团块。病情持续不缓解者，见腹硬、压痛明显，肠鸣，无矢气。舌苔白或黄腻，脉滑数或弦数。治宜：通腑散结，驱蛔下虫。方药：驱蛔承气汤加减。

二、蛲虫病

蛲虫病为蛲虫寄生于人体大肠内的疾病。儿童发病率高，容易在家庭和儿童集体机构中传播。感染的方式为经沾有虫卵的污手或污物传染或感染后自身再感染。

【诊断】

1. 临床表现 多数患儿无明显症状。仅在雌虫爬出到肛门周围产卵时会感到肛门或会阴部瘙痒，以致引起夜睡不安、遗尿或交叉擦腿动作。小儿夜间睡后可在肛门附近找到蛲虫。

2. 当检得虫卵或成虫时即可确诊。粪便中不宜检到虫卵，可用棉拭子或玻璃棒拭抹肛门周围皱襞处，然后洗脱下来涂于玻片上，于镜下检查虫卵。

【治疗】

1. 一般护理　蛲虫的寿命为 1～2 月，若不被感染可自行痊愈。故应注意个人卫生。

2. 枸橼酸哌哔嗪（驱蛔灵）　剂量为每日 50mg/kg，每次总量不超过 2g，睡前一次服下，连服 7～10 天。为防止再感染，服药后每周继续按原剂量服药 2 天，连服 4 周。

3. 肠虫清　剂量为 200mg/次，一次顿服。为防再感染，服药后间隔 1 周再服 100～200mg/次。注意 2 岁以下禁用。

4. 甲苯咪唑　剂量为每次 200mg，一次顿服。必要时 2 周后可再服 1 次。

5. 局部治疗　每次排便后，用温水洗净肛门，再涂以 2% 白降汞软膏或 1% 氧化锌油膏，即可止痒，又可减少自身再感染。也可用蛲虫软膏注入直肠以止痒杀虫。

6. 彻底治疗患者，包括家庭中和集体儿童机构，均应一起治疗，以杜绝相互感染。

三、钩虫病

华北、华东以十二指肠钩虫感染为主，华南及西南地区以美洲钩虫感染为主。钩虫卵随粪便在泥土中发育成尾蚴，当赤足或赤身接触到有感染性的丝形蚴的泥土时，或吃了被丝形蚴污染的食物、菜蔬可被感染。

【诊断】

1. 首先有在疫区接触污染泥土或饮食不洁的历史。

2. 临床表现　轻者可无症状，一般则以贫血为主。初感染时钩蚴侵入皮肤可有痒疹及荨麻疹。继之钩蚴进入血循环可引起蠕蚴移行症，患儿发热、咳嗽、嗜酸性粒细胞增多。待成虫在肠中发育成熟后，成虫吸食血液并使肠黏膜损伤处不宜凝血而失血，久之引起失血性贫血，并有营养不良，表现为面色苍白、皮肤毛发干燥稀疏、精神萎靡，有时为烦躁不安、心悸气短、异食癖，腹泻和便秘交替。贫血严重者可发生贫血性心脏病。

3. 血液常规检查　可发现低色素小细胞性贫血，嗜酸粒细胞增多，血沉增快。

4. 粪便检查　潜血阳性。镜检可见到钩虫卵，用漂浮法查虫卵阳性率更高。

【治疗】

1. 一般治疗　改善营养状况，纠正贫血。

2. 丙硫咪唑　剂量为400mg/次，一次顿服。2岁以下禁用，12岁以下小儿减半。10日后可重复一次。

3. 甲苯咪唑　剂量为200mg/次，每日服1~2次，连服3~4日。

4. 噻嘧啶　剂量为每次10mg/kg，每晚一次顿服，连服2~3日。

5. 左旋咪唑　剂量为每次1.5~3mg/kg，晚饭后一次顿服，3日为一疗程，必要时可连服两疗程。

6. 联合用药　如复方甲苯咪唑，每片含甲苯咪唑100mg，左旋咪唑25mg，1片Bid，连服2~3天。

7. 钩虫性皮炎　局部可用5%硫磺炉甘石洗剂涂擦。

8. 对流行区患者进行大面积治疗。改善环境卫生，加强粪便管理，开展卫生宣教。

四、绦虫病和囊虫病

绦虫病的种类甚多，以寄生于人体小肠内的猪肉绦虫和牛肉绦虫所致者最常见。猪肉绦虫的受精卵被人吞下后，卵内的幼虫（六钩蚴）穿过肠壁，移行到肠道外的不同部位（如脑、眼、肌肉、皮下等）发育成囊尾蚴而引起囊虫病。

【诊断】

1. 绦虫病　当进食未煮熟的猪肉或牛肉后，约经3~4个月发育为成虫。患者多为单虫感染，感染严重者也可同时寄生3~5条。大便中常带有虫体节片或从肛门爬出。患儿可有腹痛、腹泻、消化不良、消瘦、头昏、乏力等。

2. 囊虫病　有猪肉绦虫引起，症状因囊虫所在的部位和多少而异。脑囊虫最为严重，可引起癫痫发作、颅压增高、精神失常、共济失调，甚至发生视力障碍、失明、颅神经麻痹等。皮下或肌肉囊虫病症状不十分明显，皮下可扪及结节，经过一段时间可发生纤维性变或钙化。眼囊虫可发生于眼的任何部位。如长久沉着可导致失明。

3. 粪便中可查到白色节片或绦虫卵。牛肉绦虫用肛门拭子查虫卵比粪便的阳性率高。

4. 外周血嗜酸粒细胞可以增高。

5. 皮下及肌肉组织活检，囊虫中有尾蚴头节，可以确诊囊虫病。若久病，囊虫已死亡，局部X线可示钙化灶。

6. 脑囊虫病可做脑电图、颅脑CT及磁共振检查。

【治疗】

1. 绦虫病的治疗

2. 灭绦灵（氯硝柳胺）　本药与虫体接触后，可破坏其头节及近端节片，使头节脱离肠壁而被排除体外，剂量为 2 岁以下 0.5g/d，2~6 岁 1g/d，6 岁以上为 2g/d，分 2 次空腹服，中间间隔 1 小时。服药 2 小时后可服 50% 硫酸镁 30~40ml 导泻。治疗短膜壳绦虫剂量为 60~80mg/（kg·d），日服 1 次，连服 5~7 天。

3. 甲苯咪唑　剂量为 200mg/次，每日 1 次，或 100mg 每日 2 次，连服 3~4 日。

4. 丙硫咪唑　剂量为 400mg/次，每日 1 次，连服 3 天。

5. 吡喹酮　剂量为 5~10mg/kg，空腹一次顿服。对心脏病患者或肝功能异常者慎用。

6. 囊虫病的治疗　脑囊虫病除对症治疗外（如抗癫痫、降颅压等），药物治疗可用吡喹酮，每日为 20~30mg/kg，连服 4~6 天，总量为 120mg/kg。如定位确切可手术治疗。

7. 中医中药

（1）绦虫踞肠　大便中发现白色节片或节片自肛门自动逸出，肛门作痒，部分患儿有腹胀或腹痛，泄泻，食欲异常，大便不调；少数患儿有夜寐不宁，磨牙，皮肤瘙痒；病程长者伴体倦乏力，面黄肌瘦，纳呆，便溏，舌淡，脉细。治宜：驱绦下虫。方药：驱绦汤。

（2）囊虫移行　皮肤肌腠间扪及囊虫结节，可见癫痫发作，或头痛、头晕、恶心呕吐，或精神异常，或视物障碍，甚至失明，少数患儿可出现瘫痪，舌苔白腻，脉弦数。治宜　毒杀虫体，结合涤痰息风、豁痰开窍、活血化瘀、软坚散结等法。方药：囊虫丸。

【预防】

1. 彻底治疗患者。

2. 加强个人卫生、饮食卫生及环境卫生。

3. 加强肉类管理，特别注意不吃未煮熟的猪肉、牛肉。

第四章 呼吸系统疾病

第一节 急性上呼吸道感染

急性上呼吸道感染（acute upper respiratory infection）简称上感，俗称"感冒"，是小儿时期最常见的疾病。主要侵犯鼻、咽和鼻咽部，常诊断为"急性鼻咽炎、急性咽炎、急性扁桃体炎"等，也可统称为上呼吸道感染。冬春季多发，各种病毒和细菌均可引起，以病毒为多见，约占90%以上，主要由鼻病毒、流感病毒、副流感病毒、呼吸道合胞病毒、腺病毒及冠状病毒、柯萨奇病毒、埃克病毒等。其次为细菌感染，如链球菌、流感嗜血杆菌等，肺炎支原体亦可引起。

【诊断】

1. 一般类型的上感

（1）年长儿症状较轻，常于受凉后1~3天出现鼻塞、喷嚏、流涕、干咳、咽痛、发热等；婴幼儿局部症状不显著而全身症状重，可骤然起病，高热、咳嗽、食欲差，烦躁，甚至高热惊厥。

（2）有些患儿可伴有呕吐、腹泻，阵发性脐周疼痛。

（3）体检：咽部充血，扁桃体肿大，颌下淋巴结肿大、触痛等。肺部呼吸音正常；部分患儿可有不同形态的皮疹。

（4）可伴有中耳炎、鼻窦炎、咽喉壁脓肿、颈淋巴结炎、喉炎、气管炎、支气管肺炎等。年长儿若患链球菌性上感可引起急性肾炎、风湿热等。

（5）血常规：病毒性感染时白细胞总数正常或偏低，分类以淋巴细胞增多为主。如为细菌感染或合并细菌感染，白细胞总数大多升高，分类以中性粒细胞增多为主。

（6）C反应蛋白：细菌性感染早期可升高，单纯病毒性感染时正常。

2. 特殊类型的上感

（1）疱疹性咽峡炎（herpangina）：系柯萨奇A组病毒所致，好发于夏秋季。表现为急起高热、咽痛，流涎、厌食、呕吐等；咽部充血，咽腭弓、悬雍垂等处有2~4mm大小的疱疹，周围有红晕，疱疹破溃后形成小溃疡，病程1周左右。

（2）咽-结合膜热（pharyngo - conjunctival fever）：由腺病毒3、7型所致，常发生于春夏季，可在儿童集体机构中流行。以发热、咽炎、结合膜炎为特征；

咽部充血，一侧或两侧滤泡性眼结合膜炎；颈部、耳后淋巴结肿大，有时伴胃肠道症状。病程 1～2 周。

【鉴别诊断】

1. 流行性感冒　系流感病毒、副流感病毒所致，有明显的流行病史。全身症状重，如发热、头痛、咽痛、肌肉酸痛等。上呼吸道卡他症状可不明显。

2. 急性传染病的早期　上感常为各种传染病的前驱症状，如麻疹、流行性脑脊髓膜炎、百日咳、猩红热、脊髓灰质炎等，应结合流行病史、临床表现及实验室资料等综合分析，并观察病情演变加以鉴别。

3. 急性阑尾炎　上感伴腹痛者应与本病鉴别。本病腹痛常先于发热，腹痛部位以右下腹为主，呈持续性，有腹肌紧张和固定压痛点；白细胞及中性粒细胞增高。

【治疗】

1. 一般治疗　病毒性上呼吸道感染者，应告诉患儿家长该病的自限性和治疗目的，防止交叉感染及并发症。注意休息，居室通风，多饮水。

2. 抗感染治疗

（1）抗病毒药物：主张早期应用。可用利巴韦林（病毒唑），剂量为 10～15mg/（kg·d），口服或静滴。若为流感病毒感染，可用磷酸奥司他韦口服。部分中药制剂有一定的抗病毒疗效。

（2）抗菌药物：细菌性上呼吸道感染或病毒性上呼吸道感染继发细菌感染者可选用抗生素治疗，常选用青霉素类、头孢菌素类或大环内酯类抗生素，咽拭子培养阳性有助于指导抗菌治疗。链球菌感染或既往有风湿热、肾炎病史者，青霉素疗程应为 10～14 日。

3. 对症治疗

（1）高热可予对乙酰氨基酚或布洛芬，亦可采用物理降温，如冷敷或温水浴。

（2）发生高热惊厥者可予镇静、止惊等处理。

（3）鼻塞者可酌情给予减充血剂，咽痛可予咽喉含片。

4. 中医中药

（1）主证

①风寒感冒　发热，恶寒，无汗，头痛，鼻流清涕，喷嚏，咳嗽，咽部不红肿，舌淡红，苔薄白，脉浮紧或指纹浮红。治宜：辛温解表。方药：荆防败毒散加减。

②风热感冒　发热重，恶风，有汗或少汗，头痛，鼻塞，鼻流浊涕，喷嚏，咳嗽，痰稠色白或黄，咽红肿痛，口干渴，舌质红，苔薄黄，脉浮数或指纹浮紫。治宜：辛凉解表。方药：银翘散加减。

③暑邪感冒　发热，无汗或汗出热不解，头晕头痛，鼻塞，身重困倦，胸闷，泛恶，口渴心烦，食欲不振，或有呕吐、泄泻，小便短黄，舌质红，苔黄腻，脉数或指纹紫滞。治宜：清暑解表。方药：新加香薷饮加减。

④时邪感冒　起病急骤，全身症状重。高热，恶寒，无汗或汗出热不解，头痛，心烦，目赤咽红，肌肉酸痛，腹痛，或有恶心，呕吐，舌质红，舌苔黄，脉数。治宜：清热解毒。方药：银翘散合普济消毒饮加减。

（2）兼证

①夹痰　感冒兼见咳嗽较剧，痰多，喉间痰鸣。治宜：辛温解表，宣肺化痰；辛凉解表，清肺化痰。方药：在疏风解表的基础上，风寒夹痰证加用三拗汤、二陈汤；风热夹痰证加用桑菊饮加减。

②夹滞　感冒兼见脘腹胀满，不思饮食，呕吐酸腐，口气秽浊，大便酸臭，或腹痛泄泻，或大便秘结，小便短黄，舌苔厚腻，脉滑。治宜：解表兼以消食导滞。方药：在疏风解表的基础上，加用保和丸加减。

③夹惊　感冒兼见惊惕哭闹，睡卧不宁，甚至骤然抽风，舌质红，脉浮弦。治宜：解表兼以清热镇惊。方药：在疏风解表的基础上，加用镇惊丸加减。

第二节　急性感染性喉炎

急性感染性喉炎由病毒和细菌感染所致的喉部黏膜急性弥漫性炎症，以冬春季多见，婴幼儿多发。

【诊断】

1. 起病急，症状重。

2. 可有发热、犬吠样咳嗽、声嘶、吸气性喉鸣和三凹征；严重时出现紫绀、烦躁不安、面色苍白、心率加快，甚至因窒息死亡。

3. 间接喉镜检查：喉部、声带有轻度到明显的充血、水肿。

4. 外周血化验：有细菌感染时白细胞总数增多。

5. 按病情轻重程度，将喉梗阻分为4度

Ⅰ度：安静时无呼吸困难，活动后出现吸气性喉鸣和呼吸困难；

Ⅱ度：安静时出现喉鸣和吸气性呼吸困难，心率增快；

Ⅲ度：Ⅱ度喉梗阻症状加烦躁不安、发绀，肺部呼吸音明显降低，心率快；

Ⅳ度：Ⅲ度喉梗阻症状加全身衰竭、昏睡或昏迷状态，三凹征可不明显，面色苍白发灰，肺部呼吸音几乎消失，心音低钝、心律不齐。

【治疗】

1. 保持呼吸道通畅　有明显呼吸困难、发绀者，给予吸氧。

2. 控制感染　病毒感染者可予利巴韦林等抗病毒。细菌感染者即使给予抗菌药物，一般给予青霉素、大环内酯类或头孢菌素类等。

3. 糖皮质激素　有抗炎和抑制变态反应等作用，能及时减轻喉头水肿，缓解喉梗阻。轻者口服强的松每日 1～2mg/kg，分次服用；重症可用地塞米松（0.1～0.3mg/kg）或琥珀酸氢化可的松〔5～10mg/（kg·日）〕静脉滴注。吸入型糖皮质激素雾化吸入可促进黏膜水肿的消退。

4. 对症治疗　烦躁不安者要及时镇静；痰多者可选用祛痰剂；不宜使用氯丙嗪和吗啡。

5. 气管切开　经上述处理仍有严重缺氧征象或有 III 度以上喉梗阻者，应及时行气管切开术。

第三节　急性气管－支气管炎

急性气管－支气管炎是由病毒、细菌或混合感染引起的气管、支气管黏膜发生炎症。常继发于上呼吸道感染后，或为急性传染病的一种临床表现。婴幼儿多见。常见的诱发因素有：免疫功能失调、营养不良、佝偻病、特异性体质、鼻炎、鼻窦炎等。

【诊断】

1. 大多先有上呼吸道感染症状，咳嗽为主要症状，开始为干咳，以后有痰。

2. 发热可有可无、体温可高可低。婴幼儿常有呕吐、腹泻等症状；年长儿常述头痛、胸痛。

3. 体检　双肺呼吸音粗，可又不固定的、散在的干湿罗音；一般无气促、发绀。

4. 胸片　显示正常，或肺纹理增粗，肺门阴影增深。

5. 特殊类型的支气管炎—哮喘性支气管炎　系指婴幼儿时期有哮喘表现的支气管炎。除上述临床表现外，其特点为：

（1）多见于 3 岁以下，有湿疹或其他过敏史者。

（2）有类似哮喘的症状，如呼气性呼吸困难，肺部叩诊呈鼓音，听诊两肺布满哮鸣音及少量粗湿罗音。

（3）有反复发作倾向。一般随年龄增长而发作逐渐减少，多数痊愈，少数于数年后发展为支气管哮喘。

【治疗】

1. 一般治疗　同上呼吸道感染，经常变换体位，多饮水，使呼吸道分泌物易于咳出。

2. 控制感染 由于病原体多为病毒，一般不采用抗生素。怀疑有细菌感染者则可适当选用抗生素。如青霉素类、头孢类。如系支原体、衣原体感染者，则应予以大环内酯类抗生素。

3. 对症治疗 应使痰易于咳出，故不用镇咳剂。痰稠者可用 N - 乙酰半胱氨酸、氨溴索、愈创甘油醚和一些中药制剂。喘憋重者可雾化吸入沙丁胺醇等 β_2 受体激动剂。可短期使用糖皮质激素，如口服泼尼松 3～5 天。有过敏体质者可酌情选用抗过敏药物。

4. 中医中药

（1）外感咳嗽

①风寒咳嗽 咳嗽频作、声重，咽痒，痰白清稀，鼻塞流涕，恶寒无汗，发热头痛，全身酸痛，舌苔薄白，脉浮紧或指纹浮红。治宜：疏风散寒，宣肺止咳。方药：金沸草散加减。

②风热咳嗽 咳嗽不爽，痰黄黏稠，不易咯出，口渴咽痛，鼻流浊涕；伴有发热恶风，头痛，微汗出，舌质红，苔薄黄，脉浮数或指纹浮紫。治宜：疏风解热，宣肺止咳。方药：桑菊饮加减。

（2）内伤咳嗽

①痰热咳嗽 咳嗽痰多，色黄黏稠，难以咯出，甚则喉间痰鸣，发热口渴，烦躁不宁，尿少色黄，大便干结，舌质红，苔黄腻，脉滑数或指纹紫。治宜：清肺化痰止咳。方药：清金化痰汤加减。

②痰湿咳嗽 咳嗽重浊，痰多壅盛，色白而稀，喉间痰声辘辘，胸闷纳呆，神乏困倦，舌淡红，苔白腻，脉滑。治宜：燥湿化痰止咳。方药：三拗汤合二陈汤加减。

（3）气虚咳嗽 咳而无力，痰白清稀，面色苍白，气短懒言，语声低微，自汗畏寒，舌淡嫩，边有齿痕，脉细无力。治宜：健脾补肺，益气化痰。方药：六君子汤加味。

（4）阴虚咳嗽 干咳无痰，或痰少而黏，不易咯出，或痰中带血，口渴咽干，喉痒，声音嘶哑，午后潮热或手足心热，舌红，少苔，脉细数。治宜：养阴润肺，兼清余热。方药：沙参麦冬汤加减。

第四节　肺　炎

一、支气管肺炎

支气管肺炎是小儿时期最常见的肺炎，全年均可发病，以冬、春寒冷季节较多。病毒和细菌是主要的病原。常见的细菌有肺炎球菌、流感嗜血杆菌、葡萄球菌、卡他莫拉菌、肺炎克雷伯杆菌、大肠杆菌等。病毒有呼吸道合胞病毒、腺病毒、流感病毒、副流感病毒等。近年来肺炎支原体和流感嗜血杆菌有增多趋势。

【诊断】

1. 发病前可先有上呼吸道感染，起病多急骤，有发热、咳嗽和气促等症状。

2. 体征 鼻翼煽动、三凹征、口唇和鼻唇沟及趾指端发绀。

3. 肺部体征 早期可不明显或仅有呼吸音变粗或稍减低，以后可闻及固定的中、细湿罗音。

4. 重症患者常有其他系统体征或症状，如呕吐、腹泻、抽搐、心音低钝、心率快等。

5. 常见的并发症为肺气肿或肺不张，心力衰竭、呼吸衰竭、中毒性脑病。

6. 辅助检查

（1）血象及细菌培养有助于病原学诊断。细菌性肺炎血白细胞大多数增加，病毒性肺炎血白细胞正常或减低。

（2）胸部X线片可见非特异性小斑片状肺实质浸润阴影，中内带较多，少数可融合成大片浸润影，并可伴有肺不张或肺气肿。并发脓气胸、肺大泡时可见相应的改变。

【鉴别诊断】

1. 急性支气管炎 以咳嗽为主，一般无发热或仅有低热，肺部呼吸音粗糙或有不固定的干湿罗音。婴幼儿全身症状重，因气管狭窄，易致呼吸困难，有时与肺炎不易区分，应按肺炎处理。胸片可帮助诊断。

2. 肺结核 婴幼儿活动性肺结核的症状及X线影像改变与支气管肺炎有相似之处，但肺部罗音常不明显。应根据结核接触史、结核菌素试验、血清结核抗体检测和X线胸片及抗生素治疗后的反应加以鉴别。

3. 支气管异物 吸入异物可致支气管部分或完全阻塞而导致肺气肿或肺不张，易继发感染、引起肺部炎症。但根据异物吸入史，突然出现呛咳及胸部X线检查可予以鉴别，必要时可行支气管纤维镜检查。

【治疗】

1. 一般治疗 保持室内空气流通、相对湿度60%；保持呼吸道通畅，及时清除上呼吸道分泌物。

2. 病原治疗

（1）抗菌药物治疗：明确为细菌感染或病毒感染继发细菌感染者应使用抗菌药物。

①原则：有效和安全是选择抗菌药物的首要原则。在使用抗菌药物前应采集

合适的呼吸道分泌物或血标本进行细菌培养和药物敏感试验，以指导治疗；在未获培养结果前，可根据经验选择敏感药物。选用的药物在肺组织中应有较高的浓度。轻症患者口服抗菌药物有效且安全，对重症肺炎或因呕吐等致口服难以吸收者，可考虑胃肠道外抗菌药物治疗。适宜剂量、合适疗程。重症患儿宜静脉联合用药。

②抗生素　首选青霉素、羟氨苄青霉素、或第一代头孢类抗生素；耐药者选用头孢曲松、头孢噻肟钠、万古霉素；青霉素过敏者选用大环内酯类抗生素，如红霉素等。如考虑病原为衣原体、支原体可选用大环内酯类抗生素。

③用药时间　一般应持续至体温正常后 5～7 天，症状、体征消失后 3 天停药。支原体肺炎至少使用抗菌药物 2～3 周。葡萄球菌肺炎在体温正常后 2～3 周可停药，一般总疗程≥6 周。

（2）抗病毒治疗：

①利巴韦林：可口服或静脉点滴，肌注和静点的剂量为 10～15mg/（kg·d），可抑制多种 RNA 和 DNA 病毒。

②α - 干扰素：5～7 天为 1 疗程，亦可雾化吸入。若为流感病毒感染，可用磷酸奥司他韦口服。

3. 对症治疗

（1）氧疗：凡具有低氧血症者，有呼吸困难、喘憋、口唇发绀、面色发灰等应立即给氧。

（2）保持呼吸道通畅：给予化痰剂治疗；喘憋重者可选用支气管解痉剂。

（3）心力衰竭：镇静、给氧、强心、利尿、止喘。

（4）腹胀的治疗：伴低钾者应及时补钾。如系中毒性肠麻痹，应禁食、胃肠减压，酌情联用酚妥拉明〔0.3～0.5mg/（kg·次）〕，加 5% 葡萄糖 20ml 静脉滴注，每次最大量≤10mg。

4. 糖皮质激素的应用　糖皮质激素可减少炎性渗出物，解除支气管痉挛，改善血管通透性，降低颅内压，改善微循环。适应证：①中毒症状明显；②严重的喘憋；③伴有脑水肿、中毒性脑病、感染性休克、呼吸衰竭等；④胸膜有渗出的病例。常用地塞米松，每日 2～3 次，每次 2～5mg，疗程 3～5 日。

5. 生物制剂　重症患儿可酌情给予血浆和静脉注射丙种球蛋白（IVIG），含有特异性抗体，如 RSV - IgG 抗体，可用于重症患儿，IVIG400mg/（kg·d），3～5 天为 1 疗程。

6. 中医中药

（1）常证

①风寒闭肺　恶寒发热，无汗，呛咳不爽，呼吸气急，痰白而稀，口不渴，

咽不红，舌淡苔薄白或白腻，脉浮紧，指纹浮红。治宜：辛温宣肺，化痰止咳。方药：华盖散加减。

②风热闭肺　初起症候稍轻，发热恶风，咳嗽气急，痰多，痰稠黏或黄，口渴咽红，舌红，苔薄白或黄，脉浮数，重证则见高热烦躁，咳嗽微喘，气急鼻煽，喉中痰鸣，面色红赤，便干尿黄，舌红苔黄，脉滑数，指纹紫滞。治宜：辛凉宣肺，清热化痰。方药：银翘散合麻杏石甘汤加减。

③痰热闭肺　发热烦躁，咳嗽喘促，呼吸困难，气急鼻煽，喉间痰鸣，口唇紫绀，面赤口渴，胸闷胀满，泛吐痰涎，舌质红，舌苔黄，脉弦滑。治宜：清热涤痰，开肺定喘。方药：五虎汤合葶苈大枣泻肺汤加减。

④毒热闭肺　高热持续，咳嗽剧烈，气急鼻煽，甚至喘憋，涕泪俱无，鼻孔干燥如烟煤，面赤唇红，烦躁口渴，溲赤便秘，舌红而干，舌苔黄腻，脉滑数。治宜：清热解毒，泻肺开闭。方药：黄连解毒汤合三拗汤加减。

⑤阴虚肺热　病程较长，低热盗汗，干咳无痰，面色潮红，舌红少津，舌苔滑剥、苔少或无苔，脉细数。治宜：养阴清肺，润肺止咳。方药：沙参麦冬汤加减。

⑥肺脾气虚　低热起伏不定，面白少华，动则汗出，咳嗽无力，纳差便溏，神疲乏力，舌质偏淡，舌苔薄白，脉细无力。治宜：补肺健脾，益气化痰。方药：人参五味子汤加减。

（2）变证

①心阳虚衰　骤然面色苍白，口唇紫绀，呼吸困难或呼吸浅促，额汗不温，四肢厥冷，虚烦不安或神萎淡漠，右胁下出现痞块并渐增大，舌质略紫，苔薄白，脉细弱而数，指纹青紫，可达命关。治宜：温补心阳，救逆固脱。方药：参附龙牡救逆汤加减。

②邪陷厥阴　壮热烦躁，神昏谵语，四肢抽搐，口噤项强，双目上视，舌质红绛，指纹青紫，可达命关，或透关射甲。治宜：平肝熄风，清心开窍。方药：羚角钩藤汤合牛黄清心丸加减。

【预防】

1. 增强体质，减少被动吸烟，室内通风，积极防治营养不良、贫血及佝偻病等，注意手卫生，避免交叉感染。

2. 针对某些常见细菌和病毒病原，疫苗预防接种可有效降低儿童肺炎患病率。目前已有的疫苗包括肺炎链球菌疫苗、B 型流感嗜血杆菌结合疫苗、流感病毒疫苗等。

二、毛细支气管炎

毛细支气管炎由呼吸道合胞病毒所致。常见于婴幼儿，尤以 2～6 个月婴儿多见，发病季节随地理区域而异，北方以冬春季节为主。

【诊断】

1. 常于上呼吸道感染后 2~3 天出现干咳、低－中度发热，呼吸困难，喘憋为突出表现；2~3 天后病情加重，呼吸增快、三凹症和鼻煽、发绀。

2. 肺部听诊可闻及多量哮鸣音、呼气性喘鸣、细湿罗音。

3. 喘憋严重时可合并心力衰竭、呼吸衰竭、缺氧性脑病以及水和电解质紊乱。

4. 胸部 X 线常有梗阻性肺气肿和支气管周围炎，有时可见小点片状阴影或肺不张。

5. 有条件者可做呼吸道分泌物病毒快速诊断已明确病毒种类。

【治疗】

毛细支气管炎的治疗主要为氧疗、控制喘息、病原治疗等。

三、金黄色葡萄球菌肺炎

金黄色葡萄球菌肺炎由金黄色葡萄球菌感染所致，可以是原发的，也可以继发于败血症之后，多见于婴幼儿及新生儿，年长儿也可发病。

【诊断】

1. 症状　起病急骤，进展快，呈弛张热型，但新生儿、早产儿可低热或无热。可伴有猩红热样皮疹，中毒性肠麻痹，中毒症状严重时可有惊厥及休克发生。呼吸道症状与其他肺炎相同。

2. 体征　肺部体征出现早，呼吸音低，散在湿罗音，合并脓气胸时叩诊浊音，呼吸音及语颤减低及纵膈移位。

3. 并发症　易合并肺脓肿、肺大泡、脓胸、脓气胸、心力衰竭、呼吸衰竭、中毒性休克、脑病、DIC 等。

4. X 线检查　多合并小脓肿、脓气胸、肺大泡及小泡性肺气肿。

5. 实验室检查

（1）白细胞增多，中性粒细胞比例增大，有核左移及中毒颗粒。

（2）细菌培养、痰培养及涂片可发现金黄色葡萄球菌，合并胸腔积液时，脓液培养出金黄色葡萄球菌。

【治疗】

1. 抗生素　常根据药敏选用抗生素，对耐甲氧西林金葡菌肺炎，目前多选用万古霉素，或头孢菌素加氨基糖苷类。

2. 对症治疗　同支气管肺炎。

3. 合并胸腔积液的处理　可根据液量多少，行穿刺或胸腔闭式引流术与持续引流排脓。

四、支原体肺炎

支原体肺炎的病原体为肺炎支原体，常年皆可发病。

【诊断】

1. 多见于年长儿，近年婴幼儿发病率也有上升趋势。

2. 发热、刺激性干咳，有的酷似百日咳样咳嗽；年长儿可伴有咽痛、胸闷、胸痛等症状。

3. 肺部体征常不明显。

4. 部分患儿有多个系统病变表现，如心肌炎、心包炎、溶血性贫血、血小板减少、脑膜炎、格林巴利综合征、肝炎、胰腺炎、脾肿大、消化道出血、皮疹、肾炎、血尿、蛋白尿等。

5. X 线表现可有　①肺门阴影增浓为主；②支气管肺炎改变；③间质性肺炎改变；④均一实变影。

6. 实验室检查　末梢血白细胞总数增高或接近正常，中性粒细胞偏高；支原体特异性抗体（IgM）阳性可确诊。

【治疗】

治疗原则与一般肺炎大致相同。控制感染常选用大环内酯类或氮环内酯类抗生素，如红霉素、柔红霉素、克拉霉素、阿奇霉素等，重症病人红霉素疗效不满意可加用利福平。用药疗程要长，至少用药 2～3 周，以免复发或晚发性肺弥散功能降低。

第五节　支气管哮喘

支气管哮喘是由肥大细胞、嗜酸性粒细胞和 T 淋巴细胞等多种炎性细胞参与的气道慢性炎症。这种炎症使易感者对各种激发因子具有气道高反应性，并可引起气道缩窄，表现为反复发作性的喘息、呼吸困难、胸闷和咳嗽等症状，常在夜间和/或清晨发作、加剧。常出现广泛多变的可逆性气流受限，多数患者可自行缓解或经治疗缓解。

【诊断】

中华医学会儿科分会呼吸学组于 2008 年修订了我国"儿童支气管哮喘诊断与防治指南"。

1. 儿童哮喘诊断标准

（1）反复发作喘息、咳嗽、气促、胸闷，多与接触变应原、冷空气、物理或化学刺激、呼吸道感染以及运动等有关，常在夜间和（或）清晨发作或加剧。

（2）发作时在双肺可闻及散在或弥漫性，以呼气相为主的哮鸣音，呼气相延长。

（3）上述症状和体征经抗哮喘治疗有效或自行缓解。

（4）除外其他疾病所引起的喘息、气促和胸闷。

（5）临床表现不典型者（如无明显喘息或哮鸣音），应至少具备以下1项：

1）支气管激发试验或运动激发试验阳性。

2）证实存在可逆性气流受限：①支气管舒张试验阳性：吸入速效 β_2 受体激动剂后15分钟 FEV_1 增加≥12%；②抗哮喘治疗有效：使用支气管舒张剂和口服（或吸入）糖皮质激素治疗1~2周后 FEV_1 增加≥12%。

3）PEF每日变异率（连续监测1~2周）≥20%。

符合第1~4条或第4、5条者，可以诊断为哮喘。

2. 咳嗽变异性哮喘诊断标准

（1）咳嗽持续>4周，常在夜间和（或）清晨发作或加剧，以干咳为主。

（2）临床上无感染征象，或经较长时间抗生素治疗无效。

（3）抗哮喘药物诊断性治疗有效。

（4）排除其他原因引起的慢性咳嗽。

（5）支气管激发试验阳性和（或）PEF每日变异率（连续监测1~2周）≥20%。

（6）个人或一级、二级亲属有特应性疾病史，或变应原测试阳性。

以上1~4项为诊断的基本条件。由于年幼儿患哮喘其临床特点、治疗及预后均有别于年长儿，中华儿科学会呼吸学组1988年提出婴幼儿哮喘诊断标准，从最初的8项评分到1992年的5项评分，直至1998年的不评分诊断。婴幼儿哮喘诊断的提出对我国儿童哮喘的早期诊断和防治起到了积极作用。但是根据GINA方案以及美国、英国等许多国家的儿童哮喘治疗指南，哮喘可以发生于儿童的各个年龄段，所以儿童哮喘不应以年龄诊断。尽管不以年龄命名诊断哮喘，但仍需强调，在哮喘诊断、鉴别诊断、检查、治疗等方面，儿童不同年龄段存在不同特点。

对于年幼儿，哮喘预测指数能有效地用于预测3岁内喘息儿童发展为持续性哮喘的危险性。哮喘预测指数：在过去1年中喘息≥4次，具有1项主要危险因素或2项次要危险因素。主要危险因素包括：①父母有哮喘病史；②经医师诊断为特应性皮炎；③有吸入变应原致敏的依据。次要危险因素包括：①有食物变应原致敏的依据；②外周血嗜酸性粒细胞≥4%；③与感冒无关的喘息。如哮喘预测指数阳性，建议按哮喘规范治疗。

【哮喘分期与病情评价】

1. 哮喘的分期 根据临床表现支气管哮喘可分为发作期（急性发作期和非急性发作期）及缓解期。缓解期系指经过治疗或未经过治疗症状、体征消失，儿童肺功能恢复到 FEV_1 或 PEF≥80%预计值，并维持4周以上。

2. 病情评价

（1）非急性发作期：许多患儿即使没有急性发作，但在相当长的时间内总是不同频度和（或）不同程度出现症状（喘息、咳嗽、胸闷），因此需要依据就诊前临床表现、肺功能对其病情评价。

（2）急性发作期：哮喘急性发作时严重程度的评价（呼吸急促、谈话、意识、呼吸频率）。

【治疗】

1. 哮喘治疗的目标：①有效控制急性发作症状，并维持最轻症状，甚至无症状；②防止症状加重或反复；③尽可能将肺功能维持在正常或接近正常水平；④防止不可逆的气流受限；⑤保持正常活动（包括运动）能力；⑥避免药物不良反应；⑦防止因哮喘而死亡。

2. 治疗原则为长期、持续、规范和个体化治疗。急性发作期治疗重点为抗炎、平喘，以便快速缓解症状；慢性持续期应坚持长期抗炎，降低气道反应性，防止气道重塑，避免危险因素和自我保健。

3. 治疗哮喘的药物包括缓解药物和控制药物。

（1）缓解药物能快速缓解支气管收缩及其他伴随的急性症状，用于哮喘急性发作期，包括：①吸入型速效 $β_2$ 受体激动剂；②全身性糖皮质激素；③抗胆碱能药物；④口服短效 $β_2$ 受体激动剂；⑤短效茶碱等。

（2）控制药物是抑制气道炎症的药物，需长期使用，用于哮喘慢性持续期，包括①吸入型糖皮质激素（ICS）；②白三烯调节剂；③缓释茶碱；④长效 $β_2$ 受体激动剂；⑤肥大细胞膜稳定剂；⑥全身糖皮质激素等。

4. 中医中药

（1）发作期

①寒性哮喘 咳嗽气喘，喉间哮鸣，痰多白沫，形寒肢冷，鼻流清涕，面色淡白，恶寒无汗，舌淡红，苔白滑，脉浮滑。治宜：温肺散寒，化痰定喘。方药：小青龙汤合三子养亲汤加减。

②热性哮喘 咳嗽喘息，声高息涌，喉间哮吼痰鸣，咳痰稠黄，胸膈满闷，身热面赤，口干咽红，尿黄便秘，舌红苔黄，脉滑数。治宜：清肺涤痰，止咳平喘。方药：麻杏石甘汤合苏葶丸加减。

③外寒内热 喘促气急，咳嗽痰鸣，鼻塞喷嚏，流清涕，或恶寒发热，咳痰

黏稠色黄，口渴，大便干结，尿黄，舌红，苔白，脉滑数或浮紧。治宜：解表清里，定喘止咳。方药：大青龙汤加减。

④肺实肾虚　病程较长，哮喘持续不已，喘促胸满，动则喘甚，面色欠华，畏寒肢冷，神疲纳呆，小便清长，常伴咳嗽痰多，喉中痰吼，舌淡苔黄腻，脉细弱。治宜：泻肺补肾，标本兼顾。方药：偏于上盛着用苏子降气汤加减。偏于下虚用都气丸合射干麻黄汤加减。

（2）缓解期

1）肺脾气虚　多反复感冒，气短自汗，咳嗽无力，神疲懒言，形瘦纳差，面白少华，便溏，舌质淡，苔薄白，脉细软。治宜：健脾益气，补肺固表。方药：人参五味子汤合玉屏风散加减。

2）脾肾阳虚　动则喘促咳嗽，气短心悸，面色苍白，形寒肢冷，脚软无力，腹胀纳差，大便溏泄，舌质淡，苔薄白，脉细弱。治宜：健脾温肾，固摄纳气。方药：金匮肾气丸加减。

3）肺肾阴虚　咳嗽时作，喘促乏力，咳痰不爽，面色潮红，夜间盗汗，消瘦气短，手足心热，夜尿多，舌质红，苔花剥，脉细数。治宜：养阴清热，补益肺肾。方药：麦味地黄丸加减。

第六节　反复呼吸道感染

反复呼吸道感染不是疾病名称，是临床表现，它有多种因素引起，多见于机体免疫功能有缺陷者；支气管－肺发育不良者或有先天畸形者，以及伴有慢性病灶、营养不良、微量元素缺乏等小儿易反复呼吸道感染。

【诊断】

1. 呼吸道感染是小儿常见病，一般以喉部为界，喉以上（鼻、咽、扁桃体等）部位的感染，称之为上呼吸道感染。喉以下（气管、支气管、肺、胸腔等）部位的感染称之为下呼吸道感染。反复呼吸道感染是指：≤2岁：每年上感7次、下呼吸道感染3次；3~6岁儿童：每年上感6次、下呼吸道感染2次；6~14岁儿童：每年上感5次、下呼吸道感染2次。每年上感的的次数不够，可加下呼吸道感染的次数，如若下呼吸道感染次数不够加上感次数则不能诊断，且两次感染之间应无症状体征≥2周。

2. 除以上诊断标准，须具备呼吸道感染症状如：咳嗽、鼻塞、流涕、咽痛、发热等。体征：咽红、鼻黏膜充血、肺部异常呼吸音及相应的检验指标，如X线胸片等。

3. 应进一步检查病因

（1）引起反复呼吸道感染机体内因有先天性 α_1 抗胰蛋白酶缺乏、肺发育不良、食管瘘、吞咽功能不全等；非特异性免疫性和特异性免疫性的两类功能低下和过敏体质、免疫缺陷等。对免疫缺陷者尚需进一步区别是原发性还是继发性的免疫缺陷。病程中尽可能检测出内因。

（2）患儿是否有严重的营养不良、佝偻病、麻疹或其他感染性疾病；有无严重的消耗性疾病、血液系统疾病等。

（3）追问病史了解是否长期应用糖皮质激素、免疫抑制剂、放射治疗等医源性免疫功能减退等。

（4）鼻窦炎时分泌物对呼吸道的长期刺激、支气管扩张症，可能是反复呼吸道感染的诱因。

【治疗】

治疗原则：早期治疗、积极用药、去除诱因、提高机体免疫力。

1. 循因治疗、去除病灶 积极治疗原发病和营养不良、佝偻病、鼻窦炎。注射疫苗预防麻疹、百日咳、流感等传染病。

2. 控制感染

（1）在病原体未明确之前，一般采取二种或三种抗生素联合应用。如 β - 内酰胺类与氨基糖苷类联合应用；或第二、三、四代头孢菌素加氨基糖苷类。

（2）在病原体明确后，则按各类病原体的药敏试验结果处理。疗程比一般肺炎长些，至少用药至热退后 4～5 天。

3. 支持治疗 对体液免疫缺陷和混合性免疫功能缺陷者，可应用丙种球蛋白。

4. 中医中药

（1）营卫失和，邪毒留恋 反复感冒，恶寒怕热，不耐寒凉，平时汗多，肌肉松弛；或伴有低热，咽红不退，扁桃体肿大；或肺炎喘嗽后久不康复；舌淡红，苔薄白，或花剥，脉浮数无力，指纹紫滞。治宜：扶正固表，调和营为。方药：黄芪桂枝五物汤加减。

（2）肺脾两虚，气血不足 屡受外邪，咳喘迁延不已，或愈后又作，面黄少华，厌食，或恣食肥甘生冷，肌肉松弛，或大便溏薄，咳嗽多汗，唇口色淡，舌质淡红，脉数无力，指纹淡。治宜：健脾益气，补肺固表。方药：玉屏风散加减。

（3）肾虚骨弱，精血失充 反复感冒，甚则咳喘，面白无华，肌肉松弛，动则自汗，寐则盗汗，睡不安宁，五心烦热，立、行、齿、发、语迟，或鸡胸龟背，舌苔薄白，脉数无力。治宜：补肾壮骨，填阴温阳。方药：补肾地黄丸加味。

第五章 小儿心血管疾病

第一节 先天性心脏病

一、房间隔缺损（继发孔型）

【诊断】

1. 临床标现

（1）症状：依年龄及缺损大小而异。出生后及婴儿期大多无症状，年长儿可有发育迟缓、体格瘦小、易感疲乏、反复呼吸道感染及心力衰竭的表现。剧烈哭闹、患肺炎或心力衰竭时右房压力超过左房时出现暂时性发绀。

（2）查体：典型者胸骨左缘第 2、3 肋间闻及 II～III/VI 级柔和的喷射性杂音，可有震颤。肺动脉瓣第二音（P_2）亢进且固定分裂，年龄越大越明显。分流量大时，三尖瓣相对狭窄，可在胸骨左缘下方听到舒张期杂音。

2. 实验室检查

（1）心电图：电轴右偏，I°房室传导阻滞，右房扩大，右室肥厚，不完全右束支传导阻滞。

（2）X 线：婴幼儿心脏可正常或右心室轻度或中度扩大，肺动脉突出，肺血增多。左房不大，左室及主动脉影相对小。

（3）超声心动图：右心房、右心室内径增大，房间隔回声中断，断端回声增强。多普勒可见舒张期湍流频谱。彩超可见房间隔回声中断处血流方向。

（4）心导管检查：右房平均血氧饱和度高于上、下腔静脉平均血氧饱和度 7% 以上，导管常可通过缺损进入左房。

【鉴别诊断】

1. 单心房 临床症状类似大型房缺或心内膜垫缺损，症状较房间隔缺损出现早而且严重，有发绀而无明显肺动脉压增高的依据，因有大量持续的左向右分流，肺血增加较房间隔缺损更显著。心脏 B 超检查发现房间隔回声完全失落，并可伴有房室瓣异常。心血管造影能进一步确定心房、心室、大血管连接关系及合并畸形。

2. 心内膜垫缺损 部分心内膜垫缺损的症状、体征及 X 线检查与房间隔缺损（继发孔缺损）相似。与继发孔缺损不同的是心内膜垫缺损在心尖部可闻及二尖瓣关闭不全的收缩期杂音，如房室瓣口相对狭窄，心尖部及胸骨左缘下方可闻及低调舒张中期杂音。心电图可表现左室肥大，心脏 B 超示：左室流出道狭窄，心尖、剑突下及胸骨旁四腔心可见十字交叉处房间隔回声中断，有两组房室瓣开放。彩超可见二尖瓣和三尖瓣收缩期五彩镶嵌返流束。心导管：导管易在较低部位通过缺损到左房、左室。造影剂通过二尖瓣裂和三尖瓣裂时可见返流至左、右房显影。

【治疗】

1. 加强营养和护理，预防及治疗上呼吸道感染及心力衰竭。

2. 定期心脏超声检查以决定手术时间。

二、室间隔缺损

【诊断】

1. 临床表现

（1）症状：缺损小者无任何症状，缺损大者可影响生长发育，生后 2～3 周出现喂养困难，活动后气促、乏力、反复呼吸道感染。晚期合并肺动脉高压时有发绀明显，杵状指（趾），红细胞增多。

（2）查体：胸骨左缘第 3、4 肋间可闻及 II～III/VI 全收缩期杂音，并可触及收缩期震颤，合并肺动脉高压时，肺动脉第二音（P_2）亢进。大型缺损心尖部可闻及短而响亮的舒张中期杂音。出现艾森门格综合征，杂音很轻，震颤消失，P_2亢进明显，伴有肺动脉舒张早期杂音。

2. 实验室检查

（1）心电图：左心室肥厚或双室肥厚。伴有肺动脉高压时以右室肥大为主。

（2）X 线：左心室扩大，大型缺损左右室均扩大。肺动脉段突出，肺血增多。

（3）超声心动图：左心房、左心室增大，室间隔回声中断，断端回声增强，中断处有左向右分流频谱。

（4）心导管检查：右心室平均血氧饱和度高于右心房平均血氧饱和度 5% 以上，部分病例心导管常可通过缺损进入左心室。

【鉴别诊断】

1. 二尖瓣关闭不全 心尖部可闻及收缩期杂音，但在左胸骨下缘没有杂音，几乎没有右室增大，右房增大可以作为鉴别点。

2. 肺动脉狭窄和嵴上型室间隔缺损 杂音相同。如果存在肺动脉狭窄，收缩期杂音和震颤覆盖胸骨左侧上缘（2～3 肋间），可扪及胸骨左缘的搏动。胸片和心电图可以帮助鉴别。

【治疗】

1. 加强营养和护理，预防及治疗上呼吸道感染及心力衰竭。

2. 定期心脏超声检查以决定手术时间。

三、动脉导管未闭

【诊断】

1. 临床表现

（1）症状：取决于分流量的大小，分流量小者可无症状，分流量大者生长发育落后，活动后气促，严重者于生后 2 ~ 3 个月发生心力衰竭，可反复发生呼吸道感染。

（2）查体：胸骨左缘第 2、3 肋间可闻及响亮的连续性机器样杂音，收缩期增强，伴震颤。新生儿和婴儿期、心力衰竭、肺动脉压力增高时，可仅有收缩期杂音，P_2亢进。可见周围血管症：如脉压差增宽，水冲脉，股动脉枪击音，毛细血管搏动征等。

2. 实验室检查

（1）心电图：左右心室均肥大，以左室为主，合并肺动脉高压时双室肥大，或单纯右室肥大。

（2）X 线：心影增大，以左房左室增大为主，肺动脉段突出，肺血增多，主动脉结增宽。

（3）超声心动图：左心房、左心室增大，主动脉内径增宽，可见未闭合的导管或肺动脉内可探及连续性湍流频谱。

（4）心导管检查：肺动脉平均血氧饱和度高于右心室平均血氧饱和度 3% 以上。导管从肺总动脉经未闭的动脉导管进入降主动脉。

【治疗】

1. 内科治疗

（1）加强营养，预防感染，控制心力衰竭。

（2）如果婴儿的肾脏、血液和肝脏功能良好，大多数婴儿可接受消炎痛治疗，共服用 3 次（0.1 ~ 0.3mg/kg，每 8 ~ 24 小时 1 次）或经注射给予（0.1 ~ 0.3mg/kg，每 12 小时 1 次）。消炎痛治疗的禁忌证包括高胆红素血症（≥12mg/dl）、肾功能不全、休克、坏死性小肠结肠炎、颅内出血、出血性疾病以及导管能自然闭合者。

2. 外科治疗 婴幼儿有心力衰竭、心脏进行性增大者；合并肺动脉高压，仍以左向右分流者，均应积极手术治疗，分流量较大者应尽早手术。

四、法洛四联症

【诊断】

1. 临床表现

（1）症状：出生后数周或数月逐渐出现青紫，可有缺氧发作（常发生于吃奶后，大便后，睡醒及哭闹后），表现为阵发性呼吸急促、深长。随生长发育发绀逐渐加重。发作时可表现烦躁不安，意识不清，重者抽搐。年长儿可有活动后气促，乏力及蹲踞现象。

（2）查体：生长发育迟缓，发绀，口腔黏膜呈紫色，杵状指（趾），心前区略饱满，胸骨左缘第 2~4 肋间有 Ⅲ~Ⅴ/Ⅵ 级收缩期喷射性杂音，肺动脉瓣关闭音减低。

2. 实验室检查

（1）心电图：电轴右偏，右室肥厚。

（2）X 线：心脏多无明显增大，心影呈靴形，肺动脉段下陷，心尖上翘，肺血减少。

（3）超声心动图：主动脉内径增大，与室间隔连续中断形成室间隔缺损，主动脉骑跨于室间隔上，肺动脉内径狭窄。右室前壁增厚。

（4）导管检查：右室压力增高与左室相似，右室与肺动脉有压力阶差及过渡区，心导管可经过室间隔缺损至升主动脉。

（5）常规检查：红细胞增多，血色素增高，血小板减少，凝血酶原时间延长。

【治疗】

1. 合理喂养，保证液体入量，预防脱水及血栓形成。

2. 积极控制感染，预防细菌性心内膜炎。

3. 预防及治疗脑缺氧发作，限制活动、纠正贫血，必要时吸氧。

4. 择期手术。

第二节　病毒性心肌炎

【诊断】

小儿病毒性心肌炎诊断标准（1999 年，昆明）

1. 临床诊断依据

（1）心功能不全、心源性休克或心脑综合征。

（2）心脏扩大（X 线、超声心动图检查具有表现之一）

（3）心电图改变：以 R 波为主的 2 个或 2 个以上的导联（Ⅰ、Ⅱ、aVF、V_5）

的 S－T、T 改变持续 4 天以上伴动态变化，窦房传导阻滞、房室传导阻滞、完全性右或左束支阻滞、成联律、多形、多源、成对或并行性期前收缩，非房室结及房室折返引起的异位性心动过速，低电压（新生儿除外）及异常 Q 波。

（4）CK－MB 升高或心肌肌钙蛋白（cTnL 或 cTnT）阳性。

2. 病原学检查

（1）确诊标准：自患儿心内膜、心肌、心包（活检、病理）或心包穿刺液检查，发现以下之一者可确诊心肌炎是由病毒引起：

①分离到病毒

②用病毒核酸探针查到病毒核酸

③特异性病毒抗体阳性

（2）参考依据：有以下之一者结合临床表现可考虑心肌炎系病毒引起。

①自患儿粪便、咽拭子或血液中分离到病毒，且恢复期血清同型抗体滴度较第一份血清升高或降低 4 倍以上。

②病程早期患儿血中特异性 IgM 抗体阳性。

③用病毒核酸探针自患儿血中查到病毒核酸。

3. 确诊依据

（1）具备临床诊断依据 2 项，可临床诊断为心肌炎。发病同时或发病前 1～3 周有病毒感染证据支持诊断者。

（2）同时具备病原学确诊依据之一，可确诊为病毒性心肌炎。

（3）凡不具备确诊依据，应给予必要的治疗或随诊，根据病情变化，确诊或除外心肌炎。

（4）应除外风湿性心肌炎、中毒性心肌炎、先天性心脏病、结缔组织疾病以及代谢性疾病的心肌损害、甲状腺功能亢进症、原发性心肌病、先天性房室传导阻滞、心脏自主神经功能异常、β 受体亢进综合征及药物引起的心电图改变。

4. 分期

（1）急性期：新发病、临床及检查阳性发现明显而多变，一般病程多在半年以内。

（2）迁延期：临床症状反复出现，客观检查指标迁延不愈，病程多在半年以上。

（3）慢性期：进行性心脏扩大，反复心力衰竭或心率失常。

【治疗】

1. 必须卧床休息，至少热退后 3～4 周，心脏恢复正常大小，可轻微活动维持 6 个月。确有合并细菌感染者可给以相应抗生素治疗。

2. 同时有病毒感染者早期抗病毒治疗，可用阿昔洛韦 50～100mg/次，po，

q6h，疗程 15～30 天。

3. 保护心肌药物 依病情轻重可选静脉用维生素 C100～120mg/（kg·次），qd；1，6 二磷酸果糖，辅酶 Q_{10} 治疗。

4. 有心衰者加用洋地黄治疗。

5. 病情危重，有心源性休克，心衰经洋地黄治疗未能控制，Ⅱ度以上房室传导阻滞者可加用激素，氢化可的松 5～10mg/（kg·d）或强的松 1～1.5mg/（kg·d），连用 2～4 周，病情好转后减量。为避免病毒扩散，发病 18 天内尽可能不用激素。

6. 中医中药

（1）风热犯心 发热，低热绵延，或不发热，鼻塞流涕，咽红肿痛，咳嗽有痰，肢痛酸楚，头晕乏力，心悸气短，胸闷胸痛，舌质红，舌苔薄，脉数或结代。治宜：清热解毒，宁心复脉。方药：银翘散加减。

（2）湿热侵心 寒热起伏，全身肌肉酸痛，恶心呕吐，腹痛泄泻，心悸胸闷，肢体乏力，舌质红，苔黄腻，脉濡数或结代。治宜：清热化湿，宁心复脉。方药：葛根黄芩黄连汤加减。

（3）气阴亏虚 心悸不宁，活动后尤甚，少气懒言，神疲倦怠，头晕目眩，烦热口渴，夜寐不安，舌光红少苔，脉细数或促或结代。治宜：益气养阴，宁心复脉。方药：炙甘草汤合生脉散加减。

（4）心阳虚弱 心悸怔忡，神疲乏力，畏寒肢冷，面色苍白，头晕多汗，甚则肢体浮肿，呼吸急促，舌质淡胖或淡紫，脉缓无力或结代。治宜：温振心阳，宁心复脉。方药：桂枝甘草龙骨牡蛎汤加减。

第三节 心力衰竭

【诊断】

1. 临床诊断依据

（1）安静时心率增快，婴儿 >180 次/分，幼儿 >160 次/分，不能用发热或缺氧解释；

（2）呼吸困难，青紫突然加重，安静时呼吸达 60 次/分以上；

（3）肝肿大，达肋下 3cm 以上，或在密切观察下短时间内较前增大，而不能以横膈下移等原因解释；

（4）心音明显低钝，或出现奔马律；

（5）突然烦躁不安，面色苍白或发灰，而不能用原有疾病解释；

（6）尿少、下肢水肿，已经排除营养不良、肾炎、维生素 B_1 缺乏等原因。

2. 其他检查 上述前 4 项为临床诊断的主要依据。尚可结合其他几项以及下列 1~2 项检查进行综合分析。

（1）胸部 X 线检查：心影多呈普遍性扩大，搏动减弱，肺纹理增多，肺门或肺门附近阴影增加，肺部淤血。

（2）心电图检查：不能表明有无心力衰竭，但有助于病因诊断及指导洋地黄的应用。

（3）超声心动图检查：可见心室和心房腔扩大，M 型超声心动图显示心室收缩时间延长，射血分数降低。心脏舒张功能不全时，二维超声心动图对诊断和引起心力衰竭的病因判断有帮助。

（4）血气分析：PaO_2 下降，$PaCO_2$ 增高。SaO_2 降低。

【鉴别诊断】

1. 重症支气管肺炎和毛细支气管炎　有呼吸困难、心率增快、发绀，肺气肿和肺淤血可使肝下界下移，但肝上界也下移，肝脏边缘不钝。

2. 心包炎和心包积液　心脏填塞、肺淤血可表现发绀、心率增快、肝脏增大，水肿，但奇脉、腹水明显，X 线和超声心动图可以鉴别。

3. 青紫型先心病　有青紫和呼吸困难，以及心率增快，但一般不表现肝脏增大。

【治疗】

1. 病因治疗　原发病治疗。

2. 减轻心脏负荷　休息、镇静、吸氧。限制水、钠的入量。

3. 适当的体位（床头抬高 15~30 度），左心衰竭时应取端坐或半坐位。

4. 强心、利尿、扩血管、保心肌。

（1）洋地黄类药物临床应用（见表 5-1）。

用法：首次剂量为负荷量的 1/2 量，余量分两次，每隔 4~6 小时给予。末次用药后 8~12 小时用维持量（即负荷量的 1/4 量，分 2 次，12 小时一次）。

表 5-1　洋地黄类药物的临床应用

洋地黄制剂	给药法	洋地黄化总量（mg/kg）	每日平均维持量	效力开始时间	效力最大时间	中毒作用消失时间	效力完全消失时间
地高辛	口服	<2 岁 0.05~0.06；>2 岁 0.03~0.05（总化量不超过 1.5mg）	1/5 洋地黄化量分 2 次	2 小时	4~8 小时	1~2 天	4~7 天
	静脉	口服量的 1/3~1/2		10 分钟	1~2 小时		
毛花苷丙（西地兰）	静脉	<2 岁 0.03~0.04；>2 岁 0.02~0.03		15~30 分钟	1~2 小时	1 天	2~4 天

（2）利尿剂：速尿 1～2mg/（kg·次），q6～12h；双氢克尿噻 1～2mg/（kg·d），q12h。

（3）血管扩张药：巯甲丙脯酸，硝普钠等。

（4）保护心肌：维生素 C、辅酶 Q_{10}、果糖等。

第四节 心源性休克

【诊断】

1. 病史 有引起心脏功能衰竭的原发病，在心力衰竭的情况下伴有烦躁不安、意识障碍、面色苍白，末梢皮肤湿冷、发花，脉细弱，血压及脉压差下降（收缩压 <80mmHg，脉压 <20mmHg 至少 >30min），肝脏肿大，尿量减少〔婴儿 <2ml/（kg·h），儿童 <1ml/（kg·h））〕。

2. 实验室检查

（1）心电图：原发性心脏病心电图改变。

（2）X 线：心影扩大、心搏动减弱、肺淤血或肺水肿表现。可有叶间胸膜增厚及少量胸腔积液。

（3）超声心动图：心腔扩大，心室壁增厚，收缩和/或舒张功能的减低，射血分数降低。

（4）血气分析：PaO_2 下降，$PaCO_2$ 增高，SaO_2 降低。

（5）电解质紊乱：低血糖、高血钾、酸中毒。

【鉴别诊断】

1. 感染性休克 有各种严重感染的证据或重症感染的原发病。

2. 低血容量性休克 有大量出血或体液丢失的病史，如：重症腹泻，呕吐，糖尿病酸中毒，外伤或烧伤等。

3. 过敏性休克 病人在接触某种抗原后在短时间内出现喉头水肿、呼吸困难、皮疹及休克症状。

【治疗】

1. 原发病的治疗。

2. 一般治疗 镇静、吸氧。

3. 谨慎扩容 晶体溶液或低分子右旋糖酐 5～10ml/kg，在 30min 内静脉滴入，休克症状无改善，可重复一次。出现肝大或肺部湿罗音应停止扩容。无额外丢失，全天液量控制在 50ml/（kg·d）或 1000～1200ml/（m²·d）。

4. 纠正电解质紊乱及酸中毒 首次 5% $NaHCO_3$ 5ml/（kg·次），以后根据血气酌情处理。

5. 血管活性药物

（1）多巴胺 $5 \sim 10 \mu g/$（$kg \cdot min$）及多巴酚丁胺 $2.5 \sim 10 \mu g/$（$kg \cdot min$）维持静点。

（2）硝普钠 $0.5 \sim 8 \mu g/$（$kg \cdot min$），酚妥拉明 $1 \sim 20 \mu g/$（$kg \cdot min$）及肾上腺素等。

6. 洋地黄及利尿剂　用法同心力衰竭。

7. 改善心肌代谢药物　1，6 - 二磷酸果糖 $100 \sim 250$ mg/（$kg \cdot d$），辅酶 Q10 5mg im。

第六章　消化系统疾病

第一节　口　炎

一、鹅口疮

鹅口疮为白色念珠菌感染在口腔黏膜表面形成白色斑膜的疾病。多见于新生儿和婴幼儿，营养不良、腹泻、长期使用广谱抗生素或类固醇激素的患儿常有此症。新生儿多由于产道感染或因哺乳时污染的奶头和乳具获得感染。

【诊断】

1. 临床表现

（1）口腔黏膜表面覆盖白色乳凝块样小白点或小片状物，不易擦去，周围无炎性反应，强行剥离后局部黏膜潮红、可有溢血。不痛，不影响吃奶。

（2）重症患儿则全部口腔均被白色斑膜覆盖，甚至可蔓延到咽、喉、气管、肺等处，此时可危及生命。并可伴低热、拒食、吞咽困难。

（3）取白膜少许放玻片上加10%氢氧化钠一滴，在显微镜下可见真菌的菌丝和孢子。

2. 使用抗生素可加重病情，促其蔓延。

【治疗】

1. 一般不需口服抗真菌药物。可用2%碳酸氢钠溶液于哺乳前后清洁口腔，或局部涂抹10万~20万 u/ml 制霉菌素鱼肝油混悬溶液，每日2~3次。亦可口服微生态制剂，抑制真菌生长。预防应注意哺乳卫生，加强营养，适当增加维生素 B_2 和维生素 C。

2. 中医中药

（1）心脾积热　口腔满布白屑，周围焮红较甚，面赤，唇红，或伴发热、烦躁、多啼，口干或渴，大便干结，小便黄赤，舌红，苔薄白，脉滑或指纹青紫。治宜：清心泻脾。方药：清热泻脾散加减。

（2）虚火上浮　口腔内白屑散在，周围红晕不著，形体瘦弱，颧红，手足心热，口干不渴，舌红，苔少，脉细或指纹紫。治宜：滋阴降火。方药：知柏地黄丸加减。

二、疱疹性口腔炎

疱疹性口腔炎为单纯疱疹病毒Ⅰ型感染所致。多见于1~3岁婴幼儿，发病无明显季节差异。

【临床表现】

1. 初期可有发热，体温38℃~40℃。

2. 热后1~2天颊黏膜、齿龈、舌、唇内及邻近口周皮肤黏膜可见单个或成簇的小疱疹，周围有红晕，迅速破溃后形成溃疡，有时累及软腭和咽部。疼痛剧烈，拒食，流涎，哭闹。体温3~5天后恢复正常，病程约1~2周。

3. 查体可见所属淋巴结肿大和压痛，可持续2~3周。

【鉴别诊断】

本病应与疱疹性咽峡炎鉴别，后者疱疹主要发生在咽部和软腭，有时见于舌，但不累及齿龈和颊黏膜，此点与疱疹性口腔炎迥异。

【治疗】

1. 保持口腔清洁，多饮水，避免刺激性食物。

2. 局部可喷洒西瓜霜、锡类散等。疼痛严重者可在餐前用2%利多卡因涂抹局部。

3. 发热可用退热剂，可行全身抗病毒治疗。抗生素不能缩短病程，仅用于有继发感染者。

4. 中医中药

（1）风热乘脾　以口颊、上颚、齿龈、口角溃烂为主，甚则满口糜烂，周围焮红，疼痛拒食，烦躁不安，口臭，涎多，小便短赤，大便秘结，或伴发热，舌红，苔薄黄，脉浮数，指纹紫。治宜：疏风散火，清热解毒。方药：银翘散加减。

（2）心火上炎　舌上、舌边溃疡，色赤疼痛，饮食困难，心烦不安，口干欲饮，小便短黄，舌尖红，苔薄黄，脉数，指纹紫。治宜：清心凉血，泻火解毒。方药：泻心导赤散加减。

（3）虚火上浮　口腔溃疡或糜烂，周围色不红或微红，疼痛不甚，反复发作或迁延不愈，神疲颧红，口干不渴，舌红，苔少或花剥，脉细数，指纹淡紫。治宜：滋阴降火，引火归原。方药：六味地黄丸加减。

第二节　胃食管反流病

胃食管反流病是指由于食管下括约肌功能障碍和/或与功能有关的组织结构异常，使胃内容物包括从十二指肠反流入胃的胆盐和胰酶等反流入食管，引起一系列症状和并发症。

【诊断】

1. 临床表现

（1）消化系症状：新生儿和婴幼儿以呕吐为首发和主要表现，症状可轻可重，多于喂奶后发生，呕吐物为胃内容物，有时带胆汁，另有溢乳、反刍和吐沫。烦躁、拒食和喂养困难也有发生。年长儿表现为反胃、反酸、嗳气、呃逆、胸骨下端烧灼感、上腹痛伴呕吐、胸闷、胸痛、咽下疼痛。严重者有呕血和黑便。

（2）全身症状：反复呼吸道感染、慢性呼吸道疾病、难治性哮喘、早产儿呼吸暂停和窒息；营养不良、体重不增和生长迟缓。另有婴幼儿反复鹅口疮，年长儿反复口腔溃疡。

2. 辅助检查

（1）食管钡餐造影：能观察食管形态，除外其他食管异常如食管狭窄、先天性食管裂孔疝等。再者，如胃内钡剂于 5 分钟内 3 次反流入食管，可粗略估计有胃食管反流。

（2）食管测压：用测压仪测定食管各部压力、运动情况及下食管括约肌功能，如下食管括约肌张力低及频发一过性松弛，则可明确诊断。

（3）食管 PH 值 24 小时监测：是目前最可靠的诊断方法。通过 24 小时动态观察食管下端 PH 值，准确反映反流发生频率和时间。

（4）影像学：B 型超声波可检测食管黏膜状况、反流发生和有无食管裂孔疝。同位素闪烁扫描通过口服或胃内注入含有 ^{99m}Tc 标记的液体，用 γ 照相测定反流，并可了解食管运动功能以及反流与呼吸关系。

【鉴别诊断】

1. 新生儿、小婴儿的呕吐及喂养困难应除外消化道器质性疾病如肠旋转不良、胃扭转、先天性肥大性幽门狭窄等。

2. 年长儿应除外其他致病因素引起能发生同样症状的组织损伤疾病。

【治疗】

1. 体位治疗　上身抬高 30 度，俯卧或右侧卧位，有利于减少反流和反流物吸入。

2. 饮食治疗　婴儿用稠奶，少量多餐；年长儿也应少量多餐，以高蛋白低脂饮食为主，睡前不进食，避免食用降低下食管括约肌张力和增加胃酸食物如酸性饮料、巧克力、高脂和辛辣食品。

3. 药物治疗

（1）促胃动力剂

①西沙比利：是全胃肠促动力剂。剂量 0.1～0.2mg/（kg·次），每日 3 次，

餐前 15～30 分钟口服。因其有延长心电图 QTc 的副作用，故必须同时心电监测方可使用。

②吗丁啉：周围多巴胺受体拮抗剂。每次 0.2～0.3mg/kg，餐前 15～30 分钟服用。小婴儿因血脑屏障功能不成熟，应慎用。

③红霉素：胃动素受体兴奋剂，剂量每次 3～5mg/kg，每日 3 次，口服或静滴，有促进胃排空改善反流的作用。

（2）抗酸和抑酸剂：H_2 受体拮抗剂西咪替丁等和质子泵抑制剂洛塞克等（详见消化性溃疡），减少反流对食管黏膜损害。

（3）黏膜保护剂：硫糖铝、思密达（硅酸铝盐）麦滋林－S 颗粒剂等（详见消化性溃疡）。

4. 外科治疗 内科治疗无效，合并食管裂孔疝、严重呼吸道合并症、食管溃疡、严重神经系统疾病等可考虑手术治疗，目前多采用 Nissen 胃底折叠术加胃固定术。

5. 中医中药

（1）乳食积滞 呕吐物多为酸臭乳块或不消化食物，不思乳食，口气臭秽，脘腹胀满，吐后觉舒，大便秘结或泻下酸臭，舌质红，苔厚腻，脉滑数有力，指纹紫滞。治宜：消乳消食，和胃降逆。方药：伤乳用消乳丸加减。伤食用保和丸加减。

（2）胃热气逆 食入即吐，呕吐频繁，呕哕声洪，吐物酸臭，口渴多饮，面赤唇红，烦躁少寐，舌红苔黄，脉滑数，指纹紫滞。治宜：清热泻火，和胃降逆。方药：黄连温胆汤加减。

（3）脾胃虚寒 食后良久方吐，或朝食暮吐，暮食朝吐，吐物多为清稀痰水或不消化乳食残渣，伴面色苍白，精神疲倦，四肢欠温，食少不化，腹痛便溏，舌淡苔白，脉迟缓无力，指纹淡。治宜：温中散寒，和胃降逆。方药：丁萸理中汤加减。

（4）肝气犯胃 呕吐酸苦，或嗳气频频，每因情志刺激加重，胸胁胀满，精神郁闷，易怒易哭，舌边红，苔薄腻，脉弦，指纹紫。治宜：疏肝理气，和胃降逆。方药：解肝煎加减。

第三节　贲门失弛缓症

贲门失弛缓症是一种食管运动障碍性疾病，主要是食管体部推进性蠕动障碍，下食管括约肌失弛缓、压力增高。

【诊断】

1. 临床表现 咽下困难、进食慢，呕吐，经常吐出隔夜食物，症状时轻时重，可因情绪变化或刺激性食物而加重。年幼儿表现为呕吐、喂养困难、营养不良和生长迟缓；年长儿叙述胸痛和烧灼感。食管内潴留食物误吸可造成窒息。

2. 辅助检查

（1）X线检查：胸片可见食管有气液面。病程长者钡餐造影有食管不同程度扩张，下端呈锥形狭窄，边缘光滑对称，呈典型鸟嘴状。

（2）内镜检查：可除外食管其他病症如肿瘤。内镜显示食管腔扩大，内含大量食物和液体，贲门紧闭但内镜可通过。

（3）食管测压：是诊断本病有效方法。测压显示食管中下段蠕动消失，下食管括约肌压力增高。正常小儿下试管括约肌压力为 1.6 ~ 2.0kPa （12 ~ 15mmHg）。

【鉴别诊断】

本病应与弥漫性食管痉挛、食管癌、反流性食管炎等相鉴别。弥漫性食管痉挛是食管体部出现高幅、非推进性蠕动波，而下食管括约肌正常。

【治疗】

1. 一般治疗　保持情绪稳定，避免刺激。不食刺激性食物。睡眠头高脚低位，以减少反流。

2. 药物治疗　钙离子通道阻滞剂硝苯吡啶5 ~ 10mg/次，每日3次，餐前15分钟舌下含服；硝酸盐类硝酸甘油0.3mg/次，每日3次，餐前15分钟舌下含服。

3. 扩张治疗　内镜及X线透视下气囊或扩张器扩张，成功率60% ~ 80%，应注意穿孔的发生。

4. 肉毒杆菌毒素注射治疗　内镜下肉毒杆菌毒素下食管括约肌局部注射，疗程可维持6 ~ 8个月。

5. 手术治疗　内科治疗无效或不耐受扩张术者可考虑手术，目前多采用Heller法，即纵行切开括约肌而保持黏膜完整。

6. 中医中药

（1）乳食积滞　呕吐物多为酸臭乳块或不消化食物，不思乳食，口气臭秽，脘腹胀满，吐后觉舒，大便秘结或泻下酸臭，舌质红，苔厚腻，脉滑数有力，指纹紫滞。治宜：消乳消食，和胃降逆。方药：伤乳用消乳丸加减。伤食用保和丸加减。

（2）胃热气逆　食入即吐，呕吐频繁，呕哕声洪，吐物酸臭，口渴多饮，面赤唇红，烦躁少寐，舌红苔黄，脉滑数，指纹紫滞。治宜：清热泻火，和胃降逆。方药：黄连温胆汤加减。

（3）脾胃虚寒　食后良久方吐，或朝食暮吐，暮食朝吐，吐物多为清稀痰水或不消化乳食残渣，伴面色苍白，精神疲倦，四肢欠温，食少不化，腹痛便溏，舌淡苔白，脉迟缓无力，指纹淡。治宜：温中散寒，和胃降逆。方药：丁萸理中汤加减。

（4）肝气犯胃　呕吐酸苦，或嗳气频频，每因情志刺激加重，胸胁胀满，精神郁闷，易怒易哭，舌边红，苔薄腻，脉弦，指纹紫。治宜：疏肝理气，和胃降逆。方药：解肝煎加减。

第四节　胃　炎

胃炎是由于物理性、化学性及生物性有害因子作用于人体，引起胃黏膜发生的炎症性病变。可分为急性和慢性两种。

【诊断】

1. 急性胃炎

（1）病因：急性重症感染和损伤的应激反应；误服毒物或腐蚀剂；摄入细菌或毒素污染物；服用有损胃黏膜药物；胃内异物；食物过敏等。

（2）临床表现：发病急，轻者仅有腹痛、食欲不振、恶心、呕吐；重者可表现呕血、黑便、水电解质紊乱、酸碱失衡及全身中毒症状。

2. 慢性胃炎

（1）病因：幽门螺杆菌感染，重度慢性胃炎中检出率可近于100%；鼻窦及口腔感染灶，引起细菌和毒素吞入；胆汁反流；刺激性食物或药物，如浓茶、咖啡，非甾体类抗炎药等；精神紧张、情绪波动；慢性系统性疾病等。

（2）临床表现：反复发作腹痛，部位多为上中腹、脐周或不定，疼痛性质可轻可重；可伴有食欲不振、恶心、呕吐、腹胀、早饱、反酸、呕血、黑便；严重者可表现营养不良或生长停滞。

3. 辅助检查

（1）胃镜检查：可见黏膜充血、水肿、红白相间、糜烂、出血，微小结节形成，有时可见脓性分泌物。

（2）病理组织学：急性胃炎表现为上皮细胞变性、坏死，固有膜大量中性粒细胞浸润，腺体细胞呈不同程度变性坏死；慢性胃炎可见上皮细胞变性，小凹上皮细胞增生，固有膜炎性细胞主要为淋巴细胞、浆细胞浸润。萎缩性胃炎则有固有腺体萎缩，肠腺化生及炎性浸润。

（3）幽门螺杆菌检测可用胃黏膜组织培养、切片染色、快速尿素酶试验，血清抗体测定，及^{13}C呼气试验测定。

【鉴别诊断】

1. 急性发作伴呕血、黑便者应与其他上消化道出血疾病鉴别，如胃和十二指肠溃疡、胃底和食道静脉曲张破裂等。

2. 慢性腹痛而无相关病史者应与肠寄生虫、腹型癫痫、功能性消化不良等鉴别。

【治疗】

1. 急性胃炎　去除病因、积极治疗原发病，避免刺激性食物和药物，纠正水、电解质及酸碱失衡；有上消化道出血者应卧床休息，输血、血浆，输液保证生命体征平稳，静滴 H_2 受体拮抗剂西咪替丁、雷尼替丁或质子泵抑制剂奥美拉唑；细菌感染者应用抗生素。

2. 慢性胃炎

（1）去除病因、积极治疗原发病。

（2）养成良好饮食及生活习惯，避免刺激性食物和有损胃黏膜药物。

（3）药物治疗：胃黏膜保护剂：次碳酸铋、硫糖铝、麦滋林－S颗粒剂等；抗酸剂：H_2 受体拮抗剂西咪替丁、雷尼替丁，质子泵抑制剂奥美拉唑。腹胀、呕吐者可用促胃动力剂吗丁啉。有幽门螺杆菌感染者，可给抗感染治疗（见消化性溃疡）。

3. 中医中药

（1）腹部中寒　腹部疼痛，阵阵发作，痛处喜暖，得温则舒，遇寒痛甚，肠鸣辘辘，面色苍白，痛甚者额冷汗出，唇色紫暗，肢冷，或兼吐泻，小便清长，舌淡红，苔白滑，脉沉弦紧，指纹红。治宜：温中散寒，理气止痛。方药：养脏汤加减。

（2）乳食积滞　脘腹胀满，疼痛拒按，不思乳食。吐物酸馊，矢气频作，粪便秽臭，夜卧不安，时时啼哭，舌淡红，苔厚腻，脉象沉滑，指纹紫滞。治宜：消食导滞，行气止痛。方药：香砂平胃散加减。

（3）胃肠结热　腹部胀满，疼痛拒按，大便秘结，烦躁不安，潮热口渴，手足心热，唇舌鲜红，舌苔黄燥，脉滑数或沉实，指纹紫滞。治宜：通腑泄热，行气止痛。方药：大承气汤加减。

（4）脾胃虚寒　腹痛绵绵，时作时止，痛处喜温喜按，面白少华，精神倦怠，手足清冷，乳食减少，或食后腹胀，大便稀溏，唇舌淡白，脉沉缓，指纹淡红。治宜：温中理脾，缓急止痛。方药：小建中汤合理中丸加减。

（5）气滞血瘀　腹痛经久不愈，痛有定处，痛如锥刺，或腹部癥块拒按，肚腹硬胀，青筋显露，舌紫暗或有瘀点，脉涩，指纹紫滞。治宜：活血化瘀，行气止痛。方药：少腹逐瘀汤加减。

第五节 消化性溃疡

小儿消化性溃疡是指胃和十二指肠溃疡，按病因可分为原发性和继发性溃疡，前者为慢性溃疡，确切病因尚未阐明，以学龄儿多见；后者呈急性发作，多有应激因素及有损胃黏膜药物史。

【诊断】

1. 临床表现 新生儿和婴儿继发性溃疡多见，有应激病史如窒息、呼吸窘迫综合征等，急性起病，呕吐、烦躁、呕血、黑便，甚至穿孔；幼儿表现为进食后呕吐、反复发作脐周和上腹痛及消化道出血和穿孔；学龄前及学龄儿表现反酸、嗳气、反复发作脐周和上腹胀痛，烧灼感、有夜间发作，有时食后减轻，严重者有呕血、黑便、便潜血阳性和贫血。年长儿常有消化性溃疡家族史。

2. 辅助检查

（1）粪便潜血试验：阳性者提示有消化道出血，溃疡有活动性。

（2）胃液分析：十二指肠溃疡患儿基础酸排量和最大酸分泌量明显增高。

（3）幽门螺杆菌检测：见胃炎章节。

（4）上消化道钡餐造影：直接征象胃和十二指肠龛影可确诊；间接征象溃疡对侧切迹和十二指肠球部痉挛、变形有参考价值。

（5）纤维胃镜检查：能准确诊断溃疡，确诊率可达95%以上。可判断各种溃疡和黏膜炎症，同时可取黏膜活检进行病理组织学和细菌学检查。

【鉴别诊断】

1. 腹痛 应与肠痉挛、肠寄生虫病、腹腔脏器感染、结石等鉴别。

2. 呕血 小婴儿应与新生儿自然出血症、食管裂孔疝、败血症等鉴别；年长儿应与胃底和食管静脉曲张破裂及全身出血性疾病鉴别。

3. 便血 消化性溃疡出血多为柏油样便，鲜红色便血应与肠套叠、憩室、息肉、过敏性紫癜腹型、血液病所致出血相鉴别。

【治疗】

1. 一般治疗 培养良好生活习惯，饮食定时定量、避免劳累和精神紧张，尽量少用或不用对胃黏膜有刺激或有损害的食物和药物。

2. 药物治疗

（1）抗酸和抑酸剂

①H_2受体拮抗剂：西咪替丁每日 $10 \sim 20 mg/kg$，分 3 次于餐前 $15 \sim 30$ 分钟口服，也可静脉滴注；雷尼替丁每日 $3 \sim 5 mg/kg$ 分 2 次或睡前 1 次服，疗程 $4 \sim 8$ 周。

②质子泵抑制剂：奥美拉唑（洛塞克）每日 0.3～0.7mg/kg 清晨顿服或每日 1 次服。疗程 2～4 周。

③中和胃酸剂：碳酸钙、氢氧化铝、氢氧化镁等。

（2）胃黏膜保护剂

①硫糖铝：每日 10～25mg/kg，分 3～4 次口服，疗程 4～8 周，肾功能不全者禁用。

②枸橼酸铋钾：每日 6～8mg/kg，分 3 次口服，疗程 4～6 周，不可长期使用。

③呋喃唑酮：每日 3～10mg/kg，分 3 次口服，疗程 2 周。

④麦滋林－S 颗粒剂：年长儿 o.6g/次，每日 2～3 次，婴幼儿酌减。

（3）抗幽门螺杆菌（Hp）治疗

①常用药物：枸橼酸铋钾每日 6～8mg/kg；羟氨苄青霉素每日 50mg/kg；克拉霉素每日 15～20mg/kg；甲硝唑每日 20～25mg/kg；洛塞克每日 0.3～0.7mg/kg；呋喃唑酮每日 3～10mg/kg。

②配伍和疗程：目前主张短疗程 3 或 4 联治疗，如铋剂＋2 种抗生素，疗程 2～4 周；洛塞克＋2 种抗生素，疗程 1～2 周。

③疗程结束后 1 个月复查幽门螺杆菌是否根除，因为 Hp 感染阴转可明显减少溃疡复发率。

（4）合并消化道出血治疗：消化性溃疡合并大出血应积极内科抢救治疗。但如有以下情况，应根据个体情况考虑手术治疗：①急性穿孔；②难以控制的出血，失血量大，48 小时内失血量超过血容量的 30%；③瘢痕性幽门梗阻，经胃肠减压等保守治疗 72 小时仍无改善。

3. 中医中药

（1）饮食积滞　嗳腐吞酸，脘腹胀满，食后痛重，舌苔厚腻，脉弦滑。治宜：消食导滞。方药：保和丸加减。

（2）脾胃虚寒　空腹痛重，进食痛轻，喜按喜热，舌质淡，脉沉细。治宜：温中健脾。方药：附子理中汤加减。

（3）胃阴虚　上腹疼痛，心中烦热，舌绛少苔或光滑，脉弦细数。治宜：滋养胃阴。方药：麦门冬汤加味。

第六节　先天性肥厚性幽门狭窄

先天性肥厚性幽门狭窄是由于幽门环肌肥厚、增生，使幽门管腔狭窄而引起上消化道不全梗阻的病症。

【诊断】

1. 临床表现

（1）呕吐：为本病主要和典型症状，生后 2~4 周出现，逐渐加重而呈喷射性，多于喂奶后半小时发生，吐出不含胆汁的、带乳凝块的乳汁，吐出物中可含咖啡样物和血。呕吐后即愿进食。

（2）胃蠕动波：喂奶时或呕吐前可见蠕动波起于左季肋下向右上腹移动然后消失。

（3）右上腹肿块：在右季肋下腹直肌外缘处深按，触及可移动性橄榄样肿块为本病特有体征。

（4）黄疸：少量患儿有黄疸，以间接胆红素升高为主。可能与饥饿及葡萄糖醛酸基转移酶活性不足有关。

（5）营养不良、水电解质及酸碱失衡：由于呕吐及摄入不足，可造成营养不良、脱水、低钾低氯碱中毒及代谢性酸中毒。

2. 辅助检查

（1）腹部 B 型超声：为首选方法，根据肥厚肌层表现的环形低回声区，测量肌层的厚度、幽门直径和幽门管长度即可确诊。

（2）X 线钡餐造影：可见到胃排空减慢、幽门管延长、管腔狭窄如线状，可确定诊断。

【鉴别诊断】

本症应与幽门痉挛、胃食管反流和胃扭转相鉴别，前者用解痉镇静剂效果好，后两者用腹部 B 型超声和 X 线钡餐造影可鉴别。

【治疗】

诊断一旦明确，即应尽早进行幽门环肌切开术，手术简便效果良好。术前应纠正水、电解质及酸碱失衡，纠正营养不良和低蛋白血症，加强护理，防止感染。

第七节　肠套叠

肠套叠是指部分肠管套入邻近肠腔所致的绞窄性肠梗阻，是婴幼儿期常见的急腹症，好发年龄为 10 个月左右，男孩多见。

【诊断】

1. 临床表现

（1）腹痛：突然发作剧烈的阵发性绞痛，哭闹不安，发作时极度痛苦、屈膝收腹、面色苍白、出汗，持续数分钟后缓解而入睡，间歇 10~20 分钟后又重复发作。

（2）呕吐：反复呕吐、呕吐物初为乳汁、乳凝块和食物残渣，后可含胆汁，最后可呈粪便样液体。

（3）血便：80%～90%病例在发病后6～12小时排除果酱样黏液血便，或直肠指检发现血便。

（4）腹块：多数病例可在右上腹触及腊肠样套叠包块，右下腹有空虚感。

（5）全身状况：初发时一般状况尚可，数次发作后患儿可呈现衰竭状态，晚期则因肠坏死和腹膜炎使全身状况恶化，发生严重脱水、高热、昏迷和休克。

2. 辅助检查

（1）腹部B型超声：套叠部位显示同心圆或靶环状肿块影像。

（2）空气灌肠：在X线透视下可见杯口阴影及套叠头块影。

（3）钡灌肠：用于慢性套叠患者。

【鉴别诊断】

1. 血便在夏秋季应与菌痢鉴别，后者粪便中多量脓细胞，培养阳性，临床症状体征和腹部超声可鉴别，但应注意菌痢合并肠套叠。

2. 肠梗阻应与其他引起肠梗阻的急腹症鉴别，如蛔虫性肠梗阻、胃肠扭转等。

3. 腹痛、呕吐、血便应与过敏性紫癜腹型鉴别，后者常伴有皮肤、关节症状，但应注意过敏性紫癜也可合并肠套叠。

【治疗】

1. 空气灌肠：如发病时间在48小时内，患儿一般状况尚好，年龄>6个月，可考虑空气灌肠。术前给山莨菪碱等解痉剂，术后给0.5～1.0g炭末口服，6～8小时有炭末排除，表示整复成功。如仍有哭闹、呕吐，则有再次套入的可能。

2. 手术治疗　套叠时间超过48～72小时；或时间虽短但一般状况差；或年龄偏小者，应考虑手术复位。

第八节　先天性巨结肠

先天性巨结肠是一种先天性肠道发育畸形，是由于病变肠管肠壁肌间和黏膜下神经丛缺乏神经节细胞使该肠段平滑肌持续收缩，呈痉挛状态。导致近段肠管粪便淤积而扩张、肥厚，形成巨结肠。

【诊断】

1. 临床表现

（1）胎便排除延迟、顽固性便秘、腹胀：90%以上患儿生后48小时不排便或排少量胎便，需扩肛或灌肠排便，以后有顽固性便秘。常伴有腹胀，可见肠型和蠕动波，并因膈肌上升而呼吸困难。

（2）呕吐、营养不良：因排便不畅而呕吐、喂养困难，摄入量不足而营养不良及生长发育停滞。

（3）直肠指检：直肠壶腹部空虚感，拔指后出现暴发性排气及排便。

（4）并发症：可并发小肠结肠炎、肠穿孔和继发感染如肺炎和败血症。

2. 辅助检查

（1）X线检查：立位平片显示低位完全或部分性肠梗阻。钡灌肠显示正常肠管和痉挛段之间漏斗型移行区，但在3个月以内尤其在新生儿中可能不显示。钡灌肠还能观察病变肠段长度、扩张肠段的程度和范围；肠壁有无溃疡和炎症；24～48小时仍有钡剂滞留，应考虑诊断。

（2）直肠测压：是检查先天性巨结肠的可靠方法，如存在松弛反射波，则可除外本症。

（3）活组织检查：痉挛肠段组织活检，一般取齿状线上2cm和3cm各1块，黏膜下及肌层组织，确定有无神经节细胞。也可进行乙酰胆碱和胆碱酯酶测定，患者该检测为阳性，乙酰胆碱酯酶染色显示大量神经纤维，而缺乏神经细胞。

（4）肌电图：患儿直肠和乙状结肠远端肌电图波形低矮、光滑，频率少而不规则，缺乏峰电位。

【鉴别诊断】

1. 新生儿期排便障碍应与胎儿型结肠（结肠直径仅5mm左右）、胎粪性肠梗阻、败血症相鉴别。

2. 幼儿及儿童期应与特发性巨结肠（直肠壁内神经节细胞正常、肛门直肠测压有松弛反射波）、继发性巨结肠（外科手术后）、内分泌紊乱（甲状腺功能低下）鉴别。

【治疗】

1. 保守治疗 短段或超短段先天性巨结肠，经过非手术治疗能达到正常排便和正常生长发育，则可长期采用此法。具体方法有：口服蜂蜜、石蜡油、酚酞等缓泻剂和润滑剂；诱发排便，用开塞露、甘油栓或扩肛；每天一次等渗盐水灌肠，每次注入量10～100ml，应使灌入盐水和积存粪便全部排出。

2. 手术治疗 保守治疗无效则需采取外科手术治疗。

第九节　再发性腹痛

再发性腹痛（RAP）属于慢性腹痛范畴，目前国际公认的RAP的定义仍为最早由 Apley 和 Naish 提出的，即发作性腹痛。在接受检查的近 12 个月中，每月均有发生、至少连续 3 个月或更长的时间，发作严重时可影响小儿正常的活动，而在发作间歇期表现正常。

【诊断】

1. 临床表现

（1）器质性 RAP 的表现

①早期可与功能性 RAP 类同，随着病情进展，出现相应器质性病变的症状。

②疼痛部位局限，和/或从睡眠中疼醒等。

③有系统疾病的表现：如发热、体重丢失、厌食、排便习惯改变、少尿、排尿困难、尿频、呕吐、月经异常、血液学异常、尿常规和培养异常。

④显著的家族系统病史。

（2）功能性 RAP 的表现

①疼痛为痉挛性或绞痛性。可每日、每周、每月发作 1~2 次，或数月发作 1 次。每次发作不超过 1~3 小时，可自行缓解。

②发作以晨起多见，常于空腹或进餐时突然加重，但少有在夜间疼痛而影响睡眠。

③疼痛主要为脐周内脏性疼痛，也可在腹部其他部位。

④发作时可伴有功能性及自主神经症状，如呕吐、出汗、面色苍白或潮红、心悸、头痛等，还可伴有食欲不振、腹泻、便秘及再发性呕吐。

⑤腹痛常于星期一、开学、考试时发作，与学习及其他精神、情绪紧张因素有关。

⑥精神状况和心理类型：性格忧虑、情绪紧张。不愿与他人分享所得到的关怀；在学校学习工作认真，被教师认为是安静、易管理的孩子。

⑦常伴有功能性疾病的家族史。

2. 辅助检查

（1）血尿便常规、血沉、肝功、尿培养、便虫卵及潜血是必要的筛查试验，如结果正常则 95% 可除外器质性病因。血沉异常应除外炎症性疾病、感染或肿瘤。

（2）腹部及盆腔超声检查可除外肾、胆囊、胰腺及妇科病。对肾盂积水、输尿管囊肿、膀胱炎、重复肾、低位肾发育不良、胆总管囊肿、卵巢畸胎瘤、粪块性气胀等有诊断价值。

（3）胃肠道钡餐及内窥镜检查：如有胃肠疾病的典型表现和家族史，应考虑该两项检查。

（4）腹腔镜：对疑似器质性病因，但其他检查不能明确病因的患儿可进行

腹腔镜检查。该检查可检出阑尾、美克尔憩室、腹股沟疝、脐尿管囊肿、输卵管旁囊肿等病变

【鉴别诊断】

RAP病因涉及全身各系统疾病，在诊断中首先应注意勿漏诊器质性疾病。

1. 诊断要点

（1）年龄和性别：多见于5岁以上，尤其10~12岁儿童，男女之比为3:5。

（2）病史：应详细询问腹痛发作频度、时间、部位、性质、伴随症状（尤其应注意各种器质性病因的症状和体征），心理素质，家庭的心理状态和社会环境，双亲的胃肠功能疾病史，有助于功能性RAP的诊断。

（3）体格检查：测量身高、体重，功能性RAP不影响生长发育；注意植物神经功能失调症状，如心动过速、血压轻度升高、四肢发凉、瞳孔较大、面色苍白等；腹部触痛部位不固定，左下腹可触及痉挛肠管及粪块。以上提示功能性RAP。

2. 诊断步骤

（1）按定义确定是否为再发性腹痛。

（2）必要的筛查试验，除外器质性病因。

（3）功能性RAP及合并的消化道及精神、心理症状。

3. 需鉴别的各系统器质性疾病 药物、异物、铅中毒、双糖不耐受；肌肉筋膜病变；妇科疾病、肿瘤、疝；消化道炎症和溃疡；幼年类风湿、血管炎、肠寄生虫、炎症性肠病；肠粘连，胰腺假囊肿、腹壁拉伤；肠旋转不良、重复畸形；卟啉病、甲状旁腺功能亢进；镰状细胞贫血等。

【治疗】

1. 器质性RAP应明确病因，对因治疗。

2. 功能性RAP的治疗。

（1）治疗要点：①解除患儿和家长的心理负担，建立良好的医患关系，使患儿和家长对医师有信任感，并树立改善生活质量的信心。②认真采集病史（包括家庭和学习环境）、体检及必要的筛查试验以解除家长和患儿的顾虑。③建立长期随访联系，对任何新出现的情况应及时鉴定以再除外器质性病因。④鼓励患儿坚持正常的活动和学习。

（2）饮食治疗：保证营养摄入，建立良好的饮食习惯及排便习惯，如有腹泻，应减少高脂饮食；便秘者可增加含纤维素食物。

（3）药物治疗：有减轻症状作用，可根据病情适当应用解痉剂、促胃肠动力剂。如症状不能缓解，可用调节植物神经功能药、三环类抗抑郁剂、作用于5-HT受体制剂、钙通道阻滞剂等药物（如多虑平、赛庚啶、丙戊酸钠等）。

（4）生物反馈治疗：对小儿功能性再发性腹痛，国外有用生物反馈治疗仪进行植物神经功能自我调节，取得较好疗效（国内成人已用于治疗功能性胃肠道疾病）。

（5）对精神、心理障碍明显，一般治疗无效、症状持续数年的患儿需请心理专科医师诊治。

3. 中医中药

（1）腹部中寒　腹部疼痛，阵阵发作，痛处喜暖，遇寒痛甚，肠鸣辘辘，面色苍白，痛甚者额冷汗出，唇色紫暗，肢冷，或兼吐泻，小便清长，舌淡红，苔白滑，脉沉弦紧，指纹红。治宜：温中散寒，理气止痛。方药：养脏汤加减。

（2）乳食积滞　脘腹胀满，疼痛拒按，不思乳食，嗳腐吞酸，或腹痛欲泻，泻后痛减，或时有呕吐，吐物酸馊，矢气频作，粪便秽臭，夜卧不安，时时啼哭，舌淡红，苔厚腻，脉象沉滑。治宜：消食导滞，行气止痛。方药：香砂平胃散加减。

（3）胃肠结热　腹部胀满，疼痛拒按，大便秘结，烦躁不安，潮热口渴，手足心热，唇舌鲜红，舌苔黄燥，脉滑数或沉实，指纹紫滞。治宜：通腑泄热，行气止痛。方药：大承气汤加减。

（4）脾胃虚寒　腹痛绵绵，时作时止，痛处喜温喜按，面白少华，精神倦怠，手足清冷，乳食减少，或食后腹胀，大便稀溏，唇舌淡白，脉沉缓，指纹淡红。治宜：温中建脾，缓急止痛。方药：小建中汤合理中丸加减。

（5）气滞血瘀　腹痛经久不愈，痛有定处，痛如锥刺，或腹部癥块拒按，肚腹硬胀，青筋显露，舌紫暗或有瘀点，脉涩，指纹紫滞。治宜：活血化瘀，行气止痛。方药：少腹逐瘀汤加减。

第十节　便　秘

便秘是指排便次数比正常同龄儿减少，粪便干硬，排便困难、费力，伴有腹痛和排便痛等不适感。如仅有排便间隔延长，而不伴便干和排便痛苦，不应称为便秘。

【诊断】

1. 临床表现

（1）排便次数减少、粪质干硬、排便困难、肛门疼痛，腹胀及腹痛，肠鸣及排气多。长期便秘可合并痔疮及直肠脱垂。

（2）精神不振、乏力、头晕、头痛，营养不良。

（3）少数患儿在干粪周围流出较臭肠液和稀粪，可误认为便失禁。

2. 辅助检查

（1）常规化验：观察粪便性状；粪块带有黏液和血，应分辩是与粪便混合，还是在粪便表面，同时显微镜检除外炎性改变。

（2）胃肠 X 线钡餐造影：了解胃肠运动情况，除外肿瘤、结核、先天性巨结肠等器质性疾病。

（3）胃肠通过时间（GITT）测定：口服不透 X 线标志物，定期摄片，测算胃肠通过时间和结肠通过时间。结果可分为慢通过型、排出道阻滞型（多数标志物停留在乙状结肠和直肠）和混合型。后 2 种情况，可选择以下直肠肛门功能检查（第 4~6 项）。

（4）肠道内窥镜：了解局部黏膜、肠管收缩功能，及有无狭窄。

（5）结、直肠肌电图及肛管、直肠测压：可了解便秘为功能性、器质性异常。

（6）X 线排便造影：对直肠和肛门括约肌作动态观察，可鉴别有不同程度出口梗阻的器质性原因，如直肠套叠、直肠前突、盆底肌痉挛综合征等。

【鉴别诊断】

1. 根据以上各项检查鉴别习惯性便秘及器质性便秘。

2. 注意除外佝偻病、甲状腺功能低下等系统疾病及先天性肛门狭窄。

【治疗】

1. 有器质性病因者，首先对因治疗。

2. 建立良好的排便习惯：创造良好环境，每天进行定时排便训练，限制使用栓剂和灌肠。

3. 饮食管理：婴儿适当增加果汁和蜂蜜水；幼儿辅食质从细逐渐到粗；年长儿增加多纤维素饮食。对营养不良儿应补充营养。

4. 药物治疗

（1）开塞露：每次 5~10ml 纳入肛门，不宜多用，以免造成药物依赖。

（2）睡前服镁乳 8~15ml 或液体石蜡 4~8ml，连用数日，同时配合排便训练。

（3）杜秘克（乳果糖）：在胃和小肠不被吸收，到结肠吸收水分入肠腔而使粪便软化。每日 1 次 5~15ml 口服。

（4）促动力剂：西沙比利有促进全胃肠动力作用，对 GITT 时间延长患儿可选用，每次 0.2mg/kg，每日 3 次餐前 15 分钟服，对部分动力障碍患儿有作用，应注意使用时心电监测，以防该制剂的延长心电图 QTc 的副作用。

5. 中医中药

（1）热秘　大便干结，腹胀或痛，口干口臭，面红心烦，或有身热，小便短赤，舌红，苔黄燥，脉滑数。治宜：泻热导滞，润肠通便。方药：麻子仁丸加减。

（2）虚秘　大便干结，面色无华，形体消瘦，头晕耳鸣，心烦少眠，潮热盗汗，舌红少苔，脉细数。治宜：滋阴增液，润肠通便。方药：增液汤加减。

第十一节　小儿腹泻病

小儿腹泻病是一组由多病原、多因素引起的以大便次数增多和大便性状改变为主要特征的临床综合征。

【诊断】

1. 临床表现

（1）大便次数较平日增多和大便性状改变（含不消化食物残渣稀便、水样便、黏液便、脓血便）。

（2）脱水、电解质紊乱、酸碱失衡及其他中毒症状（烦躁，精神萎靡、嗜睡、高热或体温不升、末梢血白细胞计数明显升高或降低等）。

（3）脱水程度判断：（见表6-1）。

表6-1　小儿脱水程度分度表

脱水程度	轻	中	重
失水占体重比例	5%（50ml/kg）	5%~10%（50~100ml/kg）	10%以上（100~120ml/kg）
精神	稍差、略烦躁	萎靡、烦躁不安	极度萎靡、昏睡、昏迷
皮肤	弹性可	弹性差、回复<2秒	色灰、发花、弹性极差、回复>2秒
眼窝前囟	微凹	明显凹陷	深凹
眼泪、唾液	有	少	无
尿	稍减	明显减少	极少或无
末梢循环	正常	肢端稍凉	四肢厥冷

（4）脱水性质判断：（见表6-2）。

表6-2　小儿脱水性质评定表

脱水性质	低渗	等渗	高渗
血钠	<130mmol/L	130~150mmol/L	>150mmol/L
水电解质丢失比例	失电解质>失水	成比例丢失	失水>失电解质
丢失体液	细胞内水肿	循环血量、间质液	细胞内脱水
原因	长期腹泻，输注过多非电解质液	一般腹泻	输注过多等、高渗液
表现	脱水症状较重	一般脱水症状	烦渴、高热、肌张力高、脱水症状相对较轻

（5）电解质和酸碱失衡的判断：腹泻时因肠道丢失和摄入不足可发生低钾

和代谢性酸中毒，重度脱水均合并酸中毒应根据症状、体征、血生化和血气判断低钾和酸中毒。

2. 病程分类 病程＜2周为急性腹泻；2周～2月为迁延性腹泻；＞2月为慢性腹泻。

3. 病情分类 轻型：无脱水、酸中毒、电解质紊乱及全身中毒症状；重型：有脱水、酸中毒、电解质紊乱及全身中毒症状。

【鉴别诊断】

1. 粪便含不消化食物残渣及水样，显微镜检无或极少白细胞和/或红细胞，病因可能为非感染因素（如生理性腹泻、饮食或气候因素等）及病毒性、产毒素性细菌感染等，如伴严重呕吐并迅速出现脱水及较明确的流行病史，应考虑霍乱。

2. 粪便为黏液、脓血便或镜检多量红细胞、白细胞，病因可能为侵袭性细菌感染如痢疾杆菌、侵袭性大肠杆菌、空肠弯曲菌、沙门氏菌等；如粪便血多脓少呈果酱样，应考虑为阿米巴痢疾。如考虑侵袭性细菌感染，宜尽早做细菌培养及药物敏感试验。

【治疗】

1. 急性腹泻的治疗

（1）对症和饮食治疗：除重度脱水和重度呕吐者外，一般不禁食。如需禁食，不超过4～6小时。母乳喂养儿，继续喂养；人工喂养儿，可适当稀释奶；已添加辅食儿，适当维持或减少品种和数量，应保证饮食卫生、新鲜、易消化、有营养。

（2）药物治疗：除小婴儿、高热、全身中毒症状严重、粪便为黏液、脓血或镜下多量红、白细胞者，一般不用抗生素。侵袭性细菌感染者应根据病情和病原选择抗生素：如复方新诺明、多黏菌素、先锋霉素（头孢呋辛、头孢克肟）、氨曲南等，年长儿可用喹诺酮类，阿米巴痢疾选择甲硝唑。以上抗生素剂量按常规剂量，疗程根据病情和血、便培养，一般3～7天；病情危重和败血症者，疗程须延长至10～14天或更长。

应适时加用胃肠黏膜保护剂和微生态制剂如思密达、乐托尔、妈咪爱、金双歧、培菲康等，以保护肠道黏膜，扶植肠道正常菌群。

（3）脱水的治疗

①腹泻患儿在脱水发生前即应口服足够液体预防脱水。

②轻度脱水可给以国际卫生组织推荐的口服补液盐治疗，用量为4小时内75ml/kg，因该溶液张力较高为2/3张，可适当稀释或同时给以母乳和白水。

③中度及以上脱水及呕吐严重者应静脉输液。

a. 补液部分：分累积损失、继续丢失、生理需要 3 部分。

b. 补液量：累积损失轻度脱水 50ml/kg、中度脱水 50～100ml/kg、重度脱水 100～120ml/kg，继续丢失每日 10～40ml/kg，生理需要每日 70～90ml/kg。

c. 补液种类和速度：补累积损失如为低渗脱水用 2/3 张含钠液、等渗用 1/2 张、高渗用 1/3～1/5 张，脱水性质不明确情况下按等渗脱水处理。有循环衰竭的重度脱水患者，先用等渗含钠液（生理盐水、2：1 液即 2 份生理盐水，1 份 1.4%NaHCO$_3$、酸中毒严重者可用 1.4%NaHCO$_3$）20ml/kg 于 30 分钟至 1 小时给入，进行扩容，其余累积损失量于 8～12 小时补入；继续丢失用 1/3～1/2 张含钠液，12～24 小时口服或静脉输入；生理需要用 1/4～1/5 张含钠液，12～24 小时口服或静脉输入。

（4）电解质紊乱治疗

①补钾：患儿有尿后或明显低钾而 6 小时内有尿者，可予以补钾。一般每日 200～300mg/kg 分次口服，或 0.15%～0.2% 浓度静脉输入，全日钾量不能少于 8 小时给入。

②补钙：佝偻病患者在补液同时可口服钙剂，如出现惊厥或手足搐搦，即给 10% 葡萄糖酸钙 5～10ml，等量稀释后缓慢静脉推注或滴注，应注意勿漏出血管及输注速度不能过快。

2. 迁延性和慢性腹泻的治疗

（1）查清病因、对因治疗，根据便培养敏感性选用抗生素。

（2）参照上述补液原则预防和纠正脱水、电解质紊乱和酸碱失衡。

（3）乳糖不耐受者选择豆奶、低乳糖或无乳糖奶粉。

（4）肠黏膜严重受损或胰酶缺乏者可选用氨基酸、葡萄糖、中链甘油三酯、多种维生素和微量元素组合成的要素饮食。

（5）不能耐受口服者，应用部分或全静脉营养。

（6）补充微量元素和维生素，如锌、铁、维生素 A、B、C、D 和叶酸等。

（7）应用微生态调节剂和肠黏膜保护剂。

3. 中医中药

（1）常证

①湿热泻　大便水样，或如蛋花汤样，泻下急迫，量多次频，气味秽臭，或见少许黏液，腹痛时作，食欲不振，或伴呕恶，神疲乏力，或发热烦闹，口渴，小便短黄，舌质红，苔黄腻，脉滑数，指纹紫。治宜：清肠解热，化湿止泻。方药：葛根黄芩黄连汤加减。

②风寒泻　大便清稀，夹有泡沫，臭气不甚，肠鸣腹痛，或伴恶寒发热，鼻流清涕，咳嗽，舌质淡，苔薄白，脉浮紧，指纹淡红。治宜：疏风散寒，化湿和

中。方药：藿香正气散加减。

③伤食泻　大便稀溏，夹有乳凝块或食物残渣，气味酸臭，或如败卵，脘腹胀满，便前腹痛，泻后痛减，腹痛拒按，嗳气酸馊，或有呕吐，不思乳食，夜卧不安，舌苔厚腻，或微黄，脉滑实，指纹滞。治宜：运脾和胃，消食化滞。方药：保和丸加减。

④脾虚泻　大便稀溏，色淡不臭，多于食后作泻，时轻时重，面色萎黄，形体消瘦，神疲倦怠，舌淡苔白，脉缓弱，指纹淡。治宜：健脾益气，助运止泻。方药：参苓白术散加减。

⑤脾肾阳虚泻　久泻不止，大便清稀，澄澈清冷，完谷不化，或见脱肛，形寒肢冷，面色㿠白，精神萎靡，睡时露睛，舌淡苔白，脉细弱，指纹色淡。治宜：温补脾肾，固涩止泻。方药：附子理中汤合四神丸加减。

（2）变证

①气阴两伤　泻下过度，质稀如水，精神萎软或心烦不安，目眶及囟门凹陷，皮肤干燥或枯瘪，啼哭无泪，口渴引饮，小便短少，甚至无尿，唇红而干，舌红少津，苔少或无苔，脉细数。治宜：健脾益气，酸甘敛阴。方药：人参乌梅汤加减。

②阴竭阳脱　泻下不止，次频量多，精神萎靡，表情淡漠，面色青灰或苍白，啼哭无泪，尿少或无，四肢厥冷，舌淡无津，脉沉细欲绝。治宜：挽阴回阳，救逆固脱。方药：生脉散和参附龙牡救逆汤加减。

第七章　泌尿系疾病

第一节　原发性肾小球疾病

一、急性肾小球肾炎

急性肾小球肾炎（AGN）：又称急性肾炎综合征，多数有前驱感染史。起病急，临床以水肿、少尿、血尿、高血压及肾小球滤过率降低为主要表现。根据前驱症状的不同，可分为链球菌感染后和非链球菌感染后肾炎两类，儿科以急性链球菌感染后肾小球肾炎（PSAGN）多见，此病预后好，多数病程6个月到1年。

【诊断】

1. 临床表现

（1）多为学龄儿童，起病急。典型病例在发病前1～3周有呼吸道感染病史，部分发病前有皮肤感染病史。

（2）水肿：轻－中度水肿，一般仅累及眼睑及颜面，重者波及全身，呈非可凹性。

（3）尿量减少。

（4）血尿：为全程均一的血尿，多数患者为肉眼血尿，色如茶水或洗肉水，持续1～2周即转镜下血尿；少部分患者只为镜下血尿。

（5）高血压：在发病初1～2周急性期，约80%～90%患者有程度不等的高血压。重症者可出现高血压脑病。

（6）严重病例可出现急性循环充血表现，如气急、不能平卧、肺底湿罗音等。

（7）可有程度不一的暂时性少尿性氮质血症。偶可发展为急性肾功能衰竭。

（8）应注意不典型或轻型病例的诊断，如病人只有镜下血尿，无浮肿、高血压，但血中补体呈规律性的动态变化；还有些患者尿蛋白浮肿突出，类似肾病表现，肾活检可做出明确诊断。

2. 实验室检查

（1）尿常规：肉眼血尿或镜下血尿，尿蛋白（＋）～（＋＋）。

（2）尿沉渣镜检：红细胞＞5/HP，60%以上是变形红细胞。可见红细胞管型和颗粒管型，少数白细胞和上皮细胞。

（3）血常规：白细胞总数正常或稍高，与原发感染灶是否存在有关。部分患者有轻度贫血，因血液稀释所致。

（4）血沉：中度增快，病后 2～3 月恢复正常。

（5）抗链球菌溶血素"O"（ASO）：约 70%～80% 滴度升高，通常于感染后 2～3 周出现，3～5 周达高峰。50% 病人半年内恢复。

（6）血清补体：呈动态变化，病程早期血补体 C3 明显降低，6～8 周内恢复正常。此规律性变化为本症的典型表现

（7）抗脱氧核糖核酸酶 B 抗体（ADNAseB）及抗透明质酸酶（AHAse），两者在脓皮病所致 AGN 患者中阳性率高于 ASO，且年龄越小，阳性率越高。

（8）肾功能检查：少数重症患者可有血尿素氮及血清肌酐一过性升高，出现电解质紊乱。

（9）X 光胸片：肺纹粗重，重症呈肺水肿表现；心影正常或丰满。

（10）B 超：双肾稍增大或正常，回声有不同程度增强。

（11）肾活检：对非典型病例诊断困难时，要进行肾活检。

PSAGN 典型病理改变为：光镜下为毛细血管内增生性病理改变；免疫荧光见到 IgG 和 C3 沿毛细血管壁、系膜区沉积；电镜下可见驼峰状电子致密物沉积在基底膜外侧或上皮下。

【鉴别诊断】

1. 急进性肾炎 临床起病同急性肾炎，但伴进行性肾功能衰竭。常在 3 个月内病情持续进展恶化，病死率高。

2. 慢性肾炎急性发作 此类患者常在感染后 1～2 日内出现 AGN 症状，但多尿比重固定、贫血较重、氮质血症明显和血压持续维持高值，再参考既往病史，即可区别。

3. 原发性肾病综合征（肾炎型） 具急性肾炎的临床表现，同时伴肾病综合征表现，血清补体缺乏典型动态变化。

4. IgA 肾病 典型表现为上呼吸道感染"同步的"突发性肉眼血尿，持续时间短，通常不伴水肿和高血压，一般无补体下降。鉴别困难时需进行肾活检。

【治疗】

1. 休息 急性期应卧床休息 2～3 周，待肉眼血尿消失，血压正常，可下床作轻微活动。血沉正常可上学。3 月内应避免剧烈体力活动。

2. 饮食 急性期尿少、水肿重或高血压者应记出入量；限盐，并限制液体入量；保证摄取足够热卡和维生素 B 及 C；有氮质血症者限蛋白，待氮质血症消失后恢复正常饮食。

3. 抗感染　有感染灶时用青霉素或其他链球菌敏感的抗生素治疗以消除感染，疗程 10 ~ 14 天。

4. 利尿剂的应用　经控制水盐入量仍浮肿尿少者，可应用以下治疗：

（1）速尿：1 ~ 2mg/（kg·次），Bid，im 或 po。

（2）氢氯噻嗪（双氢克尿噻）：1 ~ 2mg/（kg·d），分 2 ~ 3 次，po。

（3）丁尿胺：成人剂量 0.5 ~ 1mg/次，儿童酌减。

5. 降压药的应用　凡经休息、控制水盐、利尿，血压仍高者积极降压。

（1）首选硝苯吡啶（心痛定）：0.25 ~ 0.5mg/（kg·d），分 3 ~ 4 次舌下含服，20 分钟起效，1 ~ 2 小时达高峰，维持 4 ~ 8 小时。

（2）卡托普利（开博通）：自 0.3mg/（kg·d）开始或 6.25 ~ 12.5mg/次，q6 ~ q8h 口服。如血压控制仍不满意可联合应用尼群地平或络活喜口服。

6. 急性期并发症的治疗

（1）急性肾功能衰竭：详见急性肾衰节。

（2）急性循环充血：应予重症监护，密切观察病情变化。准确记录出入量，严格限制液量及盐，液体入量根据不显性丢失加出量计算；给于强利尿剂如速尿。肺水肿严重者可用硝普钠（具体见高血压脑病）。对药物治疗无效者采用透析治疗，可迅速达到脱水、恢复血容量的目的。

（3）高血压脑病

①监测血压、心电，备好吸氧、吸痰等抢救措施。

②积极控制血压：可选用硝普钠静脉点滴，5 ~ 10mg 溶于 10% 葡萄糖溶液 100ml 中，开始可按每分钟 1μg/kg 速度滴注，用药时严密监测血压，随时调整药液滴速，每分钟不宜超过 8μg/kg，以防低血压，通常 1 ~ 5 分钟内可使血压降至正常。输液瓶应注意避光，用黑纸包裹，以免药物遇光分解。

③镇静剂：抽搐者给予安定 0.3mg/（kg·次），总量不超过 10mg，缓慢静注，或采用其他止惊药。如：苯巴比妥钠 6 ~ 8mg/（kg·次），肌注；冬眠 II 号，冬眠灵及非那更各 1mg/（kg·次），稀释后肌注，q4h ~ q8h 可重复；10% 水合氯醛 0.5ml/（kg·次），溶于生理盐水 10ml 灌肠给药。

④降颅压：用 20% 甘露醇 0.5 ~ 1g/（kg·次），静脉滴注，1 小时内进入，q4h ~ q8h 可重复。

7. 中医中药

（1）急性期

1）常证

①风水相搏　水肿自眼睑开始迅速波及全身，以头面部肿势为著，皮色光亮，按之凹陷随手而起，尿少色赤，微恶风寒或伴发热，咽红咽痛，骨节酸痛，

鼻塞咳嗽，舌质淡，苔薄白或薄黄，脉浮。治宜：疏风宣肺，利水消肿。方药：麻黄连翘赤小豆汤合五苓散加减。

②湿热内侵　浮肿或轻或重，小便黄赤而少，甚者尿血，烦热口渴，头身困重，常有近期疮毒史，舌质红，苔黄腻，脉滑数。治宜：清热利湿，凉血止血。方药：五味消毒饮合小蓟饮子加减。

2）变证

①邪陷心肝　肢体面部浮肿，头痛眩晕，烦躁不安，视物模糊，口苦，恶心呕吐，甚至抽搐、昏迷，尿短赤，舌质红，苔黄糙，脉弦数。治宜：平肝泻火，清心利水。方药：龙胆泻肝汤合羚角钩藤汤加减。

②水凌心肺　全身明显浮肿，频咳气急，胸闷心悸，不能平卧，烦躁不宁，面色苍白，甚则唇指青紫，舌质暗红，舌苔白腻，脉沉细无力。治宜：泻肺逐水，温阳扶正。方药：己椒苈黄丸合参附汤加减。

③水毒内闭　全身浮肿，尿少或尿闭，色如浓茶，头晕头痛，恶心呕吐，嗜睡，甚则昏迷，舌质淡胖，苔垢腻，脉象滑数或沉细数。治宜：通腑泻浊，解毒利尿。方药：温胆汤合附子泻心汤加减。

（2）恢复期

①阴虚邪恋　乏力头晕，手足心热，腰酸盗汗，或有反复咽红，舌红苔少，脉细数。治宜：滋阴补肾，兼清余热。方药：知柏地黄丸合二至丸加减。

②气虚邪恋　身倦乏力，面色萎黄，纳少便溏，自汗出，易于感冒，舌淡红，苔白，脉缓弱。治宜：健脾益气，兼化湿浊。方药：参苓白术散加减。

【预后和预防】

急性肾小球肾炎预后好。95%的病例能完全恢复，小于5%的病例可有持续尿异常，死亡病例在1%以下。

防治感染是预防急性肾炎的根本。减少呼吸道及皮肤感染，对急性扁桃体炎、猩红热及脓疱疮患儿应及早、彻底地用青霉素或其他抗生素治疗。A组溶血性链球菌感染后1~3周内应定期检查尿常规，及时发现和治疗本病。

二、急进性肾小球肾炎

急进性肾小球肾炎（rapidly progressive glomerulonephritis，RPGN）是一种起病急骤、病情凶险、进展迅速且预后恶劣的肾小球肾炎。起病后数周或数月肾功能进行性恶化，最终发展至尿毒症。除特发性急进性肾炎外，本病可由多种疾病发展而来，包括原发性肾小球疾病（如链球菌感染后肾小球肾炎、IgA肾病等）和继发性肾小球疾病（如狼疮性肾炎、紫癜性肾炎、结节性多动脉炎、溶血尿毒综合征等）。

【诊断】

1. 临床表现

（1）多见于学龄儿童及青少年。部分患儿有前驱呼吸道或胃肠道感染。

（2）有急性肾炎综合征的临床表现：少尿或无尿，浮肿，高血压。

（3）病情严重且进展迅速，一般多在起病后数天至 2～3 月内发生进行性肾功能不全。

2. 实验室检查

（1）尿常规：有中等或大量蛋白尿，血尿，管型尿。尿比重低而恒定。

（2）血常规：中～重度贫血。血沉明显增快。

（3）水电解质及酸碱平衡紊乱：少尿患者可有高钾、低钠、低钙血症及代谢性酸中毒。

（4）肾功能检查：血肌酐、尿素氮升高、肌酐清除率（Ccr）明显降低。

（5）部分患者循环免疫复合物（CIC）阳性；部分血清抗肾小球基底膜抗体阳性；少数 ANCA（抗中性粒细胞胞质抗体）阳性；原发性 RPGN 补体 C3 多正常。

（6）B 超提示双肾增大，皮质回声明显增强。

（7）肾活检病理：光镜检查病变弥漫，新月体形成的肾小球数 >50%，免疫荧光检见 IgG、IgM 和 C3 沿毛细血管壁呈线状或颗粒状沉积。

【鉴别诊断】

1. 急性链球菌感染后肾小球肾炎　多有链球菌感染史，ASO 升高，急性期补体 C3 多下降，少尿及氮质血症期持续时间较短，很少超过 2 周，有助于鉴别。

2. 溶血尿毒综合征　多见于婴幼儿，除有少尿、无尿和急速进展的肾功能不全等临床表现外，尚有贫血、网织红细胞增高，周围红细胞形态异常等溶血症状，血小板减少，可有助于鉴别。

3. 系统性红斑狼疮　多见于女性，可以类似急进性肾炎的表现起病，但常伴有皮疹、关节疼等多脏器损害表现，血清补体 C3 降低，抗核抗体和抗 DNA 抗体阳性，SLE 特异性临床及实验室检测易于鉴别。

4. 肺出血肾炎综合征　本症有血尿、蛋白尿，亦可伴有水肿、高血压及迅速出现肾功能衰竭，但咯血、呼吸困难等呼吸道异常是其特点，可有助于鉴别。

【治疗】

1. 一般治疗　卧床休息、低盐、低蛋白饮食。注意调整水、电解质紊乱，纠正代谢性酸中毒。积极控制高血压。避免应用对肾脏有害药物，积极防止感染。

2. 甲基强的松龙冲击治疗　甲基强的松龙 15～30mg/kg（最大量不超过 1g）

溶于葡萄糖液 100～200ml 中 1～2 小时静脉点滴。连用 3 天为一疗程，或隔日 1 次，3 次为一疗程，最多可用 3 个疗程。以后改为口服强的松 2mg/（kg·d）维持，待病情稳定后，缓慢减量。

3. 环磷酰胺冲击疗法　剂量为 8～12mg/（kg·次），连用 2 天为一疗程，每 2 周 1 疗程，连用 6 个疗程。同时用激素治疗（同上）

4. 抗凝疗法　首选肝素，剂量 100～150 单位/kg/次，疗程 2～3 周；同时用潘生丁 5～10mg/（kg·d），分 3 次口服（详见肾病综合征）。在此基础上加用激素及免疫抑制剂，称为四联疗法。

5. 急性肾衰的治疗　详见急性肾衰节。

6. 血浆置换疗法　国外报道对 RPGN 有较好疗效。

7. 透析疗法　对保守治疗无效，肾功能急剧恶化的 RPGN 患者需进行透析替代疗法（腹膜或血液透析），以后择期行肾移植。

三、原发性肾病综合征

肾病综合征（nephrotic　syndrome，NS）是一组多种病因所引起的肾小球基底膜（GBM）通透性增加，导致大量蛋白从尿中丢失的综合征。

【诊断】

1. 临床特点

（1）大量蛋白尿，尿蛋白＋＋＋～＋＋＋＋；24h 尿蛋白定量≥50mg/kg；

（2）血浆白蛋白低于 30g/L；

（3）血浆胆固醇高于 220mg/dL；

（4）不同程度的水肿；

（5）常见的并发症：感染、低血容量休克、急性肾衰、高凝状态、血栓栓塞、肾小管功能紊乱、蛋白质和热卡不足性营养不良及微量元素缺乏；少数患者可有甲状腺功能低下。

2. 临床分型

（1）单纯性肾病综合征：符合肾病综合征的四大临床特点，不伴有高血压、血尿、持续性低补体血症和氮质血症。

（2）肾炎性肾病综合征：除上述四大临床特点外，还有以下临床表现之一：

①高血压：学龄前儿童＞120/80mmHg；学龄儿童＞130/90mmHg。须除外糖皮质激素的影响。

②氮质血症：血尿素氮（BUN）＞10.7mmol/L（30mg/dl）。须除外少尿影响。

③血尿：尿 RBC＞10/HP（离心尿检查，2 周内连续 3 次以上尿检查）。

④低补体血症：血清总补体或 C_3 持续降低。

3. 实验室检查

（1）尿常规：尿蛋白定性检查 ≥ + + + ，24 小时尿蛋白定量 ≥50mg/kg。

（2）血浆蛋白：血浆总蛋白低于正常，白蛋白常 <30g/L。

（3）血清胆固醇：血清胆固醇 > 5.7mmol/L（ > 220mg/dl），甘油三酯可增高。

（4）肾功能检查：少尿时可有暂时性 BUN、Cr 升高；肾炎性者可伴氮质血症或低补体血症。

（5）肾活检：对于激素耐药、勤复发或激素依赖的病例；或病程中出现缓慢肾功能减退时都应进行肾活检，明确病理类型指导治疗。ISKDC（国际儿科肾脏病研究小组）将其分为以下病理类型：

①微小病变型（MCNS），是儿童肾病综合征最主要的病理改变。

②局灶阶段性肾小球硬化（FSGS）。

③膜增生性肾炎（MPGN）。

④系膜增生性肾炎（MsPN）。

⑤膜性肾病（MNS）。

【治疗】

1. 综合治疗

（1）合理安排生活：除高度水肿，并发感染或有其他严重合并症需卧床外，在长期治疗过程中，争取在可能情况下使患儿接近正常生活。

（2）饮食：只有对水肿或高血压患者短期限钠（低盐 <2g/d）忌长期限盐。高度水肿、少尿时应适当限水。蛋白质供给宜 1.5 ~ 2.0g/kg·d，并多采用优质蛋白：如乳、鸡蛋、鱼等。长期服激素者食欲异常亢进，此类患儿应适当限热量摄入。在长期服用激素时要补充足够的维生素 D 及钙。

（3）利尿：在高度浮肿或高血压情况下，可间断口服双氢克尿噻 1 ~ 2mg/（kg·d）或速尿口服或注射，每次 1 ~ 2mg/kg；丁尿胺成人静注 0.5 ~ 1mg，儿童酌减。对严重低白蛋白血症（ <20g/L）伴顽固水肿，一般利尿剂无效者，应先扩容，静脉输注低分子右旋糖酐 5 ~ 10ml/（kg·次），30 ~ 60 分钟滴毕后静注速尿。也可予静脉输注人血白蛋白 0.5 ~ 1g/kg，于 2 ~ 3 小时内输入，继之滴注速尿。在显著利尿时应注意水、电解质失衡，特别是低钾血症。

（4）抗凝治疗：肾病综合征常伴高凝状态，除能引发血栓、栓塞合并症外，还常表现为激素不敏感。当血小板 >300 × 10^9/mm³，血浆纤维蛋白原正常时，加服潘生丁 5mg/（kg·d），分 3 次口服；当血小板 >300 × 10^9/mm³，同时血浆纤维蛋白原也增高时，可给潘生丁口服，同时将肝素 100u/kg 溶于 10% 葡萄糖

100ml 静滴，每日 1~2 次，疗程 2~3 周。

（5）控制高血压：见急性肾小球肾炎。

（6）防止感染原则：开始激素治疗前注意除外和治疗可能存在的感染，常规做 PPD 皮试、拍胸片，查血、尿常规；激素治疗期间，每日认真查体，发现感染时，及时应用强有力抗生素；不预防使用抗生素。

2. 特异性治疗使用的药物

（1）糖皮质激素：是诱导肾病缓解的首选药物。

①长程疗法：强的松足量 2mg/（kg·d）（总量 <60mg/d），分 3 次口服，若尿蛋白 4 周内转阴则自转阴后原量再用 2 周；若 4 周内未阴转则一般用至 8 周。然后改总量隔日晨顿服，继续用 4~8 周，以后逐渐减量，每 2~4 周减 5mg，减量速度可前快后慢，减至 1mg/（kg·2d），稳定 2~3 个月不变，如尿蛋白持续阴性，可继续减量，必要时到 0.5mg/（kg·2d）时再稳定 2~3 月不变，总疗程 9~12 月。

②当从每日服改为隔日服有困难时，可采用移行减量方法，即当激素改为每日清晨顿服后，一天剂量不动，另一天逐渐将剂量减少至 0，缓慢过渡至隔日清晨顿服（以后减量方法同上）。

注：长期应用激素的副作用：肥胖、库欣氏征；蛋白质营养不良；糖尿病、高血压、骨质疏松；股骨头坏死；消化道溃疡、穿孔；神经精神兴奋，高凝状态，生长发育停止等。

③甲基强的松龙冲击疗法：此疗法可选择性地应用于部分难治性肾病或激素副作用严重，不适宜继续长期大量口服激素的患者。冲击前需将血压控制好，矫正低钾血症，心电图基本正常。冲击时进行心电监测。剂量方法同急性肾小球肾炎。冲击间隔及冲击后给足量强的松治疗。副作用：高血压、水钠潴留、感染、消化道出血、心律不齐、头痛等。

（2）免疫抑制剂：此类药物用于难治性肾病和（或）皮质激素疗效差，副作用严重者。

①环磷酰胺（CTX）：多用于激素耐药，激素依赖或勤反复的肾病患者。有两种给药方法：

静脉法：8~12mg/（kg·次），溶于 200ml 盐水中静点，2 天为 1 个疗程，每 2 周 1 疗程，连用 6 个疗程。治疗当日要充分给予水化，液体量至少 20ml/（kg·d）。如病人尿量少因而不宜水化时，或大剂量 CTX 冲击副作用大时，可用 CTX0.2（成人剂量，儿童酌减）放在少量盐水中静脉推注，一周 3 次，累积剂量 <150mg/kg。

口服法：剂量 2~3mg/（kg·d），疗程 8~12 周，累积总剂量 <150mg/kg。

注意 CTX 的副作用：如白细胞减少、脱发、肝功能受损、出血性膀胱炎等，严格掌握剂量，尤其对青春期前后男孩更要慎用，以避免性腺损伤及不育等远期副作用。

②环孢素 A：主要用于激素耐药的肾病患者。给药剂量 3 ~ 5mg/（kg·d），疗程一般 3 ~ 6 个月或更长；需监测血药浓度（100 ~ 200ng/ml）。副作用有肾毒性及肾前性氮质血症（用药初期）、肾小管间质损害（长期用药）、高血压、多毛、牙龈增生、胃肠不适、肝功损害、低血镁、血碱性磷酸酶增高等。

③雷公藤多甙：口服剂量为 1mg/（kg·d）（最大量 60mg/d），3 ~ 6 个月为一疗程。可骤停或缓慢减量停药。副作用有骨髓抑制、皮疹、肝功能损害、损害精子生发或月经紊乱。

④骁悉（霉酚酸酯，MMF）：用于难治性肾病的治疗。成人初始剂量：1.0 ~ 1.5g/d，3 ~ 6 个月减量 0.5 ~ 0.75g/d，分 2 次服，儿童酌减。副作用有胃肠不适、白细胞减少、感染、偶有发生胰腺炎、肺纤维化者。

⑤硫鸟嘌呤（6 - TG）：1.5 ~ 2mg/（kg·d）'，疗程约 1 年，主要用于对激素依赖或勤复发者。需注意胃肠道反应、肝功能损害及骨髓抑制等副作用。

⑥苯丁酸氮芥：常用量 0.2mg/（kg·d），疗程 6 ~ 8 周，总量不超过 10mg/kg。副作用与环磷酰胺相似。

3. 各类型肾病治疗方案选择建议

（1）不同临床情况治疗方案选择

①初治原则：剂量要足，减量要慢，疗程要长。选择糖皮质激素中 - 长程疗法（同前）。

②反复或复发：反复或复发时再予强的松足量治疗多仍敏感，尿蛋白转阴 3 天后，即可将激素减量，速度也可加快。至复发前剂量再加上 5 ~ 10mg 时，维持一段时间，再缓慢减量。在激素减量过程中，如尿蛋白波动，要分析原因，可观察几日，不要急于将激素加量，如有感染存在，给予积极抗感染治疗有时可自行缓解。

③勤复发和激素依赖：须参考以往治疗及复发病史，摸索出能维持缓解的最低剂量，隔日顿服，维持较长一段时间（至少半年），以后再试减量。或加用免疫抑制剂。

④对激素耐药：要分析原因，在除外感染等因素后，应进行肾穿刺，根据病理类型，选择不同治疗方案。

（2）不同病理类型的治疗方案（详见后）。

（3）严重感染：在选用抗生素积极控制感染同时，可予静脉输注免疫球蛋白 3 ~ 5 天〔200 ~ 400mg/（kg·d）〕。

注："难治性肾病"：①激素耐药：对足量激素 8 周无效应，尿蛋白＞＋＋＋，或部分效应尿蛋白＋～＋＋；②频繁复发：即半年内复发＞2 次或 1 年内复发＞3 次；③激素依赖：足量激素有效，减量或停药即复发。

4. 中医中药

（1）本证

①肺脾气虚　全身浮肿，面目为著，尿量减少，面白身重，气短乏力，纳呆便溏，自汗出，易感冒，或有上气喘息，咳嗽，舌淡胖，脉虚弱。治宜：益气健脾，宣肺利水。方药：防己黄芪汤合五苓散加减。

②脾肾阳虚　全身明显浮肿，按之深陷难起，腰腹下肢尤甚，面白无华，畏寒肢冷，神疲蜷卧，小便短少不利，可伴有胸水、腹水。纳少便溏，恶心呕吐，舌质淡胖或有齿印，苔白滑，脉沉细无力。治宜：温肾健脾，化气行水。方药：偏肾阳虚者用真武汤和黄芪桂枝五物汤加减。偏脾阳虚者用实脾饮加减

③肝肾阴虚　浮肿或重或轻，头痛头晕，心烦躁扰，口干咽燥，手足心热或有面色潮红，目睛干涩或视物不清，痤疮，失眠多汗，舌红苔少，脉弦细数。治宜：滋阴补肾，平肝潜阳。方药：知柏地黄丸加减。

④气阴两虚　面色无华，神疲乏力，汗出，易感冒或有浮肿，头晕耳鸣，口干咽燥或长期咽痛，咽部暗红，手足心热，舌质稍红，舌苔少，脉细弱。治宜：益气养阴，化湿清热。方药：六味地黄丸加味。

（2）标证

①外感风邪　发热，恶风，无汗或有汗，头身疼痛，流涕，咳嗽，或喘咳气急，或咽痛乳蛾肿痛，舌苔薄，脉浮。治宜：外感风寒宜辛温宣肺祛风，方药：麻黄汤加减；外感风热宜辛凉宣肺祛风，方药：银翘散加减。

②水湿　全身浮肿，肿甚者皮肤光亮，可伴见腹胀水臌，水聚肠间，辘辘有声，或见胸闷气短，心下痞满，甚则喘咳，小便短少，脉沉。治宜：补气健脾，逐水消肿。方药：防己黄芪汤合己椒苈黄丸加减。

③湿热　皮肤脓疱疮、疖肿、疮疡、丹毒等，或口黏口苦、口干不欲饮、脘闷纳差等，或小便频数不爽、量少、有灼热或刺痛感、尿黄赤浑浊、小腹胀坠不适，或有腰痛、恶寒发热、口苦便秘，舌质红，苔黄腻，脉滑数。治宜：上焦湿热，宜清热解毒，方药：五味消毒饮加减；中焦湿热，宜清热解毒，化浊利湿，方药：甘露消毒丹加减。下焦湿热，宜清热利湿，方药：八正散加减。

④血瘀　面色紫暗或晦暗，眼睑下青暗，皮肤不泽或肌肤甲错，有紫纹或血缕，常伴有腰痛或胁下癥瘕积聚，唇舌紫暗，舌有瘀点或瘀斑，苔少，脉弦紧等。治宜：活血化瘀。方药：桃红四物汤加减。

⑤湿浊　纳呆，恶心呕吐，身重困倦或精神萎靡，水肿加重，舌苔厚腻，脉

沉滑无力。治宜：利湿降浊。方药：温胆汤加减。

【预后】

肾病综合征的预后和转归与其病理变化和对糖皮质激素治疗的反应关系密切。微小病变型预后最好，局灶阶段性肾小球硬化预后最差。90%～95%的微小病变型患儿首次应用糖皮质激素有效。其中85%可用复发，复发在第1年比以后更常见。3～4年未复发者，其后有95%的机会不复发。微小病变型预后较好，但要注意严重感染或糖皮质激素的严重副作用。局灶阶段性肾小球硬化者如对糖皮质激素敏感，则预后可改善。

四、微小病变肾病

微小病变肾病（minimal change nephrotic syndrome，MCNS）是小儿肾病综合征中最常见的病理类型。

【诊断】

1. 临床表现

（1）74%患儿年龄在2～7岁。

（2）具备原发性肾病综合征（NS）的四大临床特点，无血尿、高血压、氮质血症和低补体血症。

（3）对皮质激素治疗效应好，但易复发，少数呈勤复发或激素依赖。

2. 病理特点　光镜下肾小球基本正常，免疫荧光阴性，电镜下肾小球上皮细胞足突融合。

3. 诊断　具备以上临床特点的NS可拟诊为MCNS，，给予皮质激素治疗，治疗有困难者进行肾活检。肾活检是确诊MCNS的唯一方法。

【治疗】

1. 泼尼松的中－长程疗法。

2. 对激素耐药的MCNS：加用环磷酰胺（CTX）口服，疗程12周。

3. 对勤复发MCNS：加用CTX口服，疗程8周；无效试用硫鸟嘌呤等。

4. 对激素依赖的MCNS：试用环孢素A、CTX（疗程12周）、硫鸟嘌呤等。

五、系膜增殖性肾小球肾炎

系膜增殖性肾小球肾炎（mesangial proliferative glomerulonephritis，MsPGN）是一病理形态学诊断，即弥漫性肾小球系膜细胞增生和（或）系膜基质增多，而肾小球基底膜（GBM）正常的肾小球疾病，是我国肾活检中最常见的病理改变。

【诊断】

1. 临床表现　临床表现多样，如单纯血尿、单纯蛋白尿、蛋白尿伴血尿、急性肾炎、急进性肾炎、慢性肾炎和肾病综合征等。

2. 病理特点 光镜下肾小球呈弥漫性系膜区细胞增多，并常伴系膜基质增加，毛细血管腔正常开放，肾小球基底膜正常。

3. 免疫荧光：系膜区常见免疫球蛋白和 C3 的颗粒状或团块状沉积。

4. 诊断：肾活检是确诊 MsPGN 的唯一方法。

【鉴别诊断】

1. 对肾脏病理改变主要为系膜增生者，从临床上应首先除外全身性疾患时的肾改变：如紫癜性肾炎、狼疮肾炎、肝炎病毒相关性肾炎、急性链球菌感染后肾炎的消散期。

2. 根据免疫病理可与 IgA 肾病相鉴别。

3. 病理上借助电镜观察应与早期膜性肾病相鉴别。

【治疗】

1. 单纯镜下血尿者 复方三黄片（成人 6 片，3 次/日，小儿酌减）或保肾康（成人 2~4 片，3 次/日，小儿酌减）。

2. 少量蛋白尿伴/不伴血尿者 酌情给予雷公藤多甙或洛丁新治疗，疗程 3 个月，必要时可重复。

3. 表现为肾病综合征者 首选泼尼松的中－长程疗法，反应不一。对激素耐药或依赖或勤复发病例可加用其他免疫抑制剂。

4. 高血压者应给予对症治疗。

六、膜性肾小球肾炎

膜性肾小球肾炎又称膜性肾病，是一具有特征性组织学改变，即肾小球基膜弥漫加厚、上皮下沉积物、而无炎症及增生改变的慢性肾小球疾病。成人特发性膜性肾病具有病情变化缓慢且自发性波动、药物治疗相对不敏感和预后差别大等特点。儿童原发性者少见，多继发于狼疮肾炎和乙肝相关性肾炎。以下叙述主要针对原发性膜性肾病。

【诊断】

1. 临床表现

（1）可见于任何年龄，儿童少见。

（2）起病缓，临床表现为无症状蛋白尿或肾病综合征，可伴镜下血尿。

2. 病理特点 光镜下肾小球大小正常或轻度增大，无浸润或增殖改变，毛细血管腔开放。突出改变为肾小球毛细血管壁呈弥漫性增厚。PASM 染色可见肾小球基底膜"钉突"样改变。免疫荧光检查见以 IgG 为主的免疫复合物沿肾小球毛细血管袢颗粒状分布。电镜下主要表现为上皮下电子致密沉积物沿基底膜呈颗粒状沉积。

3. 诊断 肾活检是唯一确诊手段。对小儿肾活检示膜性肾病者，一定做相关的实验室检查，除外乙肝病毒相关性肾炎和狼疮性肾炎。

【治疗】

1. 严格控制高血压，小量蛋白尿者加用血管紧张素转换酶抑制剂（ACEI）类药物。

2. 表现为肾病综合征者 单用激素无效。目前主张首选强的松联合环磷酰胺治疗。强的松 1～2mg/（kg·d），用 2 个月，一旦有效即减量；CTX1.5～2.5mg/（kg·d），疗程 6～12 个月。如效果不显著，可试用环孢素 A 或 MMF。

七、膜增殖性肾小球肾炎

膜增殖性肾小球肾炎（membranoproliferative GN，MPGN）是一病理形态学诊断名称，其病理特点为肾小球内细胞增多，系膜基质加宽，由于内皮下/膜内沉积物致毛细血管壁加厚。在小儿时期常呈一慢性肾炎过程和缓慢进展的肾功能减退。本节主要叙述原发性者。

【诊断】

1. 临床表现

（1）起病隐匿，多在学龄儿童发病。半数病人起病前有上呼吸道感染史。

（2）临床表现多样化，小儿 MPGN 多数表现为肾病综合征（肾炎型），亦可表现为肾炎综合征。

（3）常伴苍白、贫血，可有高血压和肾功能不全。

2. 实验室检查

（1）尿常规：有血尿和蛋白尿；尿蛋白呈非选择性蛋白尿。

（2）血清补体 C_3 持续降低。

（3）病理学检查：分为三型：

Ⅰ型：系膜细胞增殖，肾小球呈分叶状改变，毛细管壁由于系膜基质和系膜细胞之内皮下插入增厚呈"双轨"征，是本型的典型表现。电镜下除上述改变外可于内皮下见大的致密物沉积；免疫荧光 C_3 沿毛细血管弥漫性颗粒沉着。

Ⅱ型：本型主要是基底膜变厚，电镜下基底膜致密层大量电子致密物沉积，如缎带状。免疫荧光检查 C_3 呈不连续性沿毛细血管弥漫性颗粒沉着。

Ⅲ型：兼有Ⅰ型和Ⅱ型的特征，系膜增生、系膜插入和双轨不如Ⅰ型明显，并可见毛细管祥加厚，上皮下钉突样改变。免疫荧光见 C_3、IgG 和 IgM 在毛细管壁和系膜中颗粒状沉着。

3. 诊断 当患儿具有持续性非选择性蛋白尿伴血尿、或以急性肾炎起病后逐步转成肾炎型肾病、或有持续性低补体血症、或有与肾功能下降不平衡的贫血时应想到 MPGN。肾活检是唯一确诊手段。

【鉴别诊断】

1. 起病初需与急性链球菌感染后肾炎相鉴别，后者虽有血 C_3 下降，但于 6~8 周恢复正常。

2. 作出病理诊断后应除外继发性者，如紫癜肾炎、狼疮肾炎及乙肝病毒相关肾炎。

【治疗】

1. 控制高血压，降低血脂，减少尿蛋白，饮食蛋白的调整是治疗的重要组成。

2. 激素治疗　表现为肾病者，试以强的松标准疗程治疗。如有效，则以最小剂量维持；如无效，4~6 个月后可停用。近年多数学者认为改进给药方法（隔日用药），延长疗程，6~12 个月，对改善肾功能和肾小球形态学有利。如病理光镜下显示新月体肾炎，间质性肾炎，可用强的松冲击后改口服泼尼松，同时加用 CTX 治疗。

3. 尿蛋白未达肾病水平者可用雷公藤多甙、复方三黄片或保肾康治疗。

4. 四联疗法　即强的松；潘生丁 5mg/（kg·d），分 3 次口服；CTX 1mg/（kg·d）；硫唑嘌呤 1mg/（kg·d）联合治疗，疗程 3~6 个月。

八、局灶节段硬化性肾小球肾炎

局灶节段硬化性肾小球肾炎（focal segmental glomerulosclerosis，FSGS）为一病理形态学诊断，其病理学特点为局灶性（仅部分肾小球受累）节段性（受累肾小球的部分血管祥）的肾小球硬化性改变。是小儿时期的严重的慢性进行性肾小球疾病，也是小儿时期终末期肾病的主要原因。

【诊断】

1. 临床表现　以急性肾炎起病者常有血尿伴蛋白尿；以肾病综合征起病者常为大量蛋白尿伴镜下血尿，晚期还可出现高血压和肾功能衰竭。

2. 实验室检查

（1）尿检查：肾性血尿和非选择性蛋白尿。

（2）血清补体正常。

（3）血生化检查部分病例符合急性肾炎或肾病综合征。

（4）病理特点：光镜下：仅一部分肾小球受累，常始于皮髓交界的的肾小球，一个肾小球内可在几个系膜区有硬化，也可波及整个肾小球。电镜下：病变小球早期常见上皮细胞空泡变性并与基膜脱离，继之与球囊粘连，其系膜基质发生玻璃样变，肾小球上皮细胞广泛足突融合，系膜基质增多，硬化区有电子致密物沉积。免疫荧光：IgM 和 C_3 沿毛细血管壁呈不规则、团块状或结节状沉积。

3. 诊断　确诊有赖于肾活检，取材中应有足够数量的肾小球以减少漏诊。在病例确诊 FSGS 后，应注意除外已知病因的继发性 FSGS。

【治疗】

1. 免疫治疗

（1）强的松 2mg/（kg·d），分 3 次口服，最大量不超过 60mg/d，疗程 8 周。如尿蛋白转阴，方案同长程疗法。

（2）如对强的松无反应，目前提及最多的是 Mendoza 的方案：甲基泼尼松龙 30mg/kg 静脉冲击，每周 3 次，第 1～2 周；以后每周冲击 1 次，第 3～10 周；以后隔周冲击 1 次，第 11～18 周；再以后每月冲击 1 次，第 19～52 周；以后隔月冲击 1 次，第 53～78 周。不冲击日服强的松 2mg/（kg·d）。上述方法不满意时加用细胞毒性药物，具体指征：经 2 周 6 次冲击后尿蛋白无显著改善；或虽一度缓解，但其后尿蛋白再度增加；或尿蛋白/尿肌酐在 10 周后仍≥2. 可加用 CTX，2～2.5mg/（kg·d），疗程 8～10 周。

（3）亦可对激素耐药者试用环孢素 A：每日 5～6mg/kg 分 2 次口服，6 个月后减量，有效者用药 1 年。应用中须注意毒副作用（见肾病综合征）。

2. 试用血管紧张素转换酶抑制剂如洛丁新 10mg/日 qd 口服，有降低尿蛋白作用。

3. 一般疗法　纠正高血脂；给予潘生丁等抗凝聚药物。

九、IgA 肾病

IgA 肾病（IgA nephropathy，IgAN）是一免疫病理学诊断，指肾小球系膜区有广泛的 IgA 沉着的原发性肾小球疾病。

【诊断】

1. 临床表现　多种多样，但以血尿最常见。多见于较大儿童和青年，男女比例 2:1。起病前多有诱因，最常见者为上呼吸道感染或胃肠道、泌尿道感染。

（1）典型临床表现

①与感染同步的发作性肉眼血尿，间歇期尿恢复正常或存在镜下血尿。

②持续镜下血尿。

（2）不典型临床表现

①急性肾炎综合征；

②伴有大量蛋白尿；

③急进性肾炎。

2. 实验室检查

（1）尿检查：尿红细胞以变形红细胞为主，常见红细胞或其它细胞管型；不同程度尿蛋白。

（2）血液检查：部分病人可能有血清 IgA 增高。

（3）肾脏病理特点：光镜下以肾小球系膜区增生为主要所见；免疫荧光可见到单独 IgA 或以 IgA 为主的免疫球蛋白在系膜区沉积（这是诊断本病的必要条件）；电镜下见有电子致密物沉积于系膜区。

WHO 根据病变的严重程度将其组织学表现分为五级：

Ⅰ 极为轻微损害，显微镜大多肾小球正常，少数有轻度系膜增生，无小管及间质损害；

Ⅱ 级为微小病变伴少量节段性、区域性增生；

Ⅲ 级为局灶节段性肾小球肾炎，少于 50% 的肾小球呈显著变化，偶有局灶间质水肿和轻度炎症细胞浸润；

Ⅳ 级呈弥漫性系膜损害伴有增值和硬化，少于 50% 的肾小球呈粘连和新月体，有明显的肾小管萎缩和间质炎症；

Ⅴ 级为弥漫硬化型肾小球肾炎，累及 80% 以上肾小球，可呈球形硬化，玻璃样变，球囊粘连，50% 以上肾小球有新月体，肾小管及间质损害更为严重。

3. 诊断 有赖于肾活检组织进行光镜及免疫荧光检查确诊。对持续血尿病史在 1 年以上者应积极动员肾活检，以便早期诊断及积极治疗。

【鉴别诊断】

1. 急性链球菌感染后肾小球肾炎 虽也常有呼吸道感染的前驱病史，但间歇期（1~3 周）比 IgAN 长，以少尿、血尿、浮肿及高血压为主要症状，血尿持续时间长达数天至数周。血 ASO 升高，血清补体呈规律性变化。

2. 家族性良性血尿 有镜下血尿家族史；临床上常常只表现为持续镜下血尿，有关尿蛋白、血生化及肾功能检查均正常。肾活检可鉴别，本病电镜下可见基底膜变薄。

3. Alport 综合征 有阳性家族史，男孩多见，早期可以只表现为持续镜下血尿，晚期进行性肾功能减退伴神经性高频区耳聋及眼部异常为本病特点。肾活检和皮肤活检可鉴别。

4. 左肾静脉压迫综合征 可以表现为持续镜下血尿，但尿相差显微镜检查证实为非肾小球性血尿，与 IgAN 不同。行超声波检查可确诊。

5. 特发性高钙尿症 可有持续镜下血尿或发作性肉眼血尿，但尿相差显微镜检查证实为非肾小球性血尿，与 IgAN 不同。当尿 Ca/Cr > 0.21、尿钙 > 4mg/（kg·d）时，应考虑本病。

【治疗】

1. 一般治疗 预防和积极控制感染灶；6 岁以上可考虑切除扁桃体；避免剧烈活动。

2. 表现为单纯血尿者 可用复方三黄片（成人 6 片，3 次/日，小儿酌减）、保肾康（成人 2~4 片，3 次/日，小儿酌减）等中药制剂治疗。也可使用潘生丁。动物实验中显示 ACEI 类药物有助于抑制系膜细胞和系膜基质增生。

3. 表现蛋白尿（少量~中量）者 酌情采用 ACEI 类药物（如洛丁新）或雷公藤多甙，疗程 3~6 个月。

4. 表现为肾病综合征者 根据肾活检提示病变程度决定治疗方案。

5. 对轻度系膜增生者：给予强的松中、长程疗法。

6. 对中~重度系膜增生伴节段硬化等进展性病变者：应积极治疗，可先给甲强冲击 1~2 疗程，继之口服强的松治疗，同时 CTX2mg/（kg·d）口服，疗程 3 个月（详见肾病综合征）。

【预后】

儿童 IgAN 的预后不容乐观，少数病例呈进展性发展，并最终发展为 ESRD。因此，对于儿童，IgAN 的早期发现和积极治疗非常重要。

第二节 继发性肾小球疾病

一、过敏性紫癜肾炎

过敏性紫癜肾炎（HSPN）是指过敏性紫癜合并的肾脏损害，可表现为血尿、蛋白尿伴血尿，重者呈肾病综合征或肾炎综合征，极少数出现肾功能衰竭。

【诊断】

1. 临床表现

（1）有过敏性紫癜的典型临床表现（详见过敏性紫癜章节）。

（2）HSP 起病后 3~6 个月内出现血尿和/或蛋白尿等肾脏受损症状，尿检异常偶见于紫癜出现以前，少数在皮肤紫癜消退后发生者，常常需要肾活检以辅助诊断。

（3）HSPN 临床诊断标准：具有典型的紫癜样皮疹，病程中尿液检查至少两次发生如下一项变化：尿红细胞≥50/ul（分析仪检测）；尿红细胞≥5/Hp（离心尿沉渣）；尿蛋白定性≥（+）。

（4）HSPN 临床分型

①血尿（镜下血尿或肉眼血尿）。

②血尿伴持续蛋白尿（24 小时尿蛋白 <50mg/kg）。

③肾病综合征伴或不伴血尿：尿蛋白≥50mg/kg/24 小时。

④急性肾炎综合征：具有血尿、高血压和氮质血症 3 项中的两项。

⑤肾病综合征伴肾炎综合征：同时符合如上③、④两项标准。

⑥急进性肾炎：符合急性肾炎综合征表现，同时在数月内出现肾功能不全。

2. 实验室检查

（1）血常规：白细胞数可升高或正常，血小板计数正常。

（2）尿常规：可用血尿、蛋白尿及管型尿。尿沉渣检查红细胞多呈肾小球源性严重变形。

（3）肾功能视肾受累程度而异。

（4）血补体正常：IgA 水平可升高，IgG、IgM 多正常。

（5）肾活检

①光镜：基本病理改变是系膜增生性肾炎，重症伴有上皮新月体形成。国际小儿肾脏病研究小组（ISKDC）将过敏性紫癜肾炎病变分为以下 6 型：

Ⅰ型：轻微肾小球异常。

Ⅱ型：单纯系膜增生病变：Ⅱ型 a：局灶性增生；Ⅱ型 b：弥漫性增生。

Ⅲ型：有新月体和/或局灶性损害（如硬化、粘连、坏死、栓塞等），所占比例 <50% 肾小球。Ⅲa：系膜局灶性增生；Ⅲb：系膜弥漫性增生。

Ⅳ型：同Ⅲ型，但新月体和/或局灶性损害所占比例在 50% ~75%。

Ⅴ型：同Ⅲ型，但新月体和/或局灶性损害所占比例 >75%。

Ⅵ型：膜增生性肾小球肾炎。

②免疫荧光：系膜区 IgA 团块样沉积，重者沿 GBM、内皮细胞下及上皮细胞下亦可见到沉积。除 IgA 沉积外，尚可合并不同程度 C_3、IgG、Fib 等沉积。

③电镜检查：系膜基质内电子致密物沉积。

3. 确诊标准　有典型的 HSP 的临床表现，病程中尿液检查至少两次发生如下一项变化：尿红细胞≥50/ul（分析仪检测）；尿红细胞≥5/Hp（离心尿沉渣）；尿蛋白定性≥（＋）。如上述尿检异常发生在 HSP 起病后 3~6 个月内，特别是同时发现典型过敏性紫癜，即可确诊为 HSPN。如尿检异常发生皮肤紫癜消退后，需要肾活检见到典型 HSPN 的病理改变以辅助确诊。

【鉴别诊断】

1. IgA 肾病　肾脏的临床表现和病理改变与紫癜性肾炎相似，只是临床无紫癜样皮疹的表现。

2. 各类血管炎伴有的肾损害　如结节性动脉炎、显微镜下多动脉炎、Wegener 肉芽肿、SLE、冷球蛋白血症等都可兼有皮疹及肾炎性尿改变，但他们都有各自的临床特点和特异性的实验室检测指标，肾活检和皮肤活检可有助于鉴别。

【治疗】

1. 单纯血尿　保肾康、复方三黄片（肾炎 1 号）等中药制剂治疗。

2. 血尿 + 蛋白尿

（1）少量蛋白尿者（PRO +）：中药制剂；洛丁新（7 岁以下 5mg/d，7 岁以上 10mg/d）等血管紧张素转换酶抑制剂（ACEI），同时密切观察病情变化。

（2）中等量蛋白尿者（+ ~ + +）：雷公藤多甙［1mg/（kg·d）］，疗程 3 个月，渐停药方式为好。如疗效不好，应肾穿刺，根据病理分型进一步治疗。若光镜下病理分型小于 3 级，根据尿蛋白情况，可延长雷公藤多甙的疗程，或加用洛丁新等 ACEI 类药物或保肾康等中药治疗；若病理分型大于或等于 3 级，按肾病综合征 + 血尿型的原则治疗。

3. 肾病综合征 + 血尿型　根据病情轻重，酌情采用以下疗法：

（1）强的松 + 雷公藤多甙：强的松 2mg/（kg·d），分次服 4 周，后改 2mg/kg 隔日顿服 4 周，以后逐渐减量至停，总疗程 6 ~ 9 个月。雷公藤多甙用法同上，如有效，剂量减少后疗程可适当延长至 6 个月。

（2）强的松 + 环磷酰胺：强的松用法同上；CTX 采用冲击疗法即：8 ~ 12mg/（kg·d）×2 天为一疗程，相隔 2 周一个疗程，共 6 个疗程，冲击日注意充分水化。

（3）甲基强的松龙 + 环磷酰胺：甲基强的松龙冲击的剂量为 15 ~ 30mg/（kg·d）×3 天为一疗程，相隔数日后可重复一个疗程，冲击时注意监测心律、血压等生命体征。CTX 冲击方法同前。

4. 肾炎综合征 + 肾病综合征　针对肾病综合征治疗同前。针对肾炎综合征治疗基本上是对症；伴有高血压者应适当限制氯化钠和水的摄入，利尿，予以降压药物等；有肾功能不全者按肾衰竭原则治疗。病情极危重者可辅以血浆置换。

二、狼疮性肾炎

系统性红斑狼疮（SLE）是一种有遗传倾向的自身免疫性疾病，全身各系统均可受累，肾脏是最常受累的脏器之一。在儿童 SLE 的病程中约 2/3 出现肾受损，肾脏受累程度是影响该病预后的重要因素之一。

【诊断】

1. 符合 SLE 的诊断标准。

2. SLE 患者有下列任何一项表现者即可诊断为狼疮性肾炎（lupus nephritis, LN）：

（1）尿蛋白定量＞0.5g/24h。

（2）尿红细胞＞5个/高倍视野（离心尿）。

（3）肾功能异常（包括肾小球和/或肾小管功能）。

（4）肾活检证实。

3. 肾脏病理

（1）光镜：参照 ISKDC 标准病理分型：

Ⅰ型：光镜、免疫荧光和电镜均示正常肾小球；光镜正常，免疫荧光和/或电镜可见少量沉积物。

Ⅱ型：单纯系膜增殖型：系膜区增宽和/或系膜细胞增生。

Ⅲ型：局灶节段增生性肾小球肾炎：除系膜外，肾小球毛细血管袢细胞数量增多，内皮细胞增生及细胞浸润。

Ⅳ型：弥漫增生性肾小球肾炎：基本病变同上，但范围广而严重，光镜下可见广泛细胞增生及白细胞浸润。细胞核破碎及皱缩严重。肾小球毛细血管袢增厚而僵硬呈白金耳样改变（内皮下免疫复合物沉积），有时可见苏木素小体。常有新月体形成。

Ⅴ型：膜性肾小球肾炎：免疫复合物上皮下沉积为其特征。与原发性膜型肾病的不同处在于同时有系膜区病变。

（2）免疫荧光：IgA，IgG，IgM，C_3，C_4，Fib 均呈阳性，被称之为"满堂亮"。

（3）电镜检查：可见大量高密度电子致密物质在肾小球内、外不同部位沉积。

【治疗】

1. 一般对症治疗原则与其他肾脏病的治疗相同。

2. 根据临床表现及病理类型制定方案　狼疮肾炎的临床表现与病理分型不完全一致，应尽可能早地争取肾活检获得正确的病理分型指导治疗。如未能进行肾活检，按以下原则治疗：

（1）表现为孤立性血尿和/或蛋白尿者，可按病理Ⅱ型给予治疗；

（2）表现为急性肾炎、肾病综合征者，可按病理Ⅲ型、Ⅳ型治疗；

（3）表现为急进性肾炎者，首先给予甲基强的松龙冲击。而后按病理Ⅳ型给予治疗。

3. 根据病理分型治疗

（1）Ⅰ型、Ⅱ型：按系统性红斑狼疮的常规给予泼尼松治疗，针对 LN 本身不需要强化治疗。若持续蛋白尿加重，可能预示肾脏病理的变型。

（2）Ⅲ型、Ⅳ型：激素＋CTX 冲击（6个月）疗法，根据病情，激素选择口服强的松或甲基强的松龙冲击。6 个月后 CTX 可改为硫唑嘌呤口服，对后者不耐受者换用 MMF。

（3）膜性 LEN（Ⅴ型）：目前无广泛接受的治疗方案，可首选激素 + 环孢素 A。

以上药物的具体剂量及使用方法详见系统性红斑狼疮的治疗章节。

三、乙肝病毒相关性肾炎

乙型肝炎病毒相关肾炎是指由乙型肝炎病毒通过免疫机制或其本身所致的肾实质损伤。是小儿常见继发性肾炎之一。

【诊断】

1. 临床表现

（1）可见于任何年龄，学龄儿童多见，病程迁延。

（2）起病多隐袭，无自觉症状。化验发现血尿和/或蛋白尿或肾病综合征。

（3）病程中可用肝脏肿大或肝功能异常。

2. 实验室检查

（1）尿化验：有不同程度的血尿、蛋白尿，偶可见管型。

（2）血清 HBV 标志物检测：血 HBsAg、HBeAg、HBcAb 阳性，半数病儿 HBV－DNA 阳性。

（3）肝功能：部分患儿可有转氨酶升高。

（4）肾活检：肾组织学改变为膜性肾病。并且应用免疫组化技术找到 HBV 抗原或 HBV－DNA。

3. 确诊标准

（1）血清 HBV 抗原阳性。

（2）有肾实质损害表现：血尿和/或蛋白尿，并可除外狼疮肾炎等继发性肾小球疾病。

（3）肾组织学改变为膜性肾病。

（4）肾组织切片中找到 HBV 抗原。

注：因小儿膜性肾病少见，且儿童膜性肾病中绝大多数为乙肝病毒相关肾炎，故对于小儿患膜性肾病，血 HBV 抗原阳性、虽在肾组织中未找到 HBV 抗原，也可临床拟诊为乙型肝炎病毒相关肾炎。

【治疗】

本病无特效治疗，以对症治疗为主，对激素及免疫抑制剂的应用尚有争议。

1. 干扰素 重组人类 α－干扰素 100～300 万 IU，肌肉注射每周三次，6 个月为一疗程，参考血清乙肝病毒标志物变化决定下一步疗程。主要副作用为发热、流感样症状，嗜睡和乏力，少数患者发生多形红斑。

2. 糖皮质激素　是否加用激素仍有争议。我院对于表现为肾病综合征者主张短期加用强的松（剂量参照原发性肾病综合征）。因糖皮质激素可延缓宿主清除 HBV 的能力，并有促进 HBV 在细胞复制的潜在的危险，所以疗程不宜过长。

3. 阿糖腺苷　15mg/（kg·d），静脉滴注，2 周为 1 疗程，联合应用 α - 干扰素可取得较好效果。

4. 胸腺肽 α　具有免疫调节作用，有助于 HBV 阴转。

5. 注意休息，补充维生素，保肝治疗。

第三节　遗传性肾脏疾病

一、Alport 综合征

Alport 综合征（AS）是以血尿、感音神经性耳聋及进行性肾功能减退为临床特点的遗传性肾脏病。已查明病因为编码 IV 型胶原 α 链的基因突变。本病约 85％ 为 X 链锁显性遗传（COL4A5 或 COL4A5 和 COL4A6 突变），少数常染色体隐性遗传（COL4A3 或 COL4A4 突变），极少数常染色体显性遗传。

【诊断】

1. 临床表现

（1）多有阳性家族史：一般男性病重，常在 20～30 岁进入终末期肾衰。女性病情轻。

（2）血尿：为本病首发症状，半数患儿有肉眼血尿。

（3）蛋白尿：一般起病时不伴蛋白尿，随疾病进展，尿蛋白日趋增多。有报告 30％～40％ 发展为肾病综合征。

（4）听力减退或丧失：为高频神经性耳聋，多在 15 岁左右出现。

（5）眼部异常：体征性改变是圆锥形晶体及黄斑部病变。

（6）肾功能损害：呈慢性、进行性，终至尿毒症。

2. 实验室检查

（1）尿检查：有血尿和程度不同的蛋白尿。尿沉渣可见变形红细胞、白细胞及管型。

（2）肾功能检查：后期肾功能减退，终至尿毒症性改变。

（3）肾活检：光镜下可无特异性改变，后期有肾小球硬化、肾小管萎缩、间质纤维化，有时见泡沫细胞。电镜检查可见特征性改变：基底膜分层、增厚，有蓝网状改变。免疫荧光检查一般无免疫复合物沉积。

（4）皮活检基因诊断：以确诊患者和携带者。

（5）基因诊断

【鉴别诊断】

家族性良性血尿为非进行性疾病，主要表现为无症状性血尿，无肾功能不全，不合并耳聋和眼疾。电镜见肾小球基底膜菲薄有助鉴别。

【治疗】

1. 无特效治疗，保护肾功能，防治感染和对症治疗。

2. 透析及肾移植　当病人进展至终末期肾衰时，需进行透析治疗或进一步作肾移植。

3. 做家系调查，筛查基因携带者，进行必要的遗传学指导。

二、薄基底膜病

又称家族性良性血尿，是指临床表现为持续镜下血尿和反复发作的肉眼血尿、具有家族史的一种遗传性肾脏疾病，病理特点是肾小球基底膜变薄。

【诊断】

1. 临床表现

（1）持续性镜下血尿，也可在上呼吸道感染后出现发作性肉眼血尿。

（2）有阳性血尿家族史。

（3）长期随访病情稳定。

2. 实验室检查

（1）尿常规：血尿和微量蛋白尿。

（2）血生化检查及肾功能检查正常。

（3）肾活检：光镜检查无特异的病理变化；免疫荧光阴性；电镜可见肾小球毛细血管基底膜弥漫性变薄，厚度不及正常之半。

【鉴别诊断】

临床上需与 Alport 综合征、IgA 肾病、系膜增生性肾小球肾炎等相鉴别，电镜有助于确诊。

【治疗】

本病无特殊治疗。由于其临床过程呈良性经过或是自限性的，所以许多学者主张本病不需治疗。平时注意预防呼吸道感染，避免剧烈体力活动，长期定期随访。

第四节　肾小管疾病

一、肾小管酸中毒

肾小管酸中毒（renal tubular acidosis，RTA）为一临床综合征。系由于远端肾小管排氢功能障碍或（和）近端肾小管重吸收碳酸氢盐（HCO_3^-）障碍，而至的持续性代谢性酸中毒。其特点是具有高氯血症代谢性酸中毒而尿呈碱性、中性或弱酸性。本症有原发和继发之分。根据主要受累部位及发病机理的不同，本症分为以下四种类型：

Ⅰ型（远端肾小管酸中毒）：主要缺陷是远端肾小管排泌氢离子障碍，尿酸化功能缺陷，在全身酸中毒时尿 pH > 6.0。

Ⅱ型（近端肾小管酸中毒）：由于近端肾小管重吸收碳酸氢盐功能障碍引起，患儿碳酸氢盐肾阈降低，过多 $NaHCO_3$ 自尿中丢失，而出现酸中毒。

Ⅲ型：具有Ⅰ型的特点，但还伴有轻度碳酸氢盐重吸收障碍，故可视为Ⅰ，Ⅱ型的混合型。

Ⅳ型：是由于先天或获得性醛固酮分泌不足或肾小管对醛固酮作用不敏感所引起；肾小管对 HCO_3^- 重吸收减少以及排酸、排钾减少而出现酸中毒及高钾血症。

【诊断】

1. 临床表现

（1）慢性代谢性酸中毒的表现，如生长发育迟缓，软弱，食欲减退，恶心，呕吐，乏力，呼吸深而快等。

（2）尿路症状：有尿浓缩不良致多尿、烦渴、夜尿及脱水。肾结石和肾钙化易致泌尿道感染，此类改变多见于Ⅰ型。

（3）低钾血症的表现，如：肌肉无力、肌肉瘫痪、腹胀、便秘等。

（4）佝偻病的骨骼改变，如：骨软化、下肢膝外翻、膝内翻等。

2. 实验室检查

（1）尿液检查：尿比重低，尿液 pH 偏碱或相对增高。此外应查尿糖、氨基酸、尿钙、尿可滴定酸、尿铵以助分型。

（2）血生化检查：高血氯、CO_2CP 降低；血钾、钠、钙、磷降低，Ⅳ型血钾升高。

（3）X 线检查：骨密度降低和佝偻病表现；腹平片见肾结石或肾钙化。

3. 试验诊断

（1）酸负荷试验：也称氯化铵（NH_4Cl）负荷试验。已有严重的酸中毒患儿不宜做此试验。具体方法：口服 $NH_4Cl0.1g/kg$，2 小时后每小时测尿 pH 值一次，6~8 小时后测血气（试验时多饮水促进排尿）。结果判断：当血 HCO_3^- < 18mmol/L 时，尿 pH 仍不能降至 5.5 或以下，则可诊断为远端肾小管酸中毒。

（2）减负荷试验：也称碳酸氢离子重吸收排泄试验，用于诊断近端肾小管酸中毒。其方法是：每日口服碳酸氢钠 4~6 克，连服 3 日，待酸中毒纠正时，测血和尿的 HCO_3^- 和肌酐，然后计算碳酸氢盐排出率：

$$碳酸氢盐排出百分比 = \frac{尿碳酸氢盐 \times 血肌酐}{血碳酸氢盐 \times 尿肌酐} \times 100\%$$

结果判断：近端肾小管酸中毒此值 >15%，远端肾小管酸中毒 <5%。

（3）碳酸氢盐肾阈值测定：方法：静脉滴注或口服治疗量 $NaHCO_3$，定时测尿 pH，如尿 pH 已 ≥6.2，此时测血 HCO_3^- 即为其肾阈值。近端肾小管酸中毒时此阈值下降，常为 17~20mmol/L。远端肾小管酸中毒时阈值正常。

（4）尿 PCO_2 测定：测定在碱性尿时，远端肾小管最大泌 H^+ 能力。方法：试验当日晚限水，防 HCO_3^- 排出。晚上分次服 $NaHCO_3$ 16.8g（200mmol 成人量），次日晨留尿查尿 pH，若尿 pH >7.8，查血气和尿气（以石蜡密封管口防 CO_2 排出）。判断：正常值：当尿 pH >7.8 时，尿 PCO_2 >70mmHg，或尿 PCO_{2-} 血 PCO_2 >20mmHg；远端 RTA：尿 PCO_{2-} 血 PCO_2 <15mmHg；近端 RTA：尿 PCO_{2-} 血 PCO_2 >20mmHg。实验过程中注意手足搐搦的发生，补钙可预防。

【治疗】

1. 纠正酸中毒　可用口服碳酸氢钠或 10% 的枸橼酸钠钾合剂（枸钾 100g + 枸钠 100g，加水 1000ml，每 ml 含钠和钾各 1mmol 以及 HCO_3^- 2mmol）。常从小剂量开始，Ⅰ型者每日 2~4mmol/kg；Ⅱ型者每日常需 10~15mmol/kg；Ⅲ型每日常需 5~10mmol/kg；24 小时均匀服。治疗过程中根据血气、血电解质、尿钙等调整用量。保持血钙 <10mg/dl，尿钙每日排出 <4mg/kg。

2. 钾的补充　常用 10% 枸橼酸钾，剂量为每日 2~4mmol/kg。Ⅳ 型禁钾。

3. 双氢克尿噻　可提高碳酸氢盐的肾阈，每日 1~2mg/kg，与碱剂合用有利于加强碱剂疗效，酸中毒纠正后停用。

4. Ⅳ 型肾小管酸中毒，如系缺乏盐皮质激素所致，则给予替代治疗，可用 9 - α氟可的松，每日 0.05~0.2mg；如系肾小管对盐皮质激素反应低下则用碱性药和利尿剂。

5. 其他　限盐、肉、蛋，减少 Cl^-、SO_4 摄入。由于肾浓缩功能差，每日应供足量水分。对骨病者给维生素 D 及钙。一旦骨病纠正则停用，以免增加肾钙化的危险。

6. 定期随诊血气、血电解质、血钙、磷、碱性磷酸酶和 24 小时尿钙。

【预后】

Ⅰ型：如早期发现，长期治疗，防止肾钙化及骨骼畸形的发生，预后良好，甚至可达正常的生长发育水平。有些患者可自行缓解，但也有部分患者可发展为慢性肾衰竭而死亡。

Ⅱ型：本型预后较好，多数患儿能随年龄增长而自行缓解。

二、特发性高钙尿症

特发性高钙尿症（IH）指尿钙排出增多，而血钙正常的一组疾病。根据发病机制分为吸收型 IH 和肾漏型 IH。

【诊断】

1. 临床表现　可表现为无症状性肉眼血尿或镜下血尿，部分病人有尿频、尿急、尿痛、无菌性脓尿、遗尿及肾结石等；还可以有骨质疏松及生长障碍。

2. 实验室检查

（1）尿钙测定：筛查试验一般采用随意尿标本测定 Ca/Cr 比值，若比值 > 0.21，需测定 24 小时尿钙定量，当尿 Ca > 4mg/（kg·d）时可诊断高钙尿症。若同时血钙正常，则可诊断 IH。

（2）尿常规：多为镜下血尿（呈非肾性血尿），无蛋白尿或轻微蛋白尿。尿沉渣可见白细胞增多和草酸钙结晶。

（3）钙负荷试验：对 IH 区分肾漏型 IH 或吸收型 IH。

方法：患者低钙饮食 7 天。试验前晚餐后禁食，于晚 9 时及午夜各饮水 5 ~ 10ml/kg，试验日清晨 7 ~ 9 时留尿测空腹尿 Ca/Cr 比值，上午 9 时服 10% 氯化钙 1g/1.73m³ 或元素钙 15 ~ 20mg/kg，收集上午 9 时到下午 1 时共 4 小时尿，再测尿 Ca/Cr 比值。结果判断：吸收型 IH：尿 Ca/Cr 比值空腹时正常，钙负荷后 > 0.28；肾型 IH：不受钙影响，空腹及钙负荷后尿 Ca/Cr 比值 > 0.21。

（4）X 线及 B 超检查：部分病人可见泌尿系统结石。

【鉴别诊断】

与非肾性血尿的其他疾病相鉴别，如泌尿系感染、结石、左肾静脉扩张、镰状细胞病等。

【治疗】

1. 一般治疗　多饮水，限制高钠及高草酸饮食如：果汁、巧克力等，有血尿者应避免剧烈运动。为保证生长发育需要，饮食钙保持在每天 400mg 左右。

2. 吸收型 IH　当出现发作性肉眼血尿或泌尿系刺激症状时，应适当限制钙入量，或服用磷酸盐，每日 1 ~ 3g。

3. 肾漏型 IH　可用噻嗪类利尿剂治疗，双氢克尿噻 1 ~ 2mg/（kg·d），一般服用6周，可取得显著效果。但停药后可复发，尚缺乏长期应用经验。

第五节　泌尿道感染性疾病

一、泌尿道感染

泌尿道感染（urinary tract infection，UTI）是指细菌直接侵入泌尿道引起肾盂肾炎、膀胱炎或尿道炎，在不易定位时统称尿路感染。是小儿时期常见病。致病菌以肠道杆菌为主。

【诊断】

1. 临床表现

（1）急性尿路感染者可用全身感染症状（发热、腰痛、全身不适等）和膀胱刺激症状（尿频、尿痛、尿急等）

（2）定位诊断

①上尿路感染：全身症状重、脓尿严重，年长儿还可有膀胱刺激症状。

②下尿路感染：主要为膀胱刺激症状，可有一过性肉眼或镜下血尿。

（3）年龄组特点

①新生儿期：主要表现为全身感染症状，如发热、吃奶差、呕吐、腹泻等。

②婴幼儿期：高热、非特异性全身症状重，膀胱刺激症状随年龄增长逐渐明显。

③儿童期：临床症状多典型，除全身症状外，局部膀胱刺激症状明显。

（4）慢性尿路感染：病程6个月以上，病情迁延者，反复发作可表现为间歇性发热、腰酸、乏力、消瘦、进行性贫血等。尿路刺激症状可无或间歇出现。脓尿及细菌尿可有或不明显。病儿多合并尿反流或先天性尿路结构异常。

2. 实验室检查

（1）筛查试验

①尿常规：清洁中段尿离心镜检发现白细胞>5个/HP，偶可见白细胞管型。

②尿涂片检查：不沉淀尿液涂片，革兰染色检查10个视野，如平均>1个细菌油镜，有诊断意义，提示培养计数>10^5/ml。

③尿 β_2 微球蛋白测定：有助于鉴别上、下尿路感染，前者增高，后者多属正常范围。

（2）确诊试验

①清洁中段尿培养：细菌菌落计数>10^5/ml，可确诊尿路感染；细菌计数低，但多次培养均为同一菌种时也有诊断价值。计数<10^3/ml 为标本污染。

②耻骨上膀胱穿刺液培养：多用于婴幼儿尿路感染的确诊，细菌菌落计数 >10^2/ml 为阳性。尿培养同时应作药敏感试验。

（3）对初次感染的男孩和 2 岁以下的女孩、反复感染的 2 岁以上的女孩应进一步作以下检查：

①肾功能检查：肾盂肾炎常用尿浓缩功能受累；慢性肾盂肾炎晚期肾功能全面受累，但仍以肾小管功能受损明显。

②双肾 B 型超声：观察肾脏大小、有无积水、结石及肾疤痕形成。

③静脉肾盂造影、逆行膀胱造影：除观察肾脏大小、有无积水、结石外，尚可了解有无膀胱输尿管反流及肾疤痕形成。

④核素肾图：了解分肾功能。

3. 诊断　临床表现和上述实验室检查可作出明确诊断。

【鉴别诊断】

1. 肾小球肾炎　尿检以血尿为主，尿沉渣检查为变形红细胞；常合并管型和蛋白尿；多伴有浮肿和高血压；尿培养阴性有助于鉴别。

2. 肾结核　有结核接触史及结核感染中毒症状，结核菌素试验阳性，尿液中可查到结核杆菌，静脉肾盂造影可见肾盂肾盏出现破坏性病变。

3. 高钙尿症　可表现有尿频、脓尿等，但尿钙/尿肌酐 >0.21，24 小时尿钙 >4mg/kg 及尿培养阴性有助于鉴别。

【治疗】

治疗原则：开始治疗前一定要作尿培养；根据尿培养及药敏结果选择有效抗生素，积极控制感染；除去诱因，防止复发；纠正先天或后天尿路结构异常，防止肾疤痕形成。

1. 一般治疗　平时注意外阴清洁，多饮水，及时排尿；急性感染时应卧床休息。

2. 婴幼儿难以区分感染部位，且有全身症状者均按上尿路感染用药；年长儿若能区分感染部位可按以下用药计划治疗。

（1）轻型和下尿路感染：首次选用以下抗生素，待培养结果回报后按药敏试验调整抗菌药物。疗程 7～10 天。如希刻劳〔20～40mg/（kg·d），3 次/日〕；头孢拉啶〔50～100mg/（kg·d），3 次/日〕；复方新诺明〔50mg/（kg·d），2 次/日〕，注意多饮水防止尿中结晶形成；呋喃坦啶〔5～10mg/（kg·d），3～4 次/日〕等。

（2）上尿路感染：在尿培养结果回报前先经验用抗生素，如头孢氨噻肟钠 80～100mg/（kg·d）分 3 次静注；头孢曲松钠 50～80mg/（kg·d）次/日静注或肌注，可与口服希舒美组合。也可选用氨苄青霉素 75～100mg/（kg·d）分 4 次静

注 + 庆大霉素 5mg/（kg·d），分 2 次静注，但庆大霉素肾毒性较大，且对听力有不良影响，所以要慎用。疗程 10 ~ 14 天。开始治疗后应连续 3 天进行尿细菌培养。若 24 小时后尿培养阴转，表示所用药物有效；否则应按尿培养药敏试验的结果调整用药。停药 1 周后再做尿培养 1 次。

（3）反复发作者治疗：在做尿细菌培养后予以抗生素治疗 1 个疗程，急性症状控制后可用复方新诺明、呋喃坦啶、先锋 Ⅵ 号等中的一种小剂量（治疗量的 1/3 ~ 1/4）每晚睡前顿服，连服 4 ~ 6 月。为防止耐药菌株产生，可联合用药或轮替用药，即每种药物使用 2 ~ 3 周后轮换。同时检查有无泌尿系异常和膀胱输尿管返流。

3. 中医中药

（1）湿热下注　起病较急，小便频数短赤，尿道灼热疼痛，尿液淋沥浑浊，小腹胀坠，腰部酸痛，婴儿时时啼哭不安，常伴发热、烦躁口渴、头痛身痛、恶心呕吐，舌质红，苔薄腻微黄或黄腻，脉数有力。治宜：清热利湿，通利膀胱。方药：八正散加减。

（2）脾肾气虚　病程日久，小便频数，滴沥不尽，尿液不清，神疲乏力，面色萎黄，食欲不振，甚则畏寒肢冷，手足不温，大便稀薄，眼睑浮肿，舌质淡或有齿痕，苔薄腻，脉细弱。治宜：温补脾肾，升提固摄。方药：缩泉丸加减。

（3）阴虚内热　病程日久，小便频数或短赤，低热、盗汗、颧红、五心烦热、咽干口渴，唇干舌红，舌苔少，脉细数。治宜：滋阴补肾，清热降火。方药：知柏地黄丸加减。

【预后】

急性泌尿道感染经合理抗菌治疗，多数于数日内症状消失、治愈；但有近 50% 的患者可复发或再感染。再发病例多伴有尿路畸形，其中以膀胱输尿管反流最常见。膀胱输尿管反流与肾瘢痕关系密切，肾瘢痕的形成是影响儿童泌尿道感染预后的最重要的因素。

二、反流性肾病

反流性肾病（VUR）是指由于膀胱输尿管反流，发生肾内反流导致肾脏实质损害，形成肾脏瘢痕，最后可能发展成为慢性肾功能不全。

【诊断】

1. 临床表现　因反流程度及有无尿路感染而异。一般可无特异症状，年长儿可表现为：

（1）反复发作的尿路感染，排尿时腰痛或膀胱充盈时腰痛。

（2）重复排尿、尿频，约 20% 患儿可有遗尿史。

（3）合并感染时可有典型急性肾盂肾炎症状如发热寒战，肾区疼痛等。

（4）高血压，是 VUR 晚期常见合并症，也是儿童恶性高血压最常见的病因。

（5）蛋白尿，是预测预后的重要指标。

（6）发育障碍。

（7）肾功能不全，由于肾内反流导致肾瘢痕形成，最后发展为肾功能不全。

2. 实验室检查

（1）尿检查：可有蛋白、红细胞、白细胞或管型；尿细菌培养阳性。

（2）肾功能检查：可正常或呈不同程度肾小管或肾小球功能不全。

（3）静脉肾盂造影（IVP）加断层摄片：肾瘢痕主要表现为肾盏杵状变，聚拢蜷缩，肾影边缘不规则。肾影小于同龄正常儿。肾功能不全表现为显影淡薄或不显影。

（4）排尿性膀胱尿道造影（MCU），为本病诊断及分级的金指标，需在急性感染控制后 2 周再进行。根据逆行排尿造影。国际反流委员会将反流分为 5 度：

Ⅰ度：反流仅达下段输尿管。

Ⅱ度：反流至肾盂、肾盏但无扩张。

Ⅲ度：输尿管轻或中度扩张或迂曲，肾盂轻或中度扩张。

Ⅳ度：肾盂肾盏中度扩张或/和输尿管中度扩张迂曲，肾盏维持乳头形态。

Ⅴ度：肾盂肾盏严重扩张，多数肾盏失去乳头形态，输尿管明显迂曲。

（5）超声波检查：观察肾大小、输尿管、肾盂肾盏扩张情况及排尿期反流情况。

（6）放射性核素检查：检查有无肾瘢痕形成、肾的排泄功能和排尿时各段放射强度的变化。

【治疗】

1. 每日充足饮水，促使多排尿；建立定时排尿习惯，尽量排空膀胱以减轻膀胱压力。多吃高纤维食物和养成定时大便习惯。

2. Ⅰ度、Ⅱ度反流 积极控制感染，急性感染控制后改用长期持续小剂量抗生素预防方法（方法同反复泌尿系感染治疗）。预防感染有效，每 3 月做尿培养 1 次；每年做核素检查或排泄性膀胱造影，观察反流程度；每 2 年做静脉肾盂造影观察肾瘢痕形成及肾脏生长。反流消失后仍须每 3~6 月做尿培养 1 次。

3. Ⅲ度的反流 处理同Ⅰ度、Ⅱ度，但须每隔 6 月检查 1 次反流，每年做静脉肾盂造影。

4. Ⅳ度、Ⅴ度的反流 应争取在损害发生前手术治疗。

5. 手术指征 ①Ⅳ度以上的反流；②Ⅲ度以下先予内科观察治疗，有持续反流和新疤痕形成则应手术；③反复泌尿系感染经积极治疗 6 个月无改善者；④并有尿路梗阻者。

【预后】

有一定的自愈比例，部分需要手术治疗。严重者可致反流性肾病，特别合并肾发育不良者可致肾功能严重损害，是儿童终末期肾衰竭的原因之一。

第六节 溶血尿毒综合征

溶血尿毒综合征（hemolytic uremic syndrome，HUS）是一种以微血管性溶血性贫血、尿毒症和血小板减少三联症为主要临床特征的疾病。发病与感染（特别是大肠杆菌 $O_{157}H_7$ 等肠道感染）、药物、免疫、遗传等诸多因素有关。

【诊断】

1. 临床表现

（1）前驱疾病：腹泻多见，近年有报告与大肠杆菌 $O_{157}H_7$ 感染关系密切。也有上感作为前驱病的报道。

（2）主要症状：急性起病，突然发作溶血、面色苍白、肾功能衰竭伴有血尿（酱油色）、少尿或无尿。可用轻度黄疸、皮肤及黏膜出血、神经系统受损（惊厥、昏迷）等多系统症状。部分病儿可有低、中度发热。

（3）体征：病人多呈轻重不等的贫血貌，面色苍黄或苍白；皮肤可有出血淤斑点；巩膜可有黄染。不同程度水肿；血压正常或升高；可有轻度肝脾肿大；双肾区叩击痛（＋）。

2. 实验室检查

（1）血常规：提示严重的溶血性贫血，网织红细胞增加。末梢血涂片可见到破碎红细胞。白细胞常增高，以中性粒细胞为主，血小板减少。

（2）尿常规：有血尿、蛋白尿及管型尿，溶血严重时可出现血红蛋白尿。

（3）Coomb's 试验阴性。

（4）肾功能检查：BUN 及 Scr 增高。

（5）电解质紊乱：可有低钠、低钙及高钾血症等，代谢性酸中毒较少见。

（6）肾活检：光镜下见不同程度的肾小球及小动脉病变，包括内皮下充满纤维素样物质，系膜区扩大，有炎症细胞浸润、坏死及新月体形成。叶间小动脉内膜细胞增生呈洋葱皮样增厚。免疫荧光可见 IgG、IgM、C_3 及纤维素在肾小球及血管壁沉积；电镜见到毛细血管内皮细胞增生、肿胀和脱落，管腔内有红细胞碎片、血小板和凝聚的纤维素。

【鉴别诊断】

1. 血栓性血小板减少性紫癜 多发生于中、青年，以发热和中枢神经系统症状更为突出，皮肤出血也较多见。

2. 溶血尿毒综合征也可继发于系统性红斑狼疮、结节性多动脉炎、干燥综合征、类风湿性关节炎、恶性高血压、肾移植后排斥反应等，故应注意鉴别。

【治疗】

1. 支持疗法 维持水、电解质平衡；当 Hb <6g/dl 时输新鲜红细胞悬液 5 ~ 10ml/kg；避免输血小板，因可加重微血栓。控制高血压，口服硝苯吡啶，0.25 ~0.5mg/（kg·次）。

2. 透析治疗 主张早期透析，凡无尿在 24 小时以上；BUN 迅速升高 > 150mg/dl；血钾 >6mmol/L 和/或伴心力衰竭、肺水肿及顽固性高血压者都应及早开始透析。

3. 输注新鲜冷冻血浆或血浆置换疗法。

4. 抗感染 选用有效、肾毒性小的抗生素，如菌必治、青霉素制剂等。

【预后】

腹泻后 HUS，经积极对症、支持治疗，其病死率降至 5% 以下，但 20% ~ 30% 可伴有不同程度的肾功能不全。无腹泻 HUS 的预后较差，有报道显示，由肺炎链球菌感染所致 HUS 的病死率可达 20%；因补体调节相关蛋白，如 H 因子、I 因子、膜辅助蛋白（MCP.）等基因缺陷引起的非典型 HUS，其死亡或发生终末期肾病的比例在 20% ~80%，早期诊断、正确治疗、及早进行血浆置换和透析是降低急性期 HUS 病死率、改善预后的关键。

第七节　肾功能衰竭

一、急性肾功能衰竭

急性肾功能衰竭（acute renular failure，ARF）是多种原因引起的肾小球滤过率（glomerular filtration rate，GFR）急剧降低，导致代谢产物体内堆积，血尿素氮及肌酐升高，并引起水、电解质紊乱和酸碱平衡紊乱的一组综合征。以少尿型 ARF 常见。近年来，为了早期诊断、早期治疗、降低病死率，已渐采用急性肾损伤（acute kidney injury，AKI）的概念取代急性肾衰竭。

【诊断】

1. 临床表现

（1）少尿期

①尿量显著减少。24 小时的尿量 <250ml/m² 为少尿；24 小时尿量 <50ml 为无尿。少尿持续 2 周以上，预后不良。

②氮质血症：表现为精神不振、嗜睡、烦躁不安、恶心、呕吐、抽搐、昏

迷等。

③水、电解质平衡紊乱：表现为全身浮肿或胸、腹水；高血压、心衰、肺水肿、心律紊乱；神志淡漠、嗜睡、萎靡、意识障碍、肌肉无力、腱反射消失、呼吸深长、口唇樱桃红、惊厥抽搐等。心电图显示高钾血症表现，ST–T改变、心律失常或传导阻滞。70%左右合并感染，以呼吸道、泌尿道感染最常见。

（2）多尿期：尿量逐渐增多，表明肾功能有所好转。可用低钠、低钾表现。

（3）恢复期：肾功能逐渐恢复，血尿素氮（BUN）及肌酐（Scr）逐渐恢复正常。

2. 实验室检查

（1）尿常规：尿比重固定于1.010～1.012，有血尿、蛋白尿、管型尿等。尿渗透压<400mOsm/L，尿钠排出增加、尿酶增高。

（2）血常规：轻重不一的贫血（正细胞正色素性贫血）。

（3）血电解质测定和血气分析：常有高血钾、高血磷、高血镁和低血钠、低血钙、低血氯、二氧化碳结合力下降及血pH值下降。

（4）肾功能检查：血BUN和Scr升高，肌酐清除率降低；血和尿β_2微球蛋白升高。

（5）肾功能测定和评估

①肌酐清除率（Ccr）计算公式：

$$Ccr = \frac{Ucr（mg/dl）\times V（ml/min）}{Scr（mg/dl）}$$

$$校正 Ccr = \frac{Ccr \times 1.73（m^2）}{小儿实际体表面积（m^2）}$$

Ucr：尿肌酐；V：尿量；Ccr正常值：80～120ml/min。

②钠排泄分数（FENa%）计算公式：

$$钠排泄分数（FENa\%）= \frac{尿钠 \times 血肌酐}{血钠 \times 尿肌酐} \times 100\%$$

在肾前性肾衰时<1%，在肾性肾衰时>2%～3%。

③肾衰指数（RFI）计算公式：

$$RFI = \frac{尿钠 \times 血肌酐}{尿肌酐}$$

肾前性肾衰时<1。在肾性肾衰时>1，可达4～10。

④自由水清除率（CH$_2$O）是测量肾脏稀释功能指标，肾衰早期即下降。计算公式：

$$自由水清除率（CH_2O）= 尿量（ml/h）\times \frac{[1 - 尿渗透压]}{血渗透压}$$

正常值：–25～–100ml/h

（6）补液试验、利尿试验

①补液试验：给予生理盐水或 2：1 液，按 15～20ml/kg，30 分钟滴入，如尿量明显增加，考虑为肾前性肾衰，如尿量＜17ml/kg，则可能为肾实质性肾衰。

②利尿试验：如补液后无反应，可试用 20% 甘露醇（0.2g/kg），在 30 分钟滴入，如尿量＞40ml/小时，即为有效，可考虑为肾前性肾衰。增加不明显者给予速尿 1～2mg/kg，若仍无改善表明为肾实质性肾衰。

【治疗】

1. 对因治疗

（1）肾前性 ARF：及时纠正血容量的不足，以恢复肾灌注。

（2）肾后性 ARF：及时解除梗阻，以利恢复肾功能。

（3）肾性 ARF：除去病因；维持水、电解质及酸碱平衡；减轻肾负荷，保护肾功能；防治合并症，争取时间以待肾功能恢复。

2. 少尿、无尿期的治疗

（1）液量控制：要求每日体重较前一日减少 1%～2%。严格记录出入量。计算公式：

每日液量＝不显性失水（400ml/m²）＋前日显性丢失（尿、便、吐等）－内生水〔100ml/（m²·d）〕。

（2）饮食调节：低盐、低蛋白〔0.5～1.0g/（kg·d）〕、低钾、低磷、高糖 3～5g/（kg·d）饮食。给予充分维生素。保证基础代谢热卡 30～40cal/（kg·d）。

（3）高钾血症：血钾＞6.5mmol/L 时应积极处理。限含钾饮食摄入；给予高张葡萄糖和胰岛素（按每 3～4g 葡萄糖：1U 胰岛素），每次 1.5g/kg 糖可能降低血钾 1～2mmol/L；10% 葡萄糖酸钙 10ml 加入等量葡萄糖稀释后缓慢静注。此外，可口服或灌肠阳离子交换树脂每次 0.3～1g/kg。上述保守治疗无效时，需及时施行透析疗法。

（4）低钠血症的治疗：真性低钠者，给予 3% NaCl，按 12ml/kg 可提高血钠 10mmol/L 计算，一般先给予半量。或按计算公式 3% NaCl（ml）＝130－血钠浓度（mmol/L）×0.6×Kg÷0.5，先给 1/3 量。

（5）低钙血症：给予 10% 葡萄糖酸钙 10ml/次，加等量葡萄糖稀释后静注，每日 2 次。

（6）纠正代谢性酸中毒：给予 5% $NaHCO_3$ 1ml/kg 可提高 HCO_3 1mmol/L，一般先给半量，应稀释成等渗液再用。注意可诱发低钙抽搐。

（7）高血压、急性心衰：其主要治疗应以利尿、限盐、限水及扩张血管药为主。由于心肌缺氧、水肿及少尿，对洋地黄制剂非常敏感，即使少量应用，也易产生中毒，应慎用。要用应选用快速洋地黄制剂（如西地兰等）。

3. 多尿期的治疗重点　维持水及电解质平衡，特别要注意补钾；尿量过多要限制水分入量，以尿量的1/2～2/3为宜，补液过多会延长多尿期；防治感染；避免使用肾毒性药物以防病情反复、支持疗法等。

二、慢性肾功能衰竭

慢性肾功能衰竭（chronic renal failure，CRF）是多种慢性肾脏疾病造成慢性持久性肾功能减退，导致代谢废物在体内潴留、水电解质及酸碱平衡失调、呈现全身多系统症状的一个临床综合征。多为不可逆性，预后差。

【诊断】

1. 临床表现

（1）既往有长期慢性肾脏病史。

（2）全身症状：精神淡漠、乏力、食欲减退、恶心、呕吐、皮肤瘙痒；生长发育迟滞；面色苍白、水肿、高血压、口渴、夜尿增多、骨痛等。

（3）体征：贫血貌；高血压相应眼底改变。心脏扩大、心脏杂音和可有心衰体征等。

2. 实验室检查

（1）尿常规：血尿、蛋白尿、管型尿、尿比重固定于1.010左右。

（2）血常规：中、重度贫血。出血、凝血时间延长。

（3）血生化检查：尿素氮、肌酐增高，血钙下降，血磷增高，血镁增高，血钠一般低下，血钾在后期尿量减少时增高，血 pH 值及二氧化碳结合力下降。

（4）肾功能：肾功能明显减退（评估指标同上）。

（5）X 线检查：心影扩大；骨骼呈佝偻病样改变。

（6）B 超检查：常见双肾缩小。

（7）同位素检查：有助于反映肾功能情况和诊断肾性骨病。

【治疗】

1. 保守治疗（非透析疗法）

（1）去除可逆因素：常见可逆因素包括感染、尿路梗阻、水及电解质紊乱及酸碱失衡、血容量不足、心力衰竭、高血压、肾毒性药物的应用、肾静脉血栓形成等。

（2）营养疗法：重点是提供足够热量、低蛋白疗法（同急性肾衰）和必需氨基酸疗法等。

（3）维持水电解质平衡、纠正代谢性酸中毒：包括给予利尿剂纠正水钠潴留、纠正高钾血症及代谢性酸中毒（同急性肾衰）。

（4）纠正钙磷代谢紊乱及肾性骨病：低磷饮食，给予口服钙及维生素 D。有明显骨病时常需 1－25（OH）$_2$D$_3$（罗钙全）每日 0.25μg，或维生素 D1 万单位，用药过程监测血钙、磷及碱性磷酸酶。

（5）肠道"清除"疗法：包括口服尿素氮吸附剂（包醛氧化淀粉）、中药灌肠。

（6）及时有效地控制高血压。

（7）控制高血脂及蛋白尿：给予低脂饮食；口服血管紧张素转换酶抑制剂等。

（8）贫血治疗：促红细胞生成素（EPO）治疗，一般 50～150 单位/kg，皮下注射，每周 1～3 次。

（9）生长激素的应用：剂量一般为每周 28～30u/M^2 或每周 1u/kg。

2. 透析疗法　用于保守疗法无效的病例，包括腹膜透析疗法和血液净化疗法。

3. 肾移植　如有可能，进行肾移植可以使病人存活，改善生活质量。

附【腹膜透析】

腹膜透析（peritoneal dialysis，PD）是一种替代疗法，用于治疗急、慢性肾功能衰竭和某些药物中毒的有效方法。与血液透析（HD）相比较，PD 不仅操作简便、不需复杂设备、费用低、安全，且小儿的腹膜面积按公斤体重计算明显大于成人，故 PD 的疗效在小儿优于成人。

【腹膜透析适应证】

1. 急性肾功能衰竭

（1）明显尿毒症症状。包括恶心、呕吐、嗜睡或精神不振；

（2）有严重水钠潴留（重度水肿、胸腹水、心衰）；

（3）血尿素氮＞28.5mmol/L（80mg/dl）；Cr＞530.4mmol/L（6mg/dl）；

（4）血钾＞6.5mmol/L 或心电图有高钾表现；

（5）严重酸中毒不宜用补碱纠正者。

（6）化学毒物或药物中毒。

2. 慢性肾功能衰竭

（1）慢性肾功能衰竭，体重低于 20kg，或年龄＜5 岁；

（2）血液透析有技术困难；

（3）血 HBsAg 阳性；

（4）顽固难治性贫血；

（5）家属或本人可胜任腹透操作者；

（6）肾移植前后（等待移植或排异）。

3. 水、电解质紊乱　各种原因所致重度水血症、高血钾、稀释性低钠、严重代谢性酸中毒等经一般治疗无效者。

4. 多种外源性毒物或药物中毒。

5. 其他　肝昏迷、完全性梗阻性黄疸术前准备、Reye 综合征等。

【腹膜透析禁忌证】

1. 腹腔内不明原因的急性炎症或疑有腹腔内脏器外伤。

2. 广泛腹膜粘连或肠麻痹。

3. 腹壁有广泛的感染或蜂窝组织炎。

4. 心脏疾患不能增加腹压者。

【预后】

随着透析的广泛开展，ARF 的病死率已有明显降低。ARF 的预后与原发病性质、肾脏损害程度、少尿持续时间长短、早期诊断和早期治疗与否、透析与否和有无并发症等有直接关系。

第八章　血液系统疾病

第一节　贫　血

一、营养性缺铁性贫血

【诊断】

1. 临床表现

（1）一般表现：皮肤黏膜苍白、乏力。

（2）髓外造血表现：肝脾肿大。

（3）消化系统症状：食欲减退，少数有异食癖，口腔炎、萎缩性舌炎，可有呕吐、腹泻。

（4）神经系统症状：淡漠或易激惹，注意力不集中、记忆力减退。

（5）心血管系统症状：心率增快，心脏扩大，重者可发生心力衰竭。

2. 辅助检查

（1）血象：血红蛋白（Hb）量降低为主，呈小细胞低色素性贫血。MCV < 80fl，MCH < 29pg，MCHC < 0.3。血涂片红细胞大小不等，小细胞为主，中心淡染区扩大，网织红细胞正常或轻度升高。

（2）骨髓象：红细胞系统增生活跃，以中、晚幼红增生为主，各期红细胞体小，胞浆少，胞浆成熟度落后于胞核，细胞外铁明显减少或消失（0 ~ +），铁粒幼细胞可减少（< 15%）。

（3）血生化：血清铁蛋白（SF）< 16μg/L，血清铁（SI）< 8.95μmol/L，转铁蛋白饱和度（TS）< 15%，总铁结合力（TIBC）> 62.7μmol/L，各种含铁酶类降低。红细胞游离原卟啉（FEP）> 0.9μmol/L，FEP/Hg > 3μg/g。

【鉴别诊断】

1. 珠蛋白生成障碍性贫血　常有家族史，血涂片中可见靶形红细胞，血红蛋白电泳中可见 HbF 或 HbA₂ 增加，血清铁、转铁蛋白饱和度、骨髓可染铁均增多。

2. 慢性感染性贫血　血清铁降低，总铁结合力正常或降低，转铁蛋白饱和度正常或稍增加，血清铁蛋白常增高。骨髓中铁粒幼细胞数减少，含铁血黄素颗粒明显增多。

【治疗】

1. 铁剂治疗 口服元素铁 1～2mg/（kg·次），每日 2～3 次，两餐之间服，同时口服维生素 C 效果更佳。对口服铁剂不耐受，严重腹泻患儿可用铁剂注射，常用右旋糖酐铁（含铁 50mg/ml），能肌注者尽量不用静脉注射。至 Hb 正常后 6～8 周左右停用铁剂。

2. 病因治疗 合理膳食，驱虫，手术治疗肠道畸形，控制慢性失血等。

3. 输血 一般不需输血，重症合并心功能不全或严重感染可输适量浓缩红细胞。

4. 中医中药

（1）脾胃虚弱 长期纳食不振，神疲乏力，形体消瘦，面色苍黄，唇淡甲白，大便不调，舌淡苔白，脉细无力，指纹淡红。治宜：健运脾胃，益气养血。方药：六君子汤加减。

（2）心脾两虚 面色萎黄或苍白，唇淡甲白，发黄稀疏，时有头晕目眩，心悸心慌，夜寐欠安，语声不振甚至低微，气短懒言，体倦乏力，食欲不振，舌淡红，脉细弱，指纹淡红。治宜：补脾养心，益气生血。方药：归脾汤加减。

（3）肝肾阴虚 面色皮肤黏膜苍白，爪甲色白易脆，发育迟缓，头晕目涩，两颧潮红，潮热盗汗，毛发枯黄，四肢震颤抽动，舌红，苔少或光剥，脉弦数或细数。治宜：滋养肝肾，益精生血。方药：左归丸加减。

（4）脾肾阳虚 面色㿠白，唇舌爪甲苍白，精神萎靡不振，纳谷不馨，或有大便溏泻，发育迟缓，毛发稀疏，四肢不温，舌淡苔白，脉沉细无力，指纹淡。治宜：温补脾肾，益阴养血。方药：右归丸加减。

【预防】

做好卫生宣教工作，使全社会，尤其是家长认识到缺铁对小儿的危害性及做好预防工作的重要性，使之成为儿童保健工作中的重要内容。主要预防措施包括①提倡母乳喂养，因母乳中铁的吸收利用率高；②做好喂养指导，无论是母乳或人工喂养的婴儿，均应及时添加含铁丰富且铁吸收率高的辅助食品，如精肉、血、内脏、鱼等，并注意膳食合理搭配，婴儿如以鲜牛奶喂养，必须加热处理以减少牛奶过敏所致的肠道失血；③婴幼儿食品（谷类制品、牛奶制品等）应加入适量铁剂加以强化；④对早产儿，尤其是非常低体重的早产儿，宜自 2 个月左右给予铁剂预防。

二、营养性巨幼红细胞性贫血

【诊断】

1. 临床表现

（1）一般表现：多虚胖，面色苍黄，毛发稀疏发黄，乏力，肝脾肿大。

（2）消化系统症状：纳差、呕吐、腹泻、舌面光滑、舌痛。

（3）神经精神症状：维生素 B_{12} 缺乏可出现感觉异常、震颤、抽搐、共济失调，智力发育倒退、表情呆滞，反应迟钝，嗜睡。

2. 辅助检查

（1）血象：呈大细胞性，$MCV > 94fl$，$MCH > 32pg$，血涂片红细胞大小不等，大细胞为主，白细胞、血小板数量常减少，中性粒细胞变大有分叶过多现象，5 叶者 >5%，或 6 页者 >1%，可见巨大中性杆状核粒细胞，血小板体积大。

（2）骨髓象：增生明显活跃，红细胞系为主，粒红系各期均可见巨幼变，胞体大，染色质粗松。巨核细胞分叶过多，血小板大。

【鉴别诊断】

1. 再生障碍性贫血　骨髓增生低下，血清叶酸及维生素 B_{12} 正常。

2. 溶血性贫血　黄疸较明显，往往伴有脾大，网织红细胞及血胆红素上升，程度均较巨幼红细胞性贫血明显，另有相应的溶血试验证实。

【治疗】

1. 叶酸缺乏者，口服叶酸 5 ~ 15mg/d，同时口服维生素 C 效果更佳。胃肠道吸收不佳者，肌注 N – 甲基四氢叶酸钙 3 ~ 6mg，每日 1 次。

2. 维生素 B_{12} 缺乏者，肌注维生素 B_{12} 每周 1 次，每次 100μg，至临床症状好转、血象恢复正常为止。

3. 及时添加辅食，纠正偏食。

4. 肌肉震颤可用镇静剂，重度贫血可以输血。

【预防】

改善哺乳母亲的营养，婴儿应及时添加辅食，注意饮食均衡，及时治疗肠道疾病，注意合理应用抗叶酸代谢药物。

三、营养性混合性贫血

【诊断】

1. 临床表现

（1）具有营养性缺铁性贫血和营养性巨幼红细胞性贫血两种临床表现。

（2）贫血可轻可重，但多较重。

（3）易见肝脾肿大，有时出现皮肤出血点。

2. 辅助检查

（1）血象：红细胞与血红蛋白呈平行降低，MCV、MCH 正常或稍低或高，MCHC 正常或减低。红细胞大小悬殊，可见中心淡染。粒细胞、血小板可有巨形改变。

（2）骨髓象：中晚幼红巨幼变，铁粒幼红细胞减少。粒细胞、巨核细胞巨形改变。

（3）血清铁及血清叶酸或维生素 B_{12} 均低。

【治疗】

1. 铁剂与叶酸或维生素 B_{12} 并用。

2. 合理膳食，增加富含铁、叶酸及维生素 B_{12} 的食物。

四、再生障碍性贫血

【诊断】

1. 全血细胞减少，网织红细胞绝对值减少。贫血为正细胞正色素性，白细胞分类中性粒细胞减少，淋巴细胞相对增多。

2. 一般无肝脾、淋巴结肿大。

3. 骨髓至少一个部位增生减低或重度减低（如增生活跃，须有巨核细胞减少，有核红细胞增多，骨髓小粒成分中非造血细胞增多）。

4. 除外其他引起全血细胞减少的疾病，如阵发性睡眠性血红蛋白尿、骨髓增生异常综合征、白血病、恶性组织细胞病等。

5. 急性再障（亦称重型再障Ⅰ型）

（1）临床发病急，贫血呈进行性加剧，常伴严重感染、内脏出血。

（2）血象：血红蛋白减少，一般 $<50g/L$，网织红细胞 $<1\%$，绝对值 $<15 \times 10^9/L$，白细胞明显减少，中性粒细胞绝对值 $<0.5 \times 10^9/L$，血小板 $<20 \times 10^9/L$。

（3）骨髓象：多部位增生减低，三系造血细胞明显减少，非造血细胞增多，淋巴细胞相对增高，骨髓小粒成分中非造血细胞及脂肪细胞增多。

6. 慢性再障

（1）临床发病慢，贫血、感染、出血均较轻。

（2）血象：血红蛋白减少速度较慢，网织红细胞、白细胞、中性粒细胞、血小板均不同程度减少。

（3）骨髓象：三系或两系减少，至少一系增生不良，巨核细胞明显减少，骨髓小粒成分中非造血细胞及脂肪细胞增多。

7. 病情中如病情恶化、临床、血象及骨髓象与急性再障相同，称重型再障Ⅱ型。

【鉴别诊断】

1. 阵发性睡眠性血红蛋白尿症　其中的不发作型表现酷似再障，但临床出血较轻，网织红细胞绝对值高于正常值，有时在外周血中可发现有核红细胞，骨髓红细胞系增生，以中幼红为主。尿含铁血黄素试验、糖水试验及酸溶血试验可阳性。

2. 骨髓增生异常综合征 三系细胞减少，但骨髓病态造血为本病特征，可见红细胞巨幼样变，核浆发育不平衡，粒细胞系幼稚细胞常不减少，可出现淋巴样巨核细胞，须与不典型再障鉴别。

3. 低增生性白血病 本病可表现为三系细胞减低，骨髓增生减低易误为再障，但浓缩外周血涂片可找到幼稚细胞，骨髓中原始或幼稚细胞增多，可与再障鉴别。

【治疗】

1. 慢性再障

（1）支持治疗

①加强护理，防止感染，适当户外运动，给易消化的营养食物。

②输血：可输浓集红细胞，维持血红蛋白 70g/l 或以上。

③止血：可用止血敏、维生素 C、小剂量肾上腺皮质激素，严重出血可输血小板。

④控制感染。

（2）雄激素治疗：康力龙 0.2mg/（kg·d），或丙酸睾丸酮 1~2mg/（kg·d）肌注，多于用药后 2~4 个月出现疗效。

（3）肾上腺皮质激素：强的松 0.5mg/（kg·d）可减少出血及减少雄激素对骨骼生长的副作用。

（4）左旋咪唑：为一种合成驱虫剂，能通过增强辅助 T 细胞功能调节患者细胞免疫而发挥治疗作用，25mg/（kg·d），每周服 3 天停 4 天。

（5）异基因骨髓移植。

2. 急性再障

（1）免疫抑制剂

①抗胸腺球蛋白（ATG）或抗淋巴球蛋白（ALG）2.5~5mg/（kg·d）（兔制剂）或 10~20mg/（kg·d）（马制剂），加入 5% 葡萄糖 250~500ml 静脉点滴，疗程 4~5 天。

②大剂量甲基强的松龙 30mg/（kg·d），连用 3 天，20mg/（kg·d），连用 4 天，10mg/（kg·d），5mg/（kg·d），3mg/（kg·d）各用 7 天，1mg/（kg·d）静注直至血红蛋白升至 100~120g/l，渐减量至停药。

③环孢素 A（CSA）5~8mg/（kg·d），分 2 次口服，连用 3~4 个月。

（2）造血生长因子输注。

（3）大剂量丙种球蛋白静滴 1g/（kg·d），每 4 周 1 次，显效后渐延长间隔，共用 6～10 次。

（4）异基因骨髓移植。

五、慢性病贫血

【诊断】

1. 贫血常在患病 1 个月以上产生，其程度与原发病严重程度及病程有关，病因主要为感染性疾病、结缔组织病、肿瘤等。

2. 血液学特点

（1）贫血常为轻度至中度。红细胞形态正常或呈轻度中心淡染，网织细胞正常。

（2）血清铁、总铁结合力均降低，转铁蛋白饱和度正常或增加。血清铁蛋白水平高于正常。

（3）骨髓细胞铁染色示红系细胞内铁粒减少，而在巨噬细胞内铁粒增多。

（4）红细胞游离原卟啉增加。

【治疗】

1. 以治疗原发病为主。

2. 补充造血原料，严重贫血可输红细胞或新鲜血，合并自身免疫性溶血性贫血时只能输洗涤红细胞。

3. 大剂量红细胞生成素可应用于结缔组织病或恶性肿瘤合并贫血。

第二节　溶血性贫血

一、遗传性球形红细胞增多症

本病属红细胞膜有先天缺陷的溶血性贫血，为常染色体显性遗传。病因可能系红细胞膜结构异常和收缩蛋白缺陷。膜稳定性丧失使膜表面积减少，细胞变为球形，导致红细胞在脾脏内破坏。

【诊断】

1. 临床表现

（1）贫血轻重不等，感染、劳累可诱发再生障碍危象或溶血危象。

（2）黄疸可轻可重。

（3）脾脏可轻至中度肿大，多同时有肝肿大。

（4）发病越早，症状越重。10 岁后发生胆石症者增多。

（5）半数以上病例有阳性家族史，为常染色体显性遗传。

2. 辅助检查

（1）外周血红细胞形态可见典型球形红细胞，大多在 10% 以上（正常人多＜5%）。

（2）红细胞盐水渗透试验增高。

（3）自溶试验（48 小时）溶血 ＞5%，孵育前先加入葡萄糖或 ATP 可明显减少溶血。

（4）酸化甘油溶解试验（AGLT50）本病常＜140 秒，（正常人 30 分钟以上）。

【鉴别诊断】

1. 自身免疫性溶血性贫血　本病有溶血症状，球形红细胞增多和渗透脆性增高，但无家族史，且抗人球蛋白试验阳性。

2. G－6－PD 缺乏症　外周血中也可出现球形红细胞，但 G－6－PD 缺乏性贫血呈发作性，多能找到诱因，并且红细胞 G－6－PD 活性减低。

【治疗】

1. 脾切除最有效，应在 5 岁以后进行以减少肺炎球菌所致败血症，术后应用抗生素预防感染，术前用肺炎球菌菌苗预防接种。

2. 当发生溶血危象时应输血、补液及控制感染。

二、红细胞葡萄糖－6－磷酸脱氢酶缺乏症

红细胞葡萄糖－6－磷酸脱氢酶（G－6－PD）缺乏症是红细胞酶缺陷溶血病中最常见的一种。为性连锁不完全显性遗传，男性发病高于女性。在我国南部地区发病率较高。G－6－PD 作用于红细胞有氧氧化途径，当它缺乏时，还原型谷胱甘肽减少，红细胞因氧化变性而破坏。

【诊断】

1. 临床表现

（1）半个月内有食蚕豆或服药（解热镇痛药、磺胺、呋喃类、抗疟药等）或病毒、细菌感染史。

（2）多呈急性溶血，可出现血红蛋白尿，重者可引起休克或肾功能衰竭，轻者持续一周左右，溶血自行消退，慢性者可有肝脾肿大。

2. 辅助检查

（1）血红蛋白迅速减少呈正细胞正色素性贫血，网织红细胞增加。

（2）尿呈酱油色的血红蛋白尿。

（3）自溶试验增加，加入葡萄糖可纠正。

（4）高铁血红蛋白还原试验阳性。

（5）变形珠蛋白小体试验阳性。

（6）葡萄糖-6-磷酸脱氢酶活性测定，本病显著降低。

【鉴别诊断】

遗传球形红细胞增多症：均有溶血表现，可有或无诱因，外周血中球形红细胞明显增多，但G-6-PD活性正常。

【治疗】

1. 避免使用伯氨喹啉类氧化性药物，避免进食蚕豆。

2. 如由药物诱发溶血发作者，应立即停用可疑药物。

3. 积极治疗感染。

4. 必要时补液、输血，但避免输亲属血。由于溶血为自限性，输血1~2次即可。

【预防】

在G-6-PD缺陷高发地区，应进行群体G-6-PD缺乏症的普查；已知为G-6-PD缺乏者应避免进食蚕豆及其制品，忌服有氧化作用的药物，并加强对各种感染的预防。

三、地中海贫血

地中海贫血是一组由于珠蛋白的肽链合成部分或完全抑制，使红细胞中血红蛋白合成减少，多余肽链形成包涵体导致红细胞易于在网状内皮系统破坏而溶血。我国多见于两广（广东、广西）、福建和四川等省。以β和α地中海贫血的发病率较高，属常染色体隐性遗传性疾病。

β-地中海贫血系珠蛋白中β-肽链合成减少或缺如，多余的α肽链与代偿增多γ-肽链或δ-肽链相结合合成HbF（α2γ2）和HbA2（α2δ2）增多，而HbA（α2β2）形成减少。

【诊断】

1. 临床表现

（1）常有家族地域发病史，了解祖籍及母亲有无死胎史。

（2）轻型为杂合子型，无症状或轻度贫血，多无肝脾肿大。

（3）重型为纯合子型，多数生后6个月发病，呈进行性贫血、黄疸、肝脾肿大，伴发育落后，智力迟钝。因骨髓代偿增生，表现头颅增大，面颊隆突，鼻梁塌陷和上颚及牙龈前突。X线呈颅骨板障增宽，骨皮质间呈毛刷样改变。因铁吸收增加和多次输血，可继发血色病，终因贫血或感染而早年夭折。

（4）中间型为纯合子或杂合子型，症状同上，但程度较轻。

2. 辅助检查

（1）呈低色素小细胞型贫血，血涂片可见靶形红细胞，红细胞大小不等，有较多的有核红细胞，网织红细胞增多。

（2）红细胞渗透脆性显著减低。

（3）血红蛋白分析重型 HbF 可达 30% ~90%；中间型 HbF 及 HbA2 变异较大；轻型 HbF 正常或轻度增高，但 HbA2 轻度增高（3% ~8%）有诊断价值。

【鉴别诊断】

缺铁性贫血：也呈小细胞低色素性贫血，但一般网织红细胞不高，补铁治疗有效。

【治疗】

1. 重型患儿需输注浓缩红细胞，保持 HbF100g/L，以维持正常生长发育需要并减少铁的吸收。

2. 去铁敏 500mg/d，可促进铁的排泄。

3. 维生素 C200 ~500mg/d，可增加铁从尿路排泄。

4. 脾切除适用于依赖输血量日渐增多者或脾功能亢进者，宜在 5 岁以后行切脾手术以缓解症状。

5. 骨髓移植或脐带血移植已有成功报道。

【预防】

开展人群普查和遗传咨询、做好婚前指导以避免地中海贫血基因携带者之间联姻，对预防本病有重要意义。采用基因分析法畸形产前诊断，可在妊娠早期对重型 β 和 α 地中海贫血胎儿作出诊断并终止妊娠，以避免胎儿水肿综合征的发生和重型 β 地中海贫血患者的出生，这是目前预防本病行之有效的方法。

四、自身免疫性溶血性贫血

本病是某种原因引起免疫功能紊乱产生自身抗体，使红细胞过早破坏的一种溶血性贫血。

【诊断】

1. 临床表现

（1）温抗体型自身抗体多为 IgG。起病可急可缓，以急性为主。表现发热、乏力、贫血、黄疸和肝脾肿大。遇感染时可发生再生障碍危象或溶血危象。

（2）冷凝集素综合征：自身抗体多为 IgM 抗体。表现在受冷后四肢远端等暴露部位出现发绀，皮肤发冷、麻木、疼痛。温暖后症状消失。溶血一般较轻，脾稍肿大。

（3）阵发性寒冷性血红蛋白尿症：自身抗体多为 IgG 冷抗体。表现在寒冷环境活动后回到温暖室内数分至数小时后，突发高热、寒战并排除暗红色或酱油色尿，伴黄疸出现。

（4）伴有血小板减少者（Evans 综合征）：可有出血倾向。

2. 辅助检查

（1）血象正色素正细胞性贫血，程度轻重不等。白细胞或血小板正常或轻度增多。血涂片可见球形细胞。网织红细胞增多，再障危象时可减低。骨髓红系增生旺盛，危象时增生减低。

（2）抗人球蛋白（Coombs）试验分直接、间接两种，直接试验用于检测红细胞表面结合的不完全抗体，间接试验检测血浆中游离抗体。本病直接或间接试验阳性。少数病例因抗体过少，可呈阴性。以特异性 Coombs 血清可测出特异性自身抗体，如 IgG、IgM、IgA 或补体。

（3）冷凝集素综合征：冷凝集试验阳性。

（4）阵发性寒冷性血红蛋白尿症：冷热溶血试验阳性。

【鉴别诊断】

1. 阵发性睡眠性血红蛋白尿症　本病有溶血表现，且 Ham's 及 Rous 试验阳性，但抗人球蛋白试验阴性。

2. 注意除外继发性疾病，如：系统性红斑狼疮等。

【治疗】

1. 控制感染，祛除病因，治疗原发病。

2. 输血时应输入洗涤红细胞，输血前应严格交叉配型，以少量输注浓缩红细胞为宜，速度应缓慢，保持每小时 1ml/kg。相对稳定时，可暂不输血。

3. 肾上腺皮质激素为治疗本病首选药物。起病急，可短期静滴氢化可的松每日 5～10mg/kg，或口服强的松每日 2mg/kg。如 1 周内 Hb 无回升，可适当增加剂量，最大量 5～7mg/（kg·d）。必要时可给予甲基强的松龙冲击治疗。待 Hb 达正常水平，再缓慢减量，通常维持 3～6 月停药。如连用 2 周无效时，应更换其他免疫抑制剂。

4. 高效价免疫球蛋白每日 400mg/kg，连用 5 天，可封闭单核–吞噬细胞系统，减少红细胞破坏，对部分难治性病例有效。

5. 其他药物治疗，环磷酰胺每日 75mg/m^2 或 6–巯基嘌呤每日 75mg/m^2 等，可单用或与激素合用。

6. 换血或血浆置换可用于危重病例的抢救。

7. 脾切除可用于对激素无效的温抗体型患者。

冷抗体型溶血性贫血：①注意保暖，避免环境寒冷；②试用瘤可宁 0.1～0.2mg/kg 或环磷酰胺每日 75mg/m^2，对部分病例有效。皮质激素疗效欠佳。

第三节　　出血性疾病

一、免疫性血小板减少症

免疫性血小板减少症（immune thrombocytopenic purpura，ITP），既往又称特发性血小板减少性紫癜，是小儿时期最常见的出血性疾病。其主要临床特点时皮肤、黏膜自发性出血和束臂试验阳性，血小板减少、出血时间延长和血块收缩不良。

【诊断】

1. 临床表现

（1）急性型：病程在 6 个月以内，表现为自发性皮肤黏膜出血，鼻衄或牙龈出血也很常见，亦可有消化道或泌尿道出血，严重者可出现颅内出血。急性病例常伴发热、出血较多可发生失血性贫血或休克。

（2）慢性型：病程超过 6 个月，多见于学龄期前后，女多于男，起病缓慢，出血症状较轻，多于外伤后出现。病程迁延，亦可反复发作。

2. 辅助检查

（1）血小板计数 $< 100 \times 10^9/L$。

（2）出血时间延长，凝血时间正常，血块收缩不良，束臂试验阳性。

（3）骨髓象：急性病例巨核细胞总数正常或偏高，慢性病例巨核细胞总数增高，成熟未释放血小板的巨核细胞显著增多，血小板型巨核细胞少见。

3. 诊断标准

（1）多次查血小板计数减少。

（2）脾不增大或轻微增大。

（3）骨髓检查巨核细胞总数正常或偏高，有成熟障碍。

（4）以下 5 种中具备任何一项。

①强的松治疗有效。

②脾切除有效。

③PAIgG 增加。

④PAC$_3$ 增加。

⑤血小板寿命缩短。

【鉴别诊断】

1. 无巨核细胞性血小板减少　血小板减少，骨髓巨核细胞增生低下（每张涂片 <7 个），一般激素或丙种球蛋白治疗效果差，预后不良。

2. 血栓性血小板减少性紫癜　典型病例具有三联征：血小板减少性紫癜、

微血管病性溶血性贫血、神经系统异常。或五联征：三联征加上发热与肾损害。活检（牙龈、骨髓、皮肤、淋巴结、肌肉、肾等）有助于诊断，主要表现为小动脉、微血管中存在嗜酸性 PAS 染色阳性的透明物质，内皮下有时也有这种物质沉积。病理学发现不具特征性诊断意义，阴性也不能除外本病。

【治疗】

1. 一般疗法　急性病例应让患儿卧床休息，减少活动，避免外伤出血，预防、控制感染，局部止血等对症治疗，给予足量液体及易消化食物，大剂量 VitC、芦丁及局部止血对症治疗。

2. 肾上腺皮质激素　1～2mg/（kg·d），2～3 周，然后减量停药。血小板 > 50×10^9/L，且无明显出血倾向时无需特殊治疗。

3. 大剂量丙种球蛋白　适用于急症或危重症时，400mg/（kg·d），3～5 天；或 800～1000mg/（kg·d），1～2 天。

4. 免疫抑制剂　长春新碱每次 1～2mg/m²，每周 1 次，每次不大于 2mg；或硫唑嘌呤 1～3mg/（kg·d）口服。

5. 输血及输血小板　输血只适用于急性大出血病人，宜用新鲜红细胞。血小板 < $10～20 \times 10^9$/L，并有明显出血倾向的人可暂时输血小板。

6. 脾切除或脾栓塞　适用于慢性血小板减少的病例，久治不愈，临床出血明显者。适应证：

（1）治疗包括激素或其他免疫抑制剂无效的急性危重出血病人。

（2）长期（6～12 个月）反复出血的病例，年龄大于 5 岁。

7. 血浆置换　对血小板计数极低或有严重出血倾向的患者可用。

8. 达那唑 200～400Mg/d，适用于慢性特发性血小板减少性紫癜。

二、血友病

（一）血友病甲

【诊断】

1. 临床表现

（1）男性患者，有或无家族史，有家族史者符合性连锁隐性遗传规律，女性纯合子极少见。

（2）关节、肌肉、深部组织出血、血肿，可有术后出血，关节反复出血引起的关节畸形。

2. 辅助检查

（1）凝血时间：重型延长，中型延长或正常，轻型及亚临床正常。

（2）活化部分凝血活酶时间（APTT）：重型明显延长，能被正常血浆及新鲜吸附血浆纠正。

（3）凝血酶原时间正常，血小板正常，血块收缩及出血时间正常。

（4）因子Ⅷ凝血活性成分（Ⅷ：C）减少。

3. 严重程度分型　（见表8－1）

表8－1　血友病甲严重程度分型

	Ⅷ：C	临床特点
重型	<1	关节、肌肉、深部组织出血，关节畸形
中型	2～5	偶有关节、肌肉、深部组织出血，关节畸形少见
轻型	6～25	关节出血少，无关节畸形
亚临床型	26～45	仅严重创伤和手术后出血

【鉴别诊断】

1. 血小板减少性紫癜或血小板功能异常　都以皮肤自发出血点为主要症状，前者血小板减少，后者血小板功能不良，出血时间延长，凝血时间正常。

2. 凝血酶原复合物减低症　出血症状和凝血时间虽可与血友病相似，但患者凝血酶原时间延长，除极少数先天性缺乏外，患者维生素K治疗有效。

3. 血管性假性血友病　也是遗传性出血性疾病，也有因子Ⅷ活性减低，凝血时间延长。但此病为常染色体显性遗传，男女均可发病，且出血时间延长，血小板粘附时间降低，阿司匹林试验阳性，束臂试验常为阳性。

4. 纤维蛋白原缺乏症　也表现为皮肤血肿和外伤后出血不止，血液不凝固或凝固极差，出血时间正常或稍长，但凝血酶原时间或凝血酶凝固时间均延长，纤维蛋白原定量减低，常<100mg/dl。

【治疗】 无根治疗法。

1. 预防出血　减少剧烈活动，避免外伤。必须手术时，术前应输因子Ⅷ。

2. 治疗出血

（1）新鲜血、冷冻血浆或者Ⅷ因子浓缩剂，1单位浓缩剂相当于1ml新鲜血浆所含Ⅷ因子，输注1单位/kg可提高血中Ⅷ活性2%，一般输注10～20U/kg/次。

（2）局部止血：关节内出血应限制活动、局部冷敷；软组织血肿可加压包扎，开放出血应局部用凝血酶。

（3）药物治疗：6－氨基乙酸、对羧基苄胺、止血环酸等。肾出血者慎用。

（二）血友病乙

【诊断】

1. 临床表现　同血友病甲，但轻型较多，鼻出血较血友病甲多见。

2. 辅助检查

（1）凝血时间、血小板计数、出血时间、血块收缩同血友病甲。

（2）APTT 延长，能被正常血清纠正，但不能被吸附血浆纠正，轻型、亚临床型可正常。

（3）血浆因子 IX 减少或缺乏。

【治疗】

1. 一般同血友病甲。

2. 出血治疗　输注储存 5 天内血浆，10ml/（kg·次），24 小时后重复输 1 次即可止血。严重出血、外科手术时用 IX 因子浓缩剂。

（三）、血友病丙

【诊断】

1. 临床表现

（1）常染色体不完全隐形遗传，纯合子有出血倾向，杂合子可无出血症状。

（2）出血轻，表现为鼻出血，小手术后出血。关节肌肉出血少见，偶有因颅内出血致死者。

2. 辅助检查

（1）凝血时间正常或接近正常。

（2）血小板计数、出血时间、凝血酶原时间正常，血块收缩良好。

（3）ATTP 延长、凝血活酶生成不良，可被正常血清及吸附血浆纠正。

（4）因子 XI 及因子 XIAg 测定减少，纯合子 <1%～10%；杂合子 11%～20%，有些可达 30%～60%。

【治疗】

1. 一般治疗同血友病甲。

2. 出血治疗　输新鲜全血或血浆 10～20ml/kg，1 次可提高凝血活酶前质（PAT）25%～50%，足以止血。

【预防】

根据本组疾病的遗传方式，应对患者的家族成员进行筛查，以确定可能的其他患者和携带者，通过遗传咨询，使他们了解遗传规律（也有部分患儿没有家族史）。运用现代诊断技术对家族中的孕妇进行基因分析和产前诊断，如确定胎儿为血友病，可及时终止妊娠。在医师指导下，对血友病患儿进行有计划的家庭治疗非常重要，尤其适合我国国情。除病情不稳定和 3 岁以下婴幼儿外，其他患者均可进行家庭治疗。患者及家属应接受本病相关知识的培训，要熟知当关节出血时的处理方法：休息（rest）、冰敷（ice）、压迫（compression）、抬高（elevation）（RICE 方案）；应及时采取有效的治疗：立即输注凝血因子替代治疗；对于重症患儿，亦可采取预防性治疗以预防血肿形成和关节畸形。血友病患儿因各种原因必须接受手术治疗时，应选择全身麻醉，不宜行局部或神经阻滞麻醉，尤以深部阻滞为禁忌证。

第四节　白细胞异常性疾病

一、急性白血病

白血病是造血系统的恶性增生性疾病，其特征是造血系统中任何一系的白血病细胞在骨髓中恶性增殖，伴有成熟障碍。同时骨髓被白血病细胞占据，排挤引起全髓细胞减少，并出现全身各组织器官的广泛浸润。本病占小儿恶性肿瘤的首位，尤以急性白血病为主，其中急性淋巴细胞白血病（ALL）占70%左右。

【诊断】

1. 临床表现

（1）起病多较急，发热常为首发症状，热型不定。

（2）贫血为进行性加重，常见乏力、苍白、气促等。

（3）出血为常见的早期症状，皮肤出血点或瘀斑、口腔黏膜出血及鼻出血，也可有消化道出血及尿血，严重者可有颅内出血。

（4）白血病细胞浸润表现

①70%~80%的病人有不同程度的肝脾、淋巴结肿大。

②白血病细胞浸润皮肤可有结节、肿块及斑丘疹等。

③骨、关节痛、胸骨压痛是骨髓及关节浸润所致，因白血病细胞大量增生致骨髓腔张力增高造成。绿色瘤是白血病细胞侵犯眼眶骨，致眼球突出，见于急性粒细胞白血病（M2型）。

④中枢神经系统白血病早期通常仅在脑脊液检查中发现白血病细胞，晚期可见颅神经麻痹、偏瘫、脑炎、脑膜炎、脊髓炎或末梢神经炎等症状。

⑤睾丸白血病：睾丸肿大可单侧或双侧，局部肿硬，多见于急性淋巴细胞白血病骨髓缓解或复发期。

⑥腮腺肿大，视网膜出血，眼底水肿等白血病浸润症状。

2. 辅助检查

（1）血象：正细胞正色素性贫血，白细胞计数可增高、正常或减低，血涂片可见原始及幼稚细胞，血小板大多减少。

（2）骨髓象：有核细胞增生极度活跃，有关系列的原始及幼稚细胞>30%，多数超过50%。红细胞系（除M6外）及巨核细胞系（除M7外）增生受抑制。

（3）细胞化学染色可帮助鉴别白血病细胞类型，一般常做过氧化酶（POX）、糖原（PAS）、酯酶双染色等。

【分类及分型】确诊为白血病后，要进行分类及分型，以便制定化疗方案及判断预后。

1. 基本分型按细胞分化程度分急性型及慢性型，按细胞系分淋巴细胞型（ALL）及非淋巴细胞型（ANLL）。

2. 白血病分型（FAB 分型）

（1）急性淋巴细胞白血病亚型

第一型（L1）；

第二型（L2）；

第三型（L3）。

（2）急性非淋巴细胞白血病亚型

①粒细胞白血病未分化型（M1）；

②粒细胞白血病部分分化型（M2）；

③颗粒细胞增多的早幼粒细胞白血病（M3）；

④粒－单核细胞白血病（M4）；

⑤单核细胞白血病（M5）；

⑥红白血病（M6）；

⑦巨核细胞白血病（M7）。

3. 免疫学分型　急性淋巴细胞白血病可分 B 细胞系和 T 细胞系两大类。儿童以 B 系为主占80%，B 系又分4个亚型：早期 B 型、普通型、前 B 型、B 细胞型。其中普通型约占70%，T 细胞约占15%。

4. 临床分型

（1）与小儿 ALL 预后确切相关的危险因素

①＜12 个月的婴儿白血病。

②诊断时已发生中枢神经系统白血病（CNSL）和/或睾丸白血病（TL）者。

③染色体核型为 t（4；11）或 t（9；22）异常。

④小于 45 条染色体的低二倍体。

⑤诊断时外周血白细胞计数 ＞50 ×10^9/L。

⑥泼尼松诱导试验 60mg/（m^2·d）×7 天，第 8 天，外周血白血病细胞 ＞1 ×10^9/L（1000/ul），定为泼尼松不良效应者。

⑦标危 ALL 诱导化疗 6 周不能获完全缓解（CR）者。

（2）根据上述危险因素，临床分型分为二型：

①高危 ALL（HR－ALL）具备上述任何一项或多项危险因素者。

②标危 ALL（SR – ALL）不具备上述任何一项危险因素者。

5. 中枢神经系统白血病诊断标准

（1）有中枢神经系统症状和体征（尤其颅内压增高的症状和体征）

（2）有脑脊液的改变

①压力 > 2.0kPa（200mmHg 或 60 滴/分）。

②白细胞数 > 0.01 × 10⁹/L。

③涂片找到白血病细胞。

④蛋白 > 450g/L。

（3）除外其他中枢神经系统感染性疾病。

6. 睾丸白血病诊断标准　单侧或双侧睾丸肿大，局部变硬或呈结节状，透光试验阴性，做穿刺涂片或病理组织学检查确诊。

【鉴别诊断】

1. 传染性单核细胞增多症　可出现肝脾、淋巴结肿大，白细胞增多并出现异型淋巴细胞，但多无血小板减少，骨髓检查无原幼淋巴细胞增多。

2. 风湿与类风湿性关节炎　发热、关节痛、白细胞增高等与 ALL 类似，但肝脾、淋巴结多不肿大，行骨髓检查可以鉴别。

3. 恶性肿瘤骨转移　如神经母细胞瘤，可出现全血细胞减少，外周血出现特殊细胞，但尿 VMA 增高，且多可找到原发瘤。

4. 类白血病反应　可在外周血或骨髓中出现幼稚细胞，常继发于严重感染、中毒、急性溶血等，血红蛋白及血小板一般正常，可与急性白血病鉴别。

【治疗】

原则：按型选方案，尽可能采用强烈化疗方案、联合、足量、间歇交替长期治疗。

程序：依次进行诱导缓解、巩固、髓外白血病预防、早期强化、维持及加强治疗。

1. 高危急淋化疗

（1）诱导缓解（4 周）

①VDLP 方案：VCR 每次 1.5mg/m²，每周一次，静脉输注共 4 周；DNR 每次 20～30mg/m²，每周一次（疗程第 1、8、15、22 天各一次）或连用三天（第 1～3 天），静脉输注；L – ASP 每次 5000～10000U/m²，静脉或肌注，于第 9 天起，隔日一次共 8 次；Pred 60mg/（m²·d）口服（第 1～28 天）。

②CODLP + L – ASP 方案：V、P 同上，DNR30～40mg/（m²·d）共 2 天（第 1、2 天），CTX600～1000mg/m² 静脉第一天，余同前。

（2）巩固治疗　（4 周）CAT 方案：CTX600～1000mg/m² 静脉第一天，Ara

- c75 ~ 100mg/（$m^2 \cdot d$），分 2 次肌注，第 1 ~ 4，8 ~ 11 天，6 - TG 或 6 - MP75mg/m^2，口服。或 VM - 26 + Ara - C。

（3）庇护所预防

①三联鞘注：鞘注剂量（见表 8 - 2），于诱导治疗期间每周鞘注一次，巩固及早期强化期间各一次。维持治疗期每 8 周鞘注一次，直至停止化疗。

表 8 - 2 不同年龄三联鞘注药物量（mg）

年龄（岁）	MTX	Ara - C	Dex
<1	5	12	2
1 ~ 2	7.5	15	2
2 ~ 3	10	25	5
>3	12.5	30	5

②大剂量甲氨蝶呤（MTX）：能有效地预防中枢神经系统白血病及睾丸白血病的发生。常用剂量 MTX 每次 3g/m^2 静脉输注，并三联鞘注，需用四氢叶酸钙解救。同时用 VP 方案，每 10 ~ 14 天为一疗程，共三疗程。

③颅脑放疗：在用大剂量甲氨蝶呤后 6 月进行颅脑放疗 18Gy，同时每周鞘注一次，共 4 次。颅脑放疗后每 12 周鞘注一次，直至停止化疗。

（4）早期强化治疗

①VDLDex 方案：L - ASP 每次 5000 ~ 10000U/m^2，静脉或肌注，隔日一次共 6 次；待肾功能、血象恢复正常用 VM - 26 + Ara - C：VM26 150mg/m^2，Ara - C300mg/m^2，第 1、4、7 天（共三次）。

②COADex 方案后，VM26150mg/m^2，Ara - C200 ~ 300mg/m^2。

（5）维持及加强治疗

①VP/6 - MP + MTX 维持治疗：6 - TG 或 6MP75mg/m^2·d 持续口服，MTX 每次 20mg/m^2 肌注或口服每周一次，连用 3 周后用 VP1 周，序贯治疗。

②加强治疗酌情定期交替选用 VDLDex、VM26 + Ara - C、COADex 等方案。

（6）总疗程自维持治疗起女孩 3 年，男孩 3.5 年。

2. 标危急淋化疗

（1）诱导缓解 VDLDex 方案：VCR 每次 1.5mg/m^2，每周一次，静脉输注共 4 周，DNR 每次 30mg/m^2，第 1、2 天；L - ASP 每次 6000U/m^2 肌注，第 8 ~ 22 天，隔日，共 8 次；Dex6mg/（$m^2 \cdot d$）口服，第 1 ~ 22 天，第 23 天始减停一周。

（2）巩固方案 CAT 方案：CTX 600 mg/m^2 静注第 1 天，Ara - C75 ~ 100mg/（$m^2 \cdot d$）第 1 ~ 7 天，6 - MP75mg/（$m^2 \cdot d$）第 1 ~ 7 天。

（3）庇护所预防大剂量甲氨蝶呤（HD - MTX）（方法剂量同前）。

（4）维持与加强治疗：6－MP＋MTX 及 VCR＋Dex 为主，加强治疗贯穿其中。第一次加强：诱导缓解后半年，方案用 VDLDex＋HD－MTX 2 次；第二次加强：第 2 年起，方案用 VM26＋Ara－C＋HD－MTX 2 次；第三次加强：第 2.5 年起 CODDex CTX 400mg/m²，DNR30mg/m²，HD－MTX 2 次；第四次加强：第三年起，VM26＋ARA－C。维持治疗中鞘注前二年每 8 周鞘注一次，第三年每 12 周鞘注一次。

3. 急性非淋巴细胞白血病化疗

（1）诱导缓解

①DA 方案，DNR 30~40mg/（m²·d），第 1~3 天静脉输注，Ara－C150~200mg/（m²·d），分 2 次皮下注射，第 1~7 天。

②HA 方案，高三尖杉酯碱 4~6mg/（m²·d），第 1~7 天静脉输注，Ara－C 同上述方案。

③DA＋VP16 方案，DNR30mg/（m²·d），静脉输注第 1~3 天，Ara－C100~150mg/（m²·d），分 2 次，第 1~7 天，VP16100~150mg/（m²·d），静脉输注第 6~8 天。一旦获得骨髓缓解后有骨髓供体者应立即进行异基因骨髓移植。无骨髓供体者继续化疗。

（2）巩固治疗

方案 1：原诱导化疗方案 HA 或 DA，巩固 2~4 疗程。

方案 2：大剂量 Ara－C，每次 1g/m² 静脉输注，每 12 小时一次，第 1、2、3 天，共 6 次。

（3）维持治疗：定期选用 DA、HA、TA、VM26＋Ara－C 定期序贯治疗至完全缓解 2~2.5 年考虑停药观察。

（4）庇护所预防：诱导缓解期每 2 周一次共 4 次，缓解后巩固治疗中每 8 周一次，维持期间每 12 周一次。

4. M3 化疗 诱导缓解期用全反式维甲酸（RA）30~40mg/（m²·d），直至完全缓解，白细胞高者可同时用 HA 或 DA 方案，完全缓解后 HA、DA、TA 方案交替治疗，或用急非淋白血病其他化疗方案，至持续缓解 2~2.5 年停药，预防中枢神经系统白血病同其他急非淋白血病。

5. 复发病例治疗换用更强的诱导方案如大剂量化疗方法，换用先前未曾应用的药物如：去甲氧柔红霉素、米托蒽醌、异环磷酰胺，停药后复发者仍可用原有效方案，可使 15%~20% 病人达到缓解，尤其是第一次缓解长者（>18 月以上）骨髓缓解后应做骨髓移植。

6. 支持治疗及积极防治感染

（1）化疗前尽可能清除急慢性感染病灶。

（2）加强口腔黏膜、皮肤、肛周等清洁消毒护理，加强保护性隔离。

（3）强烈化疗后粒细胞减低可用集落刺激因子，G－CSF 或 GM－CSF2～5ug/kg·d 皮下注射，尽快使粒细胞回升，减少和控制感染。

（4）SMZco25mg/（kg·d），预防卡氏肺囊虫肺炎。

（5）发生感染后早期应用广谱抗生素，待确定病原后，再换相应抗生素治疗。

（6）加强支持疗法，严重贫血可输压积红细胞，血小板减少可输成分血小板，严重感染为增加机体免疫功能可输注丙种球蛋白。

（7）防高尿酸血症，诱导化疗期间充分水化及碱化尿液，对于白细胞 >50×10^9/L 者先单用 Pred 或 VP 一周，服用别嘌呤醇 200～300mg/（m^2·d），共 7 天。

【疗效标准】

1. 完全缓解（CR）

（1）血象：血红蛋白 >90g/L，中性粒细胞绝对值 >1.5×10^9/L，血小板 >100×10^9/L，外周血分类中无白血病细胞。

（2）骨髓象：原始幼稚细胞 <5%，红细胞及巨核细胞系正常。

（3）临床：无白血病细胞浸润所致的症状和体征。

2. 部分缓解（PR）　骨髓原始幼稚细胞 5%～20%，或临床、血象两项中有一项未完全缓解。

3. 未缓解（NR）　骨髓象、血象及临床三项中均未达上述缓解标准。

4. 无病生存（DFS）　指从治疗后完全缓解之日起计算，其间无白血病复发。

5. 长期存活　白血病自确诊之日起存活时间（包括无病或带病生存）达 5 年或 5 年以上。

6. 临床治愈　指停止化疗 5 年或无病生存达 10 年者。

【预后】

近十年来由于化疗的不断改进，急性淋巴细胞白血病已不再被认为是致死性疾病，5 年无病生存率达 70%～85%；急性非淋巴细胞白血病的初治完全缓解率已达 80%，5 年无病生存率约为 40%～60%。

二、朗格汉斯细胞组织细胞增生症

朗格汉斯细胞组织细胞增生症（langerhans cell histiocytosis，LCH）以前曾命名为组织细胞增生症 X（histocytosisX）。多认为是一种免疫性疾病。是以 Langerhans 细胞（LC）异常增生为特点，传统的分型即骨嗜酸性肉芽肿、韩－薛－柯综合征和勒－雪综合征三种。近年来用 Lavin 和 Osband 分级法，概括了发病年龄，受累器官数目和无功能损害，分为四级。以骨嗜酸肉芽肿预后较好。病理学检查是诊断本病的重要依据，皮疹活检见大量单核组织细胞浸润，S－100 蛋白阳性，CDIa 阳性，电镜下可发现网球拍状 Birbeck 颗粒。

【诊断】

1. 临床表现 好发年龄为 6 岁以内小儿，本病可侵犯任何器官，表现极其复杂。受损器官包括：骨骼如颅骨、股骨、肩胛骨、下颌骨、肋骨、骨盆骨、脊柱、上颌骨、胸骨等；中耳炎、皮疹、肝脾肿大、淋巴结肿大、尿崩症、突眼、口腔病变等。以皮肤、骨骼、淋巴结、肝脾、肺、丘脑、口腔和骨髓为主要受侵的八大器官。

2. X 线检查

（1）骨 X 片长骨和扁骨皆可发生破坏，病变特征为溶骨性骨质破坏。

（2）X 线胸片肺部呈弥漫的网状或点网状阴影，常可见局限或颗粒状阴影，需与粟粒结核鉴别。

3. 辅助检查

（1）血象无特异性改变，以不同程度贫血较为多见。LS 症可见较重度贫血，多为正细胞正色素性，重症患者可见血小板降低。

（2）常规免疫检查大都正常，但近年来发现淋巴细胞转化功能降低，T 抑制细胞及 T 辅助细胞都可减少。

（3）病理活检是诊断本病的重要方法，可做皮疹、淋巴结或病灶局部穿刺物或刮出物病理活检。病理学特点有分化较好的组织细胞增生，不同类型可有不同细胞组成。S－100 蛋白和 CDIa 阳性。

（4）电镜检查可见 Langerhans 颗粒。

【鉴别诊断】

1. 骨骼疾病 骨骼的不规则破坏同样可见于骨髓炎、成骨肉瘤、神经母细胞瘤骨转移等。颅骨的溶骨性损害、突眼等往往是神经母细胞瘤的早期表现。

2. 淋巴瘤 也可表现为肝脾肿大，伴淋巴结肿大，淋巴结活检病理可出现组织型淋巴瘤细胞，应注意鉴别。

【治疗】

1. 手术治疗 适应于局限性的单纯骨损害病人，年长患儿手术刮除局部病灶后即可痊愈，但小于 5 岁的病儿，术后复发或发展为多器官受累，因此术后应加化疗 6 个月。

2. 放射治疗 某些部位的骨损害如眼眶骨、下颌骨、乳突或脊椎最好采用放射治疗。

3. 化学药物治疗 对多器官损害的或婴幼儿应采用联合化疗。常用药物为长春新碱（VCR），每周一次静注，每次 1.5mg/m²，环磷酰胺（CTX）每周一次静注，每次 15～20mg/kg，强的松口服 2mg/（kg·d）。

4. 内脏侵犯较重，年龄在 1 岁以上者，开始采用 VCP 三种药物联合，6～8 周后急性症状消失改为两种药物联合。1 岁以内婴儿应用三种药物副作用较大，改为 VP，病情稳定后，一般维持治疗一年以上，以后间隔时间逐渐延长至停药。

5. 单纯骨损害或内脏侵犯不重，病情较缓的病人可选用一种或两种药物联合。疗程至少 1 年。

6. 维持治疗期间 VCR、CTX 可交替使用。

7. 治疗中应注意控制和预防感染。

【预后】

本病预后与发病年龄、受累器官多少、器官功能损害及初期治疗反应有关。年龄越小，受累器官越多，预后越差；年龄 >5 岁，单纯骨损害多可自愈；肺、肝、脾、骨髓等受侵犯且对初期治疗反应差者预后不良；痊愈患儿中少数可有尿崩症、智能低下、发育迟缓、颌骨发育不良等后遗症。

第五节　其他血液病

一、中性粒细胞减少症

中性粒细胞减少症是由于周围血中粒细胞的绝对值减少而出现的一组综合征。由于儿童中性粒细胞随年龄而有变化，一般生后 2 周～1 岁婴儿中性粒细胞绝对值 $<1 \times 10^9/L$，即可诊断为中性粒细胞减少症。造成中性粒细胞减少的原因有先天性或后天性，也可根据生成减少、无效增殖、破坏过多等区分。

【诊断】

1. 常见原因

（1）药物对骨髓的直接作用，如多数抗癌药物，在杀伤肿瘤细胞的同时，也作用于骨髓造血干细胞，使粒系分化与成熟停滞造成。

（2）某些药物，如氨替比林、青霉素、磺胺及非激素类抗炎药可将粒细胞蛋白作为载体产生抗粒细胞或免疫复合物，通过免疫机制造成制造粒细胞减少。

（3）放射性物质，如长时间或大剂量接受均可致粒细胞减少。

2. 临床表现

（1）常有发热、寒战，感染好发于咽峡、口腔黏膜、牙龈、舌、扁桃体等，但很少脓性渗出，重者致败血症累及内脏及全身。

（2）放化疗所致粒细胞减少可伴有贫血及出血。

3. 辅助检查

（1）白细胞总数减少中性粒细胞明显减少，常 $<1 \times 10^9/L$，淋巴细胞相对增多，红细胞、血小板正常。

（2）骨髓粒细胞系成熟障碍，红细胞系统和巨核细胞系统正常。

【治疗】

1. 祛除致病因素。

2. 积极治疗原发病。

3. 防止交叉感染，注意口腔卫生。

4. 以足量广谱抗生素控制感染。

5. 增加机体免疫功能，可静脉输入丙种球蛋白。

6. 肾上腺皮质激素强的松 $1 \sim 2mg/$（kg·d），用于自身免疫性粒细胞减少或药物过敏所致粒细胞减少。

7. 选用升白细胞药，如粒细胞集落刺激因子（G-CSF），维生素 B_4 10mg，3次/日，口服；鲨肝醇 $100 \sim 200mg$，3次/日，口服；利血生10mg，3次/日，口服。

8. 粒细胞集落刺激因子 $2 \sim 5ug/$（kg·d）可刺激中性粒细胞增生与分化。

二、脾功能亢进

脾功能亢进是指各种不同疾病伴有脾大，引起一系或多系血细胞减少，骨髓中造血细胞则相应增生的一组综合征，可单独存在或继发于其他疾病过程中。

【诊断】

1. 临床表现 脾不同程度肿大导致贫血、出血症状，常发生呼吸道感染或皮肤感染。

2. 辅助检查

（1）正细胞正色素性贫血，贫血呈中～重度；粒细胞和血小板减少。不典型者可一系或二系减少。

（2）^{51}Cr 标记红细胞或血小板寿命缩短，主要在脾破坏。

（3）末梢减少的细胞系在骨髓中相应高度增生，幼稚细胞增多。

3. 诊断标准 尽量寻找病因，如急、慢性感染；充血性脾大；代谢病；血液肿瘤等。对脾大原因不明者，可分为脾性血小板减少，脾性中性粒细胞减少。脾性贫血和脾性溶血。临床脾大程度不一，有时伴肝大。血象有三系减少或仅有一系或二系减少。

【治疗】

1. 治疗原发病。

2. 脾切除 适应证：①小儿年龄最好在 5 岁以上；②巨脾、局部压迫症状明显；③白细胞明显减少致严重感染，内科保守治疗无效；④慢性血小板减少伴大出血者。

第六节　输血及成分输血

一、输全血

全血分为新鲜血和保存全血两种，两者在恢复有效循环、血容量；维持渗透张力，提供有载氧能力的红细胞等方面作用相同。新鲜血到目前无统一标准，过去认为新鲜血指 24 小时内。目前认为在 4℃保存，5 天以内的 ACD、CPD 抗凝全血均可视为新鲜血。保存全血：有效成分主要是红细胞、血浆蛋和部分稳定的凝血因子。

【适应证】

1. 大出血　急性大出血、大手术或严重创伤时血液大量丧失。

2. 体外循环。

3. 换血。

4. 各种原因引起红细胞、白细胞、血小板三种细胞成分同时缺乏即全血细胞减少症。

【用量】

输注全血 6ml/kg 可提高外周血血红蛋白 10g/L。贫血愈重者输血量应愈少，如血红蛋白 <30g/L，每次输血为 5~6ml/kg 为宜，滴注速度宜慢，如每分钟 10 滴或每小时 1ml/kg。为减少污染，每次输血应在 4 小时内完成，如输血量大，应分次输注。输注时应使用装有滤器（孔径 170um）的标准一次性输血器。

【不良反应】

1. 早期反应

（1）过敏反应：最常见为荨麻疹，多因受血者对异体蛋白质成分产生抗体所致。

（2）发热：多在输血后 1/2~2 小时内发生，为非溶血性反应。

（3）急性血管内溶血反应：可检出血红蛋白尿、含铁血黄素尿。主要因输入 ABO 血型不合血液所致，常因未严格查对血型或错误 ABO 交叉配血引起。

（4）其他：大量输全血易引起凝血机制障碍、枸橼酸盐中毒、高钾血症等。

2. 晚期并发症

（1）肝炎：输血后感染的肝炎有乙、丙、丁三型，尤以丙型肝炎后果最差，平均半数丙肝可为慢性。

（2）艾滋病：可经输血及血液制品传播。

（3）移植物抗宿主病（GVHD）：在白血病、肿瘤患者及新生儿中可能发生，发生率为 0.1% ~1%，因供血者的免疫活性淋巴细胞在受血者体内引起免疫反应所致。多在输血后 10 日 ~1 月内发生，临床表现为发热、皮疹、黄疸、腹泻、肝功能降低及全血细胞减少等。

二、成分输血

成分输血是将血液中的各种有效成分分离出来，精制成高纯度和高浓度的制剂，然后根据患者的需要，针对性地输注。成分输血优点：制剂容量小、浓度和纯度高，治疗效果好；因使用单一血液成分可避免输入不需要的成分而引起反应，使用安全；减少输血传染疾病的危险；综合利用；节约血源；便于保存、使用方便，故成分输血开始在我国广泛应用。

（一）红细胞

浓缩红细胞主要是补充红细胞，纠正贫血，恢复和维持携氧能力，而且可避免过度扩大血容量。

【适应证】

1. 再障伴缺氧症状者，慢性再障患儿对贫血缺氧适应性很强，故仅于出现缺氧症状者或重症再障血红蛋白下降迅速者应输注红细胞。

2. 重型地中海贫血患儿长期依赖输血维持生存，为减轻含铁血黄素的沉积，应控制输血频率及红细胞量。

3. 自身免疫性贫血危象为减轻免疫反应应输注洗涤红细胞。

4. 其他各种血容量正常的慢性贫血如：遗传性球形红细胞增多症、白血病及手术用血。

【红细胞制品】

1. **浓集红细胞** 血液自然沉降或低速离心后吸取上部血浆，仍保留 20% ~35% 血浆，除红细胞外还含有大部分白细胞及血小板。

2. **洗涤红细胞** 全血经分离红细胞后，以生理盐水洗涤 3 ~4 次后，可除去 99% 血浆，80% 白细胞和血小板，但保留 80% 红细胞，多用于自身免疫性溶血性贫血、IgA 缺乏患儿和阵发性睡眠性血红蛋白尿患者。本品应在洗涤后 12 小时内使用。

3. **少白细胞的红细胞** 去除 80% ~95% 白细胞后的红细胞，用于严重反复多次非溶血性发热性输血反应患者。还用于准备进行骨髓移植白血病及再障患儿以避免移植后发生 GVHD。

【剂量与用法】

1. 输浓缩红细胞量可按输血全量的 1/2 计算。

2. 浓缩红细胞比全血黏稠，制备后一般每单位加 50ml 生理盐水加以稀释。

3. 不能在浓缩红细胞中加入其他任何药物，也不可用葡萄糖液、葡萄糖盐水液、林格液稀释，以免红细胞发生变形、凝集或溶血。对心功能不全或极重度贫血患儿应控制输血速度，不宜超过每小时 $1 \sim 3ml/kg$。输注时用一次性注射器。

（二）粒细胞

粒细胞输注的目的是发挥其细胞吞噬作用和杀菌能力，鉴于多次输注粒细胞可引起 GVHD 和 CMV 感染，粒细胞离体后功能很快丧失，现临床多应用重组粒、单或粒细胞刺激因子（GM – CSF、G – CSF），静注丙种球蛋白及广谱抗生素的应用可很好控制放、化疗所致粒细胞缺乏合并严重感染。所以，目前对中性粒细胞过低的患儿预防性输注粒细胞已放弃，治疗性输注已日趋减少。

（三）血小板

血小板输注是临床治疗血小板减少性出血最有效的方法。临床常见血小板数虽然提高不明显，但出血状况明显改善。尤其血小板质量异常导致的出血，输注血小板常有立竿见影的效果。输血小板的主要目的是防治或治疗出血。

【适应证】

1. 血小板计数 $< 20 \times 10^9/L$ 患儿，白血病、肿瘤在放疗或化疗引起骨髓抑制；再生障碍性贫血；骨髓移植过程中。

2. 血小板功能障碍性疾病，如巨大血小板综合征、血小板无力症等。

3. 预防性输注血小板在大手术或严重创伤时：血小板 $< 50 \times 10^9/L$，输注血小板防止出血（如颅内出血）是最有价值的。

【剂型、剂量与方法】　　目前常用的浓缩血小板为少白细胞的血小板，浓度高、容量小、疗效好。浓缩血小板剂型常有两种：

1. 手工制备浓缩血小板　每 200ml 新鲜血中约可分离出 $25 \times 10^9/$个血小板，（每 $25 \times 10^9/L$ 血小板为 1 个单位）。因一个治疗量需输注多个供者的浓缩血小板，易输入多种抗原，反复多次输注，约有 30% ~70% 的患者出现同种免疫反应。

2. 血细胞分离机单采浓缩血小板　制剂中红细胞、白细胞混入量低，可减少同种免疫反应，而且机采可选择 HLA 及血小板血型相配合的供者的血小板，减少了 GVHD 的发生。

3. 剂量与方法　小婴儿每提高 $10 \times 10^9/L$ 血小板，需输注浓缩血小板 0.0322U/kg，儿童及成人需 0.028U/kg。输入的血小板存活期约为 5 天，故应每 2 ~3 天输一次，直至出血停止。

【不良反应】

过敏反应表现发热、寒战及荨麻疹等。同种免疫反应常使输注无效。

【输注无效原因】

1. 输注剂量不足 由于输注剂量小，未能满足临床需要，导致血小板输注无效。

2. 非免疫因素 由于脾肿大、感染、发热等原因，血小板破坏增加。

3. 免疫原因 长期反复输注血小板患者体内易形成 HLA 抗体，HLA 抗体是血小板输注无效的最主要的抗体，因此最好输注少白细胞的血小板或血小板相配合供者的机采血小板。

4. 血小板未振荡或过分振荡。

5. 供者献血前服用阿司匹林等药物。

（四）血浆成分

1. 冷冻血浆 采血后 8h 内分离的血浆，立即在 −30℃ 以下保存，保存期为 1 年，含有正常血浆活性水平的所有凝血因子（其中 FVIII 含量应 > 0.7u/ml）、白蛋白及免疫球蛋白。按每小时 10 ~ 20ml/kg 输注，可使多种凝血因子水平上升 25% ~ 50% 而获得止血效果，通常首剂按 10ml/kg 计算，维持剂量 5ml/kg。本品应溶解后立即输注，4℃ 保存不得超过 6h。

2. 白蛋白 白蛋白是维持人体血浆胶体渗透压的重要因素，每克白蛋白可增加循环血容量 20ml 左右，25g 白蛋白大致相当于 500ml 血浆的渗透作用。白蛋白制剂临床用途广泛，可用于新生儿高胆红素血症、大面积烧伤、感染中毒性休克、肾病综合征、营养不良、慢性肾炎、肝硬化等。小儿用量每次 1g/kg。

3. 免疫球蛋白 目前统称丙种球蛋白，普通制剂只能用于肌注。高效价丙种球蛋白多用于免疫性疾病、丙种球蛋白缺乏等，可用于静脉输注，用量每日 200 ~ 400mg/kg，连用 5 ~ 7 日，必要时 3 ~ 4 周后重复 1 次。

4. 纤维蛋白原 用于治疗因合成减少或分解消耗增加引起的低纤维蛋白原血症。用量每次 35 ~ 70mg/kg，每 4 ~ 6 日输注 1 次。因纤维蛋白原传播肝炎风险率高，近来用冷沉淀物取代。

5. 冷沉淀物 冻鲜血浆于 4℃ ~ 8℃ 复融时可获冷沉淀物，分离后溶于 10 ~ 20ml 血浆中，再冷冻待用。成品每袋含 150 ~ 250mg 纤维蛋白原、125 ~ 250mg 纤维结合蛋白、100 ~ 160UFVIII：C、40% ~ 70%FVIII：VWF 及 20% ~ 40%FVIII。本品融化后（30℃ ~ 37℃）尽早使用，室温下保存不得超过 6h。用于治疗血友病甲、血管性血友病、低纤维蛋白原血症（< 1g/L）、FVIII 缺乏、尿毒症出血时间延长者。

6. 凝血酶原复合物（PPSB 或 PCC） 本品含 FII、FVIIFIX、FX 凝血因子，活力效价视产品而异。

（1）FII 缺乏 首剂 20 ~ 40U/kg 静滴，以期达正常量的 20%，以后 15 ~

20U/kg，每 2～3 日输注 1 次维持。

（2）FⅦ缺乏　首剂 10～15U/kg，维持量 5U/kg，每 6h1 次，维持 4～6 日。

（3）FⅨ缺乏（见血友病乙治疗节）。

（4）FⅩ缺乏　首剂 10～15U/kg，维持量 10U/kg，每日或隔日输注。

新生儿和肝病患儿因消除本品中活化的凝血因子功能较差，可能引起血栓性栓塞，应禁用或慎用。

7. FⅧ和 FⅨ制剂　用于血友病甲和乙的治疗（见血友病节）。FⅧ在体内存活期为 12h，输入体内存活时间约 4h～6h，FⅧ不耐储存，在 37℃ 12h 活性消失一半，FⅨ在体内中存活期约为 20h，耐贮存，故可用贮存 1 周以内的库存血浆或全血治疗血友病乙。

第九章 儿童风湿病

第一节 风湿热

风湿热是咽喉部 A 族溶血性链球菌感染后 2～4 周发生的全身结缔组织病变，主要病变在心脏和关节，脑、皮肤、浆膜、血管等均可受累。约 75% 患儿遗留有慢性心瓣膜病。是儿科常见的危害学龄期儿童生命健康的主要疾病之一。

【诊断】

1. 临床表现

（1）发病前 1～3 周可有咽喉炎、扁桃体炎、猩红热等病史。

（2）一般症状：倦怠、食欲不佳、面色苍白、多汗、鼻衄、发热等。

（3）心脏症状：急性心脏炎，慢性瓣膜病。表现为：

①心肌炎：心率快，心律失常，心音弱，心音低钝、奔马律，心脏增大，EKG 示 ST－T 改变。

②心内膜炎：瓣膜关闭不全和/或狭窄的收缩期、舒张期杂音，以二尖瓣最常受累，主动脉瓣次之。

③心包炎：左心前区疼，端坐呼吸及呼吸困难，心包摩擦音，心音遥远，心脏增大。X 线胸片示心影增大呈烧瓶状。超声心电图示心包积液。心电图示低电压。

④慢性瓣膜心脏病：风湿热反复发作 0.5～2 年可导致慢性瓣膜心脏病，二尖瓣多见，主动脉瓣次之。与成人不同的是，小儿风心病心力衰竭时，常伴有风湿活动。

（4）关节症状：特点为游走性、多发性，以膝、踝、腕关节为主，局部红肿热痛，不留畸形。

（5）舞蹈病：链球菌感染后 2～6 个月出现，表现为不规则、不自主四肢运动，睡眠中停止。

（6）皮肤：皮下结节，环形红斑。

2. 实验室检查

（1）血常规：白细胞升高，核左移，贫血。

（2）炎症标志：ESR 增快，CRP 阳性，白蛋白减少，α_2 蛋白及丙种球蛋白升高。

（3）链球菌感染证据：ASO 升高，咽拭子培养阳性。

3. 诊断　仍根据美国心脏病学会（1992）Jones 诊断标准，凡具备 2 项主要表现，或 1 项主要表现加 2 项次要表现，并有近期链球菌感染证据者可确立风湿热诊断（见表 9 – 1）。

表 9 – 1　**Jones 诊断标准（1992）**

主要表现	次要表现	A 组链球菌感染证据
心脏炎	关节痛	咽拭子培养阳性
多关节炎	发热	快速链球菌抗原试验阳性
舞蹈症	ESR 增快	ASO 升高
环形红斑	CRP 增高	抗 DNA 酶 B 升高
皮下结节	P – R 间期延长	抗透明质酸酶升高，抗链激酶升高

【鉴别诊断】

1. 幼年性类风湿关节炎（JRA）　JRA 以对称型、多关节/小关节为主，晚期可关节畸形；X 线可发现骨质疏松、关节面破坏、关节间隙变窄等改变；RF 可阳性。与 JRA 相比，风湿性关节炎一般急性起病；主要侵犯年长儿；关节红肿热痛较明显，游走性是其特点，对阿司匹林效果奇佳；主要影响四肢大关节，较少累及指（趾）间小关节；不会遗留下关节畸形；常侵犯心脏；ASO 抗体增高。

2. 病毒性心肌炎　与风湿性心脏炎相比，病毒性心肌炎一般无明显心脏杂音；心肌酶谱升高；较常合并心律失常。

3. 链球菌感染后关节炎　该病不具备 Jones 标准的主要条件，阿司匹林疗效不如风湿热好，但用青霉素及小剂量激素治疗可很快恢复，且不会反复发作。

【治疗】

1. 卧床休息，少量多餐，富于营养的饮食。

2. 控制链球菌感染　青霉素 80 万 u，bid，疗程 10 ~ 14 天。青霉素过敏者以红霉素代替。

3. 风湿性关节炎　无心脏受累者卧床休息 2 ~ 4 周；服用阿司匹林 80 ~ 100mg/（kg·d），分次服，症状好转后剂量减半，总疗程 6 ~ 12 周。

4. 风湿性心脏炎　卧床休息 3 ~ 6 个月，强的松 1.5 ~ 2mg/（kg·d），分次服，待症状好转、ESR 正常，缓减量，总疗程 8 ~ 12 周。停用前加用阿司匹林继用 6 ~ 12 周。

5. 舞蹈病　对症及支持疗法，如服用苯巴比妥、安定等。

【预防】

1. 增强抵抗力，防止呼吸道感染。

2. 对急性链球菌感染应早诊断，应用有效抗生素彻底治疗，疗程 10 天；若存在龋齿、中耳炎、扁桃体炎等慢性病灶，应祛除、根治。

3. 风湿热患儿为防止复发，需用长效青霉素 120 万 u，肌注，每 4 周一次，无心脏受累者坚持 5 年。如心脏受累，疗程至少持续至成人（18 岁）。

第二节　幼年类风湿性关节炎

幼年类风湿性关节炎（juvenile rheumatoid arthritis，JRA）是一类儿童特发性关节滑膜炎，伴周围软组织肿胀和渗出，是儿童时期最常见的一种风湿性疾病，迄今为止，在世界范围内尚未统一诊断术语，在北美使用 JRA，欧洲所称的 JCA（juvenile chronic arthritis，幼年慢性关节炎）与 JRA 大致是同一类疾病。2001 年国际风湿病学联盟初步建议 JIA（juvenile idiopathic arthritis，幼年特发性关节炎）取代 JRA 和 JCA，将"儿童时期（16 岁以下）不明原因关节肿胀、疼痛持续 6 周以上者"命名为幼年特发性关节炎（JIA）。以下提出的诊断标准主要根据 1995 年全国结缔组织病小组建议的 JRA 诊断与分型为基础写成。

【诊断】

1. 临床表现　JRA 主要根据临床表现作出诊断，而缺少特异的生化、免疫或组织学异常作为确诊依据。

（1）起病年龄在 16 岁以下。

（2）一个或多个关节炎。关节炎定义为：关节肿胀或关节腔积液；同时具有以下 2 项或更多表现：①活动受限；②活动时疼痛或关节触痛；③关节局部发热。关节炎症状至少持续 6 周以上。仅有关节痛或触痛不能诊断为关节炎。

2. 根据病程最初 6 个月内的临床表现及受累关节数确定亚型：

（1）全身型：确诊需具备以下 3 条：①每日弛张热持续 2 周以上；②随发热隐现的红色皮疹；③单发或多发性关节炎，关节炎可能在起病后数周、数月或数年才出现。本型常伴有肝、脾、淋巴结肿大，心包炎或其它浆膜炎。诊断本型前必须除外急性感染、血液或肿瘤性疾病以及其他结缔组织病引起的关节炎。

如只具备上述 3 条中的 2 条，尤其是缺乏客观的关节炎者，仅能诊为疑似全身型 JRA；如只有弛张热 1 条，在除外其他发热性疾病的情况下，可作为待诊的全身型 JRA，密切随访到其它 2 条出现时方可确诊 JRA。

（2）多关节炎型：关节炎累及 5 个或 5 个以上关节。本型无弛张高热，全身症状相对轻。又分为类风湿因子阳性及阴性两个亚型。

（3）少关节炎型：关节炎累及 1~4 个关节，多为大关节受累，可伴有眼慢性色素膜炎。

3. 实验室检查

（1）外周血象：JRA 的全身型和多关节炎型于活动期有轻至中度的正细胞、低色素性贫血，血色素在 70～100g/L 左右；白细胞总数增高，尤以全身型为突出，计数可达（30～50）×10^9/L，核左移亦明显；血小板增多与疾病活动平行，计数可达 1000×10^9/L，且常为疾病恶化的征兆。

（2）血沉明显增快，C 反应蛋白阳性，此二项指标与疾病活动程度密切相关，可作为治疗效果监测指标。

（3）作为非特异炎症指标，各种血清免疫球蛋白、血清补体和铁蛋白也可升高，后者在全身型有时可达 1000ng/ml。

（4）总体上本病的类风湿因子阳性率低，明显低于成人 RA，只在多关节型中的一部分阳性。Hidden 19 S IgM 类风湿因子可出现于各型 JRA，并与疾病活动密切相关。

（5）大约 40% JRA 患儿抗核抗体（ANA）低～中度阳性，多为均质型或颗粒型。表现为少关节炎型且伴虹膜睫状体炎的年幼女孩的 ANA 阳性率可达 65%～85%。

（6）关节滑膜液检查：滑膜液呈典型的炎性改变，外观混浊，白细胞计数可达 5～80×10^9/L，以中性粒细胞为主，蛋白含量增高，糖降低，补体正常或降低，细菌培养示无菌生长。

（7）人类白细胞抗原：研究发现特定型的人类白细胞抗原与 JRA 各亚型的诊断及预后相关。

（8）关节的 X 线检查：早期 X 线检查可见受累关节周围软组织肿胀，骨质疏松，骨骺过早融合导致骨的生长停滞（常见指（趾）骨），局部炎症刺激至骨骼生长加快，骨膜新骨形成而使指（趾）骨变宽、增长（常见于指（趾）间关节），晚期可致关节面破坏和软骨间隙变窄。高位颈椎骨突关节融合是本病的特征性改变，寰椎关节半脱位也可见到。病情严重、长期卧床或长期用糖皮质激素治疗的患儿，因骨质疏松明显常可见椎体压缩性骨折及其他病理性骨折。

【鉴别诊断】

1. 少关节炎型 JRA 的鉴别诊断

（1）化脓性关节炎：多为金黄色葡萄球菌或淋球菌引起；单关节受累，关节局部红肿热痛较少关节炎型 JRA 明显；除关节症状外，伴有高热等突出的全身症状。

（2）结核性关节炎：有一般结核中毒症状和/或其他部位结核病灶；结核菌素试验、结核抗体阳性；常侵犯单个关节，伴有关节疼痛、跛行、寒性脓肿等。结核变态反应性关节炎好发于原有结核病灶者，关节红肿热痛，呈游走性，结核菌素试验强阳性。

（3）创伤性关节炎：有明确的创伤史；持续的关节内渗出及膝关节半脱位少见。

（4）莱姆病：来自疫区，夏季发病，有蜱叮咬及典型皮疹史，单关节炎或少关节炎，特异性抗 Burgdrofer 疏螺旋体抗体阳性，青霉素治疗有效。

（5）幼年强直性脊柱炎：多为男性年长儿；9～12 岁发病；有类似疾病的家族式；90% 以上 $HLAB_{27}$ 阳性；RF 及 ANA 多为阴性；关节炎以下肢大关节受累为主，腕及手部小关节很少受累；伴有肌腱端炎和跗骨受累是本病特征性病变。骶髂关节在影像学的特征性病变为诊断本病的必备条件。

（6）其他：尚需与少关节炎型 JRA 相鉴别的疾病还有：色素沉着绒毛结节性滑膜组织增生病，先天性髋关节脱臼，年长儿则需除外无菌性股骨头坏死。股骨骺脱臼（髋内翻）等。

2. 多关节炎型 JRA 的鉴别诊断

（1）系统性红斑狼疮的关节炎：从临床表现上与 JRA 的多关节炎型很相似，但不会发生骨关节的侵蚀性病变及关节畸形，SLE 特异性血清学指标的检测有助诊断。

（2）免疫缺陷性疾病：特别是 IgA 缺乏、X 连锁丙种球蛋白缺乏、补体 C_2 缺陷等均可伴发与 JRA 相似的关节炎，所以慢性关节炎患儿如存在自身免疫性疾病或感染的特点时，应做体液免疫缺陷的相关检查。

3. 全身型 JRA 的鉴别诊断　　JRA 全身型患儿虽有很多类似急性感染的临床表现，但如合并有类风湿皮疹和典型关节炎且病程超过 6 周，则不难做出 JRA 的诊断。当只有持续的弛张热而缺乏典型的类风湿皮疹和关节炎时，主要应与以下疾病相鉴别。

（1）急性感染：各项相关的病原学检查有助于确诊。

（2）血液病及某些恶性肿瘤性疾病：如白血病、郎罕细胞性组织增生症、淋巴瘤、成神经细胞瘤等。承重时骨痛可能是白血病的症状，且其疼痛程度超过肿胀的程度。多次骨髓检查（有时需多次不同部位的骨穿）、淋巴结活检、CT 及 MRI 等影像学检查有助于确诊。

【治疗】

1. 治疗目的及一般规则

（1）治疗目的是缓解症状，保持关节活动和肌肉力量；防治或减少关节损害，最大程度地保持其功能状态。

（2）治疗起始期：进行相关检查，判定其亚型，同时用非甾体抗炎药（NSAIDs），观察疗效。待亚型确定或 NSAIDs 疗效不理想，按以下原则治疗：

①全身型：NSAIDs＋氨甲喋呤（MTX）；若 NSAIDs 不能控制体温，改用泼尼松＋MTX。

②多关节炎型：NSAIDs＋MTX；若全身症状严重且 NSAIDs 无效时，加用小剂量泼尼松（治疗桥的作用）；若疗效仍不满意，加大 MTX 用量，或换用其他免疫抑制剂。

③少关节炎型：首选 NSAIDs＋柳氮磺胺吡啶，必要时关节腔内注射糖皮质激素；如疗效不满意，换用一种 NSAID，或加用/改用其他免疫抑制剂。

（3）以下两种情况需紧急全身使用糖皮质激素：①合并危及生命的系统性疾患如心包炎；②合并能致盲的虹膜睫状体炎。

（4）JRA 的药物治疗应持续至全部活动期症状被控制后 1～2 年，过早停用抗炎药物可导致治疗失败或受挫。

（5）JRA 治疗时间长，用药较复杂，所用药物均有不同程度副作用，故用药期间始终不能放松对副作用的关注。

2. 一线治疗药物　非甾体抗炎药（NSAIDs）。

NSAIDs 种类很多，其抗炎效能类似，毒性有所不同，个体对不同药物的反应也存在差异。NSAIDs 只能缓解症状，不能阻止病情进展。且止痛作用起效很快，抗炎作用起效慢（平均 4 周开始起效）且需较大剂量。

（1）萘普生：10～15mg/（kg·d）。

（2）双氯芬酸钠（双氯灭痛、扶他林）：2～3mg/（kg·d），最大 200mg/d。

（3）布洛芬：20～30mg/（kg·d），最大 3.2g/d。

（4）吲哚美辛（消炎痛）：1～3mg/（kg·d），最大 200mg/d。

近年不少新研制的高度选择性抑制 COX－2 的非甾体类抗炎药面市，可减轻甚至避免传统 NSAIDs 的副作用，如塞米昔布（celecoxib，西乐葆）、尼美舒利（普威）、美洛昔康（莫比可）等，但目前均只限于在成人使用。

3. 二线治疗药物　即慢作用抗风湿药（slower－acting antithenmatic drug，SAARDs）或称改变病情药（disease modifying antithenmatic drug，DMARDs）。二线药物可调整机体异常的免疫功能，改变病情进展，防止或减轻骨关节破坏性病变的发生，但生效时间较长，副作用也相当普遍。目前倾向于早期使用二线药物。

（1）氨甲喋呤（methotrexate，MTX）：属细胞毒性药物，对多关节炎型，特别是 ANA 阳性者疗效最好，对全身型效果尚不肯定。由于其疗效好且安全，是多数医生优先选择的二线药物。治疗 JRA 最小有效剂量是 $10mg/m^2$ 体表面积，早饭前 60 分钟空腹口服，每周服 1 次，较大剂量时宜皮下、肌肉或静脉给药。用药 3～4 周起效，4～6 月达高峰，服药次日应补充叶酸 5mg。

（2）柳氮磺胺吡啶（sulfasalazine，SSZ 或 salicylzaosulfapyridine，SASP）：用

药剂量从 10mg/（kg·d）开始，每周增加 10mg/（kg·d），直至 30～50mg/（kg·d），最大剂量不超过 2g/d，分次口服，最好与食物或牛奶同服。SSZ 用药数周后生效。

（3）其他可选择的药物

①环磷酰胺（cyclophosphamide，CTX）和硫唑嘌呤（azathioprine，AZA）：CTX 剂量为 1～3mg/（kg·d），AZA 剂量 1～2.5mg/（kg·d）。

②羟氯喹（hydroxychloroguine）：剂量为 5mg/（kg·d）。注意随诊其对视网膜的损害。

③雷公藤：剂量 1mg/（kg·d），分 2～3 次服，最大量不超过 60mg/d。注意近远期副作用。

④来复米特（lefunomide，爱诺华）：新型免疫抑制剂，目前尚无儿童使用资料。成人初始治疗 50mg/d×3 天，之后改为 20mg/d 维持。

4. 三线药物　糖皮质激素。

（1）具有心包炎等严重合并症或可致盲的虹膜睫状体炎：泼尼松 2mg/（kg·d）口服，或甲基强的松龙〔10～30mg/（kg·d）〕冲击疗法。

（2）全身型：用 NSAIDs 无效时，改用泼尼松 1～2mg/（kg·d）口服，待全身症状及活动指标控制后减量，直至一最小有效剂量，总疗程 2～6 个月。

（3）多关节炎型：当临床症状较重且 NSAIDs 无效时，可加用泼尼松 0.5～1mg/（kg·d），随着 NSAIDs 或二线药物起效，病情好转，逐渐减量直至停用糖皮质激素，疗程约 2 个月。

（4）少关节炎型：关节肿胀积液明显时，可关节腔内注射氟羟泼尼松龙（triamcinolone），依关节大小不同剂量为 5～40mg/次。

5. 其他治疗

（1）急性期需暂时卧床休息，禁忌长期卧床；鼓励对受累关节进行被动和主动活动，从事可耐受的体育锻炼，以增加肌力，改善功能；强调尽量保持正确的功能体位，必要时使用模具和夹板；以上治疗应与积极的理疗相配合。

（2）外科手术：滑膜切除的适应证与疗效尚有争论，宜谨慎考虑。已有关节严重畸形者可在 18 岁以后行矫形外科治疗。

（3）眼科合并症处理：重要的是早期诊断，早期治疗。

第三节　系统性红斑狼疮

儿童系统性红斑狼疮（systemic lupus erythematosus，SLE）是一种临床出现多脏器损害、血液中可检出多种自身抗体的全身性增加免疫性疾病。遗传素质、环境因素、性激素和免疫异常与本病的发生有关，广泛的中小血管炎是本病的病理基础。

【诊断】

1. 临床表现

（1）90% 以上患儿发热，各种热型均可见。

（2）皮疹：水肿性红斑最常见，典型的有蝶形红斑、盘状红斑、甲周红斑，可有全身多型性红斑，有脱发。

（3）黏膜：口鼻的溃疡、糜烂。

（4）关节、肌肉：大小关节的肿痛，肌痛，肌无力。

（5）肾脏：高达 2/3 的 SLE 儿童在就诊时已有肾脏受累，且程度较重。从蛋白尿、镜下血尿、管型尿至肾病综合征、肾功能衰竭都可出现。

（6）心血管：常见雷诺现象，心肌炎、心包炎、心律失常和静脉炎等。

（7）呼吸系统：常见渗出性胸膜炎，也可有肺实质浸润性病变、肺不张、肺间质纤维化、肺动脉高压等。

（8）消化系统：可腹痛、腹泻、出血、穿孔、梗阻。少数腹膜炎、腹水。

（9）神经/精神系统：虽头痛、呕吐、昏迷、惊厥及精神病等严重的神经精神症状均可见到，但常常仅有慢性抑郁、判断力下降、近事遗忘等细微变化，导致学习成绩下降和家庭不和。

（10）血液系统：常见血中红细胞、白细胞、血小板减少，溶血性贫血，全身浅表淋巴结肿大，轻~中度肝脾大。有些儿童 SLE 病初仅表现为血小板减少性紫癜，数月或数年后才显现出低补体血症和肾脏受累，达到 SLE 诊断标准。

2. 辅助检查

（1）血常规：贫血，白细胞总数减少，血小板减少。

（2）血沉增快，血浆白蛋白降低，α_2 和 γ 球蛋白增高。

（3）尿常规：蛋白尿，血尿，管型尿。

（4）免疫指标

①ANA 阳性，效价 >1∶80。ANA 对于 SLE 诊断具有高度敏感性，所有儿童 SLE 最终 ANA 均为阳性，但特异性不强，其他一些非 SLE 疾病亦可阳性。

②抗 dsDNA 抗体阳性，此抗体特异性高，被认为是 SLE 的标记性抗体，同时也是病情活动的指标之一。

③抗 ENA 抗体：其中抗 Sm 抗体是 SLE 的标记性抗体，与疾病活动性无关。其他抗 RNP 抗体、抗 SSA 抗体和抗 SSB 抗体均可阳性，但特异性不高。

④血清补体：CH_{50}、C_3、C_4 降低是 SLE 病情活动的指标之一。

⑤抗核蛋白抗体：SLE 活动期可出现。

⑥狼疮细胞：活动期患者可阳性。

（5）其他：

①类风湿因子可阳性，但滴度不高。

②循环免疫复合物阳性。

（6）狼疮带试验（LBT）：可阳性。

（7）肾活检：狼疮性肾炎特异性的病理表现有：

①光镜下：分为Ⅰ～Ⅳ型，常见苏木素小体、核碎裂、纤维素样坏死、银耳环及透明血栓。

②免疫荧光检查：各种免疫球蛋白和补体均为阳性，即所谓"满堂亮"现象。

③电镜下：广泛的上皮下、内皮下及系膜区电子致密物沉积，可出现微管样结构。

（8）脑电图：在有神经/精神症状的患儿中可不正常，通常显示弥漫性慢波活动伴局灶性改变。

3. 诊断标准 依据美国风湿病学会1982年修订的SLE诊断标准，确诊需符合下列中的4条或4条以上。

（1）颊部红斑：遍及颊部或高出皮肤的固定性红斑，常不累及鼻唇沟部位。

（2）盘状红斑：斑片状凸起红斑，红斑上覆有角质性鳞屑和毛囊栓塞，陈旧病灶可有萎缩性疤痕。

（3）光过敏：日光照射引起皮肤过敏。

（4）口腔溃疡：口腔或鼻咽部无痛性溃疡。

（5）关节炎：非侵蚀性关节炎，累及周围关节≥2个，关节肿痛或有渗液。

（6）浆膜炎：①胸膜炎：胸痛、胸膜摩擦音或胸膜积液；②心包炎：心电图异常，心包摩擦音或心包渗液。

（7）肾脏病变：①蛋白尿：尿蛋白＞0.5g/d，或＞＋＋＋；②尿中有红细胞、血红蛋白管型，颗粒管型或混合性管型。

（8）神经系统异常：①抽搐：非药物或代谢紊乱如尿毒症、酮症酸中毒或电解质紊乱所致；②精神病：非药物或代谢紊乱如尿毒症、酮症酸中毒或电解质紊乱所致。

（9）血液学异常：①溶血性贫血伴网织红细胞增多；②白细胞减少，少于 $4 \times 10^9/L$；③淋巴细胞少于 $1.5 \times 10^9/L$；④血小板减少，少于 $100 \times 10^9/L$（除外药物影响）。

（10）免疫学异常：①LE细胞阳性；②抗dsDNA抗体阳性；③抗Sm抗体阳性；④梅毒血清试验假阳性。

（11）抗核抗体（ANA）：免疫荧光抗核抗体滴度异常或相当于该法的其他试验滴度异常，排出了药物诱导的"狼疮综合征"。

【鉴别诊断】

儿童 SLE 要与幼年型类风湿、皮肌炎、结节性多动脉炎等其他结缔组织病、溶血性贫血、血小板减少性紫癜等血液系统疾病，恶性网状内皮细胞增多症等恶性肿瘤，各种类型的肾脏病，小儿全身炎症反应综合征等疾病鉴别。这些疾病和 SLE 虽均可有不明原因的发热、皮疹、乏力、关节肿痛、淋巴结肿大、肝脾大、贫血、蛋白尿和/或血尿等不同症状的各种组合，但各自的侧重点不同，SLE 的特点是：常见年起女性；多系统损害，尤其多见血液、肾脏、神经系统病变和多浆膜炎；ANA 高滴度阳性、血抗双链 DNA 升高、补体降低。熟悉各自疾病的特点，辅以特异性的实验室检查是鉴别诊断的关键。

1. 类风湿性关节炎　SLE 的关节病变非侵蚀性，不畸形。此外 SLE 有典型皮疹，多有肾脏病变，抗 Sm 抗体、抗 dsDNA 抗体阳性。

2. 皮肌炎　SLE 虽可有肌痛、肌无力等症状，但一般较轻，肌酶多正常，肌电图无特异性改变。而肾脏病变多见。抗 Sm 抗体、抗 dsDNA 抗体阳性。抗 Jo-1 抗体、抗 Pm-1 抗体阴性。

3. 各种肾炎、肾病综合征　SLE 患儿有皮疹、关节症状，ANA、抗 Sm 抗体、抗 dsDNA 抗体阳性。必要时肾活检可鉴别。

【治疗】

治疗的目的是控制疾病活动、预防组织损害，同时尽可能维持儿童的正常生长及身心发育。SLE 治疗疗程长，用药复杂，除恰当选择药物品种、用药时机、剂量和疗程外，要特别注意药物的副作用。

评价 SLE 活动的指标包括：临床症状明显减轻或消失；血象正常；血沉及 C 反应蛋白恢复正常；抗 DNA 抗体滴度降至正常；血补体上升至正常范围。

1. 轻型病例，无肾脏等主要脏器受累者　可仅选用非甾体抗炎药，如萘普生〔10~15mg/（kg·d）〕、扶他林〔2~3 mg/（kg·d）〕、吲哚美辛〔1~3 mg/（kg·d）〕。

对皮疹、光过敏严重者，选用非甾体抗炎药加羟氯喹〔5 mg/（kg·d）〕。

2. 对绝大多数 SLE 且伴有主要脏器受损者，肾上腺皮质激素为首选药物。

（1）发热、关节炎、轻中度血液系统受损者：强的松 1~1.5 mg/（kg·d），分次服。

（2）有肾脏损害、严重血液系统损害者：强的松 2mg/（kg·d），分次服。

（3）具有危及生命的全身多系统受累、严重神经系统受累和肾损害（如肾活检示膜性肾病、弥漫性增生性肾炎）者：甲基强的松龙 15~30mg/（kg·d）冲击，连续3日为一疗程，必要时可重复。冲击时要行心电图监测，注意副作用。冲击后改口服强的松。

当急性活动性 SLE 在临床上和实验室指标得到良好控制后（约4~8周左右），强的松开始减量，首先从每日分次口服改为清晨顿服，以后再每2周减5mg，至 1mg/（kg·d）时减速应减慢。大多数患儿约经过6~12个月可减至0.25mg/（kg·d），以能维持病情稳定的最小剂量长期服用，总疗程需视病情而定。每日服药较间日服药效果为佳。激素治疗期间常规补充钙及维生素D。

3. 加用其他免疫抑制剂

（1）环磷酰胺（CTX）冲击疗法

指征：①中枢系统狼疮；②严重的狼疮性肾炎（如弥漫性增生性肾炎，LEN－IV型）；③病情持续活动，持续需强的松每日 0.5mg/kg 以上且至少3个月不能减量者，或发生较严重激素副作用（如股骨头坏死、青光眼）时；

方法1：CTX10~12mg/（kg·d）溶于生理盐水 200~500ml 于1小时左右滴入，再以约 20ml/kg 的液体继续输入以充分水化，连续2日为一疗程。间隔2~4周重复，共6个疗程。以后酌情改为每隔3个月一次，总疗程2年。

方法2：CTX4mg/（kg·d）溶于生理盐水 100ml 静滴，隔日注射，每周3次。总剂量 <300mg/kg。

方法3：CTX 第一个月起始剂量为 500mg/m^2，第二个月剂量可酌情增至 750mg/m^2（最大剂量不超过 1g/次），每月一次，连续6个月。以后酌情改为每隔3个月一次，总疗程2年。儿科较少采用此法。

（2）硫唑嘌呤：1~2mg/（kg·d），口服，多用于 CTX 的序贯疗法。

（3）长春新碱：1.5mg/m^2 稀释后静脉注射，每周一次，总计6次。主要用于血小板明显减少者。

（4）雷公藤多甙：1mg/（kg·d），分次口服，最大量每日60mg。

（5）环孢素 A：4~6mg/（kg·d），口服，维持药物谷浓度 90~160ng/ml。可与小剂量强的松合用。主要用于上述治疗无效的病例。

（6）霉酚酸酯：20mg/（kg·d），口服，主要用于其他药物治疗无效的狼疮性肾炎。

4. 狼疮性肾炎治疗方案的选择（根据病理分型）

（1）系膜增殖性 LEN（II型）：只用激素治疗。

（2）局灶增值性 LEN（III型）：以往认为此型预后较IV型好，现有证据表明此型亦需采取与IV型相同的强化治疗，特别是发现存在局部坏死灶时。

（3）弥漫增值性 LEN（IV型）：激素＋CTX 冲击（6个月）疗法，6个月后改用硫唑嘌呤口服，对后者不耐受者可换用 MMF。

（4）膜型 LEN（Ⅴ型）：目前无广泛接受的治疗方案，可首选激素＋环孢素 A。

第四节 幼年型皮肌炎

【诊断】

1. 临床表现

（1）幼年型皮肌炎（juvenile dermatomyositis，JDMS）好发于 3～10 岁儿童。

（2）大多数发病缓慢隐袭，开始仅表现为懒于走路，喜抱，以后渐表现皮疹、肌无力或发热、体重减轻、关节痛等全身症状。

（3）JDMS 特征性皮肤改变是：面部特别是眼眶周围水肿性红斑；眼睑毛细血管扩张；躯体上部 V 型区及肢体伸侧红斑伴非凹陷性水肿；Gott on 氏征、甲床毛细血管扩张、手指溃疡等弥漫性血管炎表现。

（4）对称性近端无力、疼痛和压痛。呼吸肌受累时可致呼吸困难，消化道肌无力引起咀嚼吞咽困难、说话鼻音、语言不利（舌肌受累）等，食道反流和吞咽困难可合并吸入性肺炎。对称性的大、小关节均可受累的关节炎很常见。

（5）软组织钙化在 JDMS 的发生率约为 30%～70%。

（6）其他：心电图可不正常；血管炎可致眼视网膜病变导致视力下降；肾实质损伤亦可发生。

2. 诊断标准 1975 年 Bohan 和 Peter 提出 JDMS 诊断标准如下：

（1）特征性皮疹。

（2）对称型近端肌无力。

（3）ALT、CK、LDH 和醛酸酶等肌酶升高。

（4）肌活检示血管炎和慢性炎症改变。

（5）肌电图支持炎症性疾病。

第一项为必备条件。若同时具备以下 4 项中的 3 项或 3 项以上，可以确诊 JDMS；若具备 4 项中的 2 项，很可能是 JDMS；若仅具备 4 项中的 1 项，可能是 JDMS。若缺乏第一项，具备以下 4 项中的 3 项或 3 项以上，诊断为多发性肌炎。

【鉴别诊断】

1. 系统性红斑狼疮 SLE 典型皮损为颧颊部水肿性蝶型红斑（常跨过鼻梁），指（趾）节伸面暗红斑和甲床、末节指（趾）屈面红斑等。SLE 多系统损害中常见肾、心、肺受累，而 JDMS 以肢体近端肌肉累及为主，声音嘶哑和吞咽困难较常见。特异性血化验中 SLE 显示 ANA、抗双链 DNA 抗体、抗 Smith 抗体阳性，而 JDMS 特征性抗体为抗 Mi－2 抗体，虽 ANA 可低度阳性，但抗 DNA 抗体、抗 Smith 抗体阴性。另外皮肌炎有明显的肌酶升高，尿肌酸排出增多，肌电图和肌活检也有助于鉴别。

2. 混合性结缔组织病　本病初期雷诺现象多见，手和手指肿胀呈腊肠样，逐渐硬化，呈向心性发展。虽亦可有面颊部皮损、睑部毛细血管扩张及多发性肌炎的表现，但血清学化验抗 RNP 抗体阳性可与 JDMS 相鉴别。

3. 进行性肌营养不良（Duchenne's disease）　本病是 X 连锁隐性遗传性疾病；常见于男孩；5 岁左右出现下肢近端肌无力，伴明显的腓肠肌假性肥大，3~5年内又累及肩胛带，10 多岁时已不能行走；无皮肤改变；化验 CPK 明显升高；肌电图示典型肌原性损害；肌活检主要为肌纤维肿胀、变性、萎缩、大小不等。与 JDMS 不难鉴别。

【治疗】

1. 一线治疗

（1）急性期卧床休息；避免寒冷、感染、劳累；对合并吞咽困难者要特别注意勤吸痰，避免食道反流引起的吸入性肺炎。

（2）避免阳光照射，暴露部位涂抹防晒膏，皮疹局部可使用激素类药物。

（3）糖皮质激素是治疗本病最主要的药物，根据病情选择剂量 1~2mg/（kg·d），分次服。经过约 1~6 个月（平均 2~3 个月）病情可达最大程度改善，肌酶全部恢复正常，以后缓慢减量，至最小维持量维持，总疗程应在 2 年左右。

（4）对伴有明显吞咽困难、心肌炎和血管炎的重症患者，应采用大剂量甲基强的松龙冲击疗法，剂量为 30mg/kg（最大量 1g），每日一次，连用 3 日为一疗程。必要时可重复数疗程。

（5）对长期使用激素者常规服用钙剂和维生素 D。

（6）羟化氯喹：用于治疗仅有皮肤症状者，或与强的松同时服用以减少激素剂量。一般剂量为 ≤6mg/（kg·d），分次口服。

（7）物理疗法

2. 二线治疗　对激素耐药、或激素治疗产生严重副作用者、或对伴有明显危险因素，预示预后不良者应及早选用以下免疫抑制剂：

（1）甲氨蝶呤（MTX）：是 JDMS 首选的二线药物。剂量 15~20mg/m² （week），每周一次，口服，大剂量宜皮下或静脉输注（不要肌肉注射）。一般 4~8周后即可显示出效果。

（2）大剂量丙种球蛋白静脉输入常可有效地诱导疾病缓解，剂量为 1g/（kg·d），连续 2 日或 2g/kg，每月一次，连用 3~9 个月。

3. 钙质沉着的治疗　发生皮下组织或肌肉钙质沉着的危险因素为治疗过晚；强的松剂量不足；病程反复或持续不缓解以及局部外伤等。因此，早期诊断和积极治疗可预防钙化的发生。

第五节　硬皮病

硬皮病是一种原因不明的结缔组织疾病，分为系统性硬化症和局限性硬皮病两大类，儿童硬皮病罕见。无明显的发病年龄高峰，女孩较男孩更多见。疾病初期常不被认识；局限性硬皮病，如硬斑病或带状硬皮病，又易被误认为是皮肤病，因而在诊断时确实存在一定困难。

一、系统性硬化症（SSc）

【诊断】

1. 临床表现

（1）多以明显的雷诺现象起病。

（2）面部或手的皮肤发紧且渐波及到全身，手、足肢端硬皮病是本病的特征性改变。

（3）手指软面可有小的萎缩、凹陷或软组织钙化，肢端可出现坏疽和退行性交感神经活动过度。

（4）消化道受累多十分广泛，表现为咽下困难或反流性食管炎，可伴有食道溃疡和狭窄，进食困难导致严重营养不良。

（5）可有关节痛，少数表现出关节挛缩、关节炎或腱鞘炎。20%患儿有肌肉痛或肌肉触痛，血清肌酶轻到中度升高。

（6）其他：运动时气短，心律失常，晚期发展到充血性心力衰竭。

2. 实验室及其辅助检查

（1）ANA：90%以上高滴度阳性，多为斑点型或核仁型。

（2）抗 Scl70 抗体：与弥漫性硬皮病相关性较强，约 30% 的阳性率。

（3）抗着丝粒抗体（ACA）：80% 的 CREST 综合征阳性。

（4）其他：高球蛋白血症，RF 阳性，心肌、肾脏等受累时相应的血生化改变。

（5）检查呼吸道是否受累的敏感指标：肺功能（定时肺活量、用力肺活量及弥散功能下降，功能残气量增加），高分辨 CT。

（6）检查食道受累的程度：上消化道钡餐（可显示食道远端蠕动异常，十二指肠球部扩张和假性结肠袋），24 小时食道 pH 探针监测（可发现食道反流）。

3. 诊断　1980 年美国风湿学会制定诊断 SSs 标准：

（1）主要指标：近端硬皮：对称性手指及掌指或跖趾近端皮肤增厚、紧硬，类似病变亦见于整个四肢、面、颊、躯干。

（2）次要指标

①硬指：上述皮肤改变仅见于手指。

②肢端可凹性结疤或指垫变薄、丧失。

③肺底部纤维化：无原发性肺疾患者双肺底部出现网状条索、结节，密度增加，亦可呈弥漫斑点或蜂窝状。

具备 1 项主要指标或 2 项次要指标可诊断为 SSs。

【鉴别诊断】

1. 局限性硬皮病　局部皮肤变硬呈线状或斑点状，界限清楚，无血清学及内脏改变。多见于儿童、青年和女性。

2. 混合性结缔组织病　该病有手指肿胀、雷诺现象，易与 SSs 混淆，但它兼有狼疮及肌炎表现，如蛋白尿、肌无力、肌酶高，高滴度抗 RNP 抗体可鉴别。

3. 硬肿病　皮肤发硬，但①病损发展快，短期内可累及全身皮肤，但手足常不受累。②无雷诺现象。③抗 Scl－70 抗体等阴性。④病程常自限性。⑤发病前有流感、咽炎等感染史。

4. 嗜酸性筋膜炎　多在不习惯的剧烈活动后发病，肢体局部压痛、肿胀、硬结，但一般不影响手足和面部，无雷诺现象及内脏损害，自身抗体阴性，嗜酸粒细胞增多，活检可见深筋膜及皮下组织广泛炎症及硬化。

5. 其他　药物等化学物质或毒物可出现硬皮病样症状。

【治疗】缺乏特异治疗。

1. 对症治疗　如 NSAIDs 可缓解肌肉骨骼疼痛；理疗有助于预防关节挛缩；

2. 当胃肠道受累出现反流性食道炎或吸收不良时，可用奥美拉唑 ［0.6～0.7mg/（kg·d）］。

3. 针对雷诺现象　注意保暖；如合并高血压、肺动脉高压，则需要服用扩血管药，如硝苯地平（心痛定）、维拉帕米（异搏定）、地尔硫卓（合心爽）等。

4. 抗纤维化　早期使用 D－青霉胺或秋水仙碱，可能对控制皮肤症状有帮助。

5. 血管紧张素转移酶抑制剂　对肾脏病变。高血压及本身皮肤或皮下组织病变均有益处。

6. 对有内脏损害的弥漫型 SSs 患儿　应用强的松 1.5～2mg/（kg·d），连用 3～4 周后逐渐减量，病情稳定后以一小剂量维持。糖皮质激素对心肌炎、心包积液、间质性肺炎等炎症性病变有效，但不能阻止本病进展。对伴有肾脏、肺脏等损害的患儿，在给予强的松的同时，需联合使用免疫抑制剂，如环磷酰胺、硫唑嘌呤、雷公藤等。

7. 其他　低分子右旋糖酐、丹参注射液、复方丹参等。

二、局限性硬皮病

在儿童及青少年，局限性硬皮病相比系统性硬化症来说要常见的多。其结缔组织纤维化只局限在真皮、真皮以下及其表面的横纹肌组织。

【诊断】

1. 临床表现

（1）硬斑病：一片或多片环形皮损，中央部位色淡，四周硬化的边缘色素深。表现为红斑和急性炎症性水肿，患儿常主诉皮损部位疼痛和感觉异常。皮损可位于躯干或四肢的任何部位，每片皮损都可以离心性增大或合并成更大片的皮损。由于受损皮肤及其皮下组织的纤维化，皮肤紧绷可非常严重而导致四肢明显挛缩。活动期的特点是恶化与缓解交替，持续数月至数年。随年龄增长，最终皮损可缓慢缓解。

（2）带状硬皮病：带状硬皮病主要发生在 20 岁以内的儿童和青年。主要特征是在头、躯干或四肢的皮肤存在一条或多条带状分布的皮损。若发生在头面部，疤痕似刀砍状。皮损下面的肌肉和骨骼亦受损，表现为炎症或纤维化。随年龄增长，渐出现畸形或关节挛缩。带状硬皮病常常只影响身体的一侧，导致受累部分的半侧萎缩。

（3）点滴状硬皮病：多发生在颈、胸、肩、背等处，为绿豆、黄豆至 5 分硬币大，集簇性或线状排列。

2. 实验室检查　约 50% 的患儿 ANA 阳性，而抗着丝点抗体及抗 Scl-70 抗体多为阴性。

【治疗】

早期使用 D-青霉胺对泛发型硬斑病可能有效。少数文献报道可全身应用抗生素，也有作者一直推荐使用羟基氯喹。局部皮损处使用软化剂和激素类软膏可改善症状。

第六节　过敏性紫癜

过敏性紫癜（Henoch-Schonlein purpura，HSP）是儿童时期最常见的毛细血管变态反应性疾病，以广泛的小血管炎为病理基础，皮肤紫癜，消化道黏膜出血，关节肿胀和肾炎等症为主要临床表现。冬春季发病较夏季多。病因不清，少数与食物或药物过敏、昆虫叮咬、疫苗接种及接触某些化学物质等有关。大多数查不到明确抗原。相当比例的患儿发病前有先趋感染史。

【诊断】

1. 临床表现

（1）特征性皮疹为高出皮肤表面的紫癜，对称性分布在负重部位，颜色由淡红→鲜红→紫褐色→褪色，可融合成片，皮疹分布处常伴皮肤胀痛。可有神经血管性水肿、荨麻疹等多种皮肤过敏表现。皮疹在 3 个月内多反复成批出现。

（2）2/3 的 HSP 儿童在病程中有过腹痛。严重者出现血便，若发生在皮疹出现前，常易误诊为外科急腹症而行剖腹探查。HSP 腹型如处理不及时，可并发肠套叠、肠穿孔、肠梗阻及出血性坏死性小肠结肠炎等严重合并症。

（3）可伴有关节肿痛，一般数日内自行缓解，不留畸形及功能障碍。

（4）紫癜性肾损害的发生率与判断肾脏受累的标准及是否定期追随尿常规等因素有关，约在33% ~90%左右，大部分发生在起病 3 ~6 个月内。临床表现包括单纯血尿、蛋白尿伴/不伴血尿、肾病综合征伴/或不伴血尿、急性肾炎综合征、肾病综合征伴肾炎综合征等，其中血尿最常见。

附1：HSPN 病理特点：光镜下表现为不同程度的系膜细胞增生，伴有局灶性节段性的内皮细胞、上皮细胞增殖改变。多见新月体形成。儿童肾脏病国际研究会（ISKDC）对紫癜性肾炎光镜下病理变化做了如下分类。

Ⅰ 肾小球轻微异常。

Ⅱ 单纯系膜增生性改变。此型分为两个亚型：A：系膜局灶性增生；B：系膜弥漫性增生。

Ⅲ 有新月体和/或局灶性损害（如硬化、粘连、坏死、栓塞等），所占比例<50% 肾小球。此型分为两个亚型：A：系膜局灶性增生；B：系膜弥漫性增生。

Ⅳ 同Ⅲ型，但新月体和/或局灶性损害所占比例在 50% ~75%。

Ⅴ 同Ⅲ型，但新月体和/或局灶性损害所占比例 >75%。

Ⅵ 膜增殖性肾炎样改变。

HSPN 免疫荧光检查特点：大量 IgA 在系膜区呈团块样沉积，重者亦可沿毛细血管基底膜、内皮细胞下及上皮细胞下沉积。亦可合并不同程度 C3、Fib、IgG 等上述区域内沉积。

附2：HSPN 肾活检指征：

（1）曾有 HSP 病史，皮疹消退 6 个月后出现尿常规异常。此时肾活检目的是确诊，以便与其他类型的肾炎相鉴别。

（2）HSPN，临床表现为蛋白尿伴或不伴血尿，雷公藤多甙治疗 3 个月疗效不佳者。

（3）HSPN，临床表现为肾病综合征伴或不伴血尿者。

（4）HSPN，临床表现为肾病综合征 + 肾炎综合征者。

2. 实验室检查 本病无特异性化验所见。

【鉴别诊断】

1. 特发性血小板减少性紫癜 皮疹形态多为小瘀点、瘀斑，重者呈大片状紫癜或血肿，分布在面部及四肢，根据皮疹形态、分布和血小板数量不难鉴别。血管神经性水肿常见于过敏性紫癜而不见于血小板减少性紫癜。

2. 腹部外科病 皮疹出现前，有急性腹痛者，应与阑尾炎相鉴别。血便应与肠套叠或美克尔憩室相鉴别。

3. 细菌感染 脑膜炎双球菌血症，亚急性细菌性心内膜炎及其他败血症可出现紫癜，但患儿多急骤起病，一般状况危重。血培养常阳性。

【治疗】目前无特效疗法，以综合治疗为主。

1. 一般疗法 急性期注意休息，寻找并避免过敏源；积极清除可能存在的病灶，控制感染；补充芦丁及维生素 C，以改善毛细血管壁的通透性。

2. 皮肤型 选用清热、解毒、凉血的中药。皮疹严重且病程长（已超过 1 个月）者，可短期使用雷公藤多甙（疗程 1 月内），或加用酮替芬等抗过敏药。

3. 关节肿痛 一般无需特殊治疗，疼痛时短期应用非甾体解热镇痛药，十分严重者短期应用小剂量强的松 1mg/（kg·d）。

4. 重度腹型

（1）伴消化道出血者应禁食，至腹痛停止、便潜血转阴后，从流食、半流食、少渣软饭逐渐过渡到普食，禁食时间超过 1 周者适当辅以静脉营养治疗。

（2）氢化可的松〔5～10mg/（kg·d）〕，Ⅳ，症状基本控制后改服强的松，激素逐渐减量，疗程 2～6 周不等。

（3）腹痛严重者，拍腹部立位 X 线平片，除外外科合并症。

5. 紫癜性肾炎

（1）血尿：保肾康、复方三黄片（肾炎Ⅰ号）等中药制剂治疗。

（2）血尿＋蛋白尿：少量蛋白尿者（PRO＋）：中药制剂＋洛丁新（7 岁以下 5mg/d，7 岁以上 10mg/d，）等血管紧张素转换酶抑制剂（ACEI），同时密切观察病情变化。

中等量蛋白尿者（PRO＋～＋＋）：雷公藤多甙〔1mg/（kg·d）〕，疗程 3 个月，渐停药方式为好。如疗效不好，应肾穿刺，根据病理分型进一步治疗。若光镜下病理分型小于 3 级，根据尿蛋白情况，可延长雷公藤多甙的疗程，或加用洛丁新等 ACEI 类药物或保肾康等中药治疗；若病理分型大于或等于 3 级，按肾病综合征＋血尿型的原则治疗。

（3）肾病综合征＋血尿型：根据病情轻重，酌情采用以下疗法：

①强的松＋雷公藤多甙：强的松〔2mg/（kg·d）〕，分次服 4 周，后改 2mg/

kg 隔日顿服 4 周，以后逐渐减量至停，总疗程 6～9 个月。雷公藤多甙用法同上，如有效，剂量减少后疗程可适当延长至 6 个月。

②强的松＋环磷酰胺：强的松用法同上；CTX 采用冲击疗法即：10～12mg/（kg·d）×2 天为一疗程，相隔 2 周一个疗程，共 6 个疗程，冲击日注意充分水化。

③甲基强的松龙＋环磷酰胺：甲基强的松龙冲击的剂量为 15～30mg/（kg·d）×3 天为一疗程，相隔数日后可重复一个疗程，冲击时注意检测心率、血压等生命体征。CTX 冲击方法同前。

（4）肾炎综合征＋肾病综合征：针对肾病综合征治疗同前。针对肾炎综合征治疗基本上是对症；伴有高血压者应适当限制氯化钠和水的摄入，利尿，予以降压药物等；有肾功能不全者按肾衰原则治疗。病情极危重者可辅以血浆置换。

6. 中医中药

（1）风热伤络　起病较急，全身皮肤紫癜散发，尤以下肢及臀部居多，呈对称性分布，色泽鲜红，大小不一，或伴有痒感，可有发热、腹痛、关节肿痛、尿血等，舌质红，苔薄黄，脉浮数。治宜：疏风散邪，清热凉血。方药：连翘败毒散加减。

（2）血热妄行　起病较急，皮肤出现瘀点或瘀斑，色泽鲜红，或伴鼻衄、齿衄、便血、尿血，血色鲜红或紫红，同时见心烦、口渴、便秘，或伴腹痛，或有发热，舌红，脉数有力。治宜：清热解毒，凉血止血。方药：犀角地黄汤加味。

（3）气不摄血　起病缓慢，病程迁延，紫癜反复出现，瘀斑、瘀点颜色淡紫，常有鼻衄、齿衄，面色苍黄，神疲乏力，食欲不振，头晕心慌，舌淡苔薄，脉细无力。治宜：健脾养心，益气摄血。方药：归脾汤加减。

（4）阴虚火旺　紫癜时发时止，鼻衄齿衄，血色鲜红，低热盗汗，心烦少寐，大便干燥，小便黄赤，舌光红，苔少，脉细数。治宜：滋阴降火，凉血止血。方药：大补阴丸加减。

【预后】

本病预后一般良好，除少数重症患儿可死于肠出血、肠套叠、肠坏死或神经系统损害外，大多痊愈。病程一般约 1～2 周至 1～2 个月，少数可长达数月或 1 年以上。本病的远期预后取决于肾脏是否受累及程度。肾脏病变常较迁延，可持续数月或数年，少数病例发展为持续性肾脏疾病甚至肾功能不全。

第七节　结节性多动脉炎

结节性多动脉炎（polyarteritis nodosa，PAN）是一种主要影响中小动脉的坏死性、炎症性疾病，病变分布有局灶性、节段性的倾向，其病理的重要特点为：①个体血管病变呈多样化。甚至在相距不到 20um 的连续切片上，病变已有明显差别。②受累动脉急性坏死性病损和增殖修复性改变常共存。全身各组织器官均可受累，以皮肤，关节，外周神经最为常见。

【诊断】

1. 临床表现　PAN 起病隐袭，多以发热、体重下降、肌疼痛和皮肤症状为主诉，并根据受累血管的部位不同，尚可伴有以下症状。

（1）皮肤：痛性皮下结节、网状红斑、溃疡、雷诺现象、指（趾）远端坏疽等。皮肤型 PAN 在小儿相对多见。

（2）肾脏：蛋白尿、血尿、管型、高血压等，急性肾功能衰竭较少见。

（3）消化系统：腹痛、类似外科急腹症表现、呕血、便血、黄疸等。

（4）神经系统：周围及中枢神经系统症状，如周围神经分布区感觉异常及运动障碍、头痛、癫痫发作、偏瘫、脑出血、蛛网膜下腔出血、精神障碍等。

（5）心脏：由于冠状动脉受累可有心绞痛、心律失常、心肌梗塞、心力衰竭等症状。

（6）其他：疾病早期常出现关节炎或关节痛。少数有眼部症状，肺受累少见。

2. 辅助检查　无特异性指标，可有白细胞总数升高，ESR 增快、CRP 升高，γ 球蛋白增多、血清补体下降等。ANA 和 RF 阴性或低度阳性。

3. 诊断标准（美国风湿病协会关于结节性多动脉炎的分类标准，1990 年）

（1）体重下降≥4kg（成人），无节食或其他原因所致。

（2）网状青斑。

（3）睾丸疼痛或压痛，并非由感染、创伤或其他因素所致。

（4）肌痛、无力或下肢压痛。

（5）单发或多发神经炎。

（6）高血压：舒张压≥90mmHg。

（7）尿素氮或肌酐升高，并非因脱水或梗阻所致。

（8）血清中存在乙型肝炎病毒抗原或抗体。

（9）动脉造影显示内脏动脉瘤或闭塞，并非由动脉硬化、纤维肌发育不良或其他非炎症因素所致。

（10）中小动脉活检显示动脉壁有中性粒细胞和/或中性粒细胞及淋巴细胞浸润。

符合上述 10 条中至少 3 条，才能诊断 PAN。

诊断 PAN 要抓住其主要临床特点：即发热、痛性皮下结节或青斑、溃疡、坏疽；肌痛及肌触痛；肾脏病变；心脏病变；其他各系统均可受累。

选择适当的受累器官如肾脏、肝脏、睾丸、周围神经、直肠、肌肉等活检对诊断有意义。受累脏器的血管造影示中等动脉有微小动脉瘤样扩张和/或节段性狭窄和剪枝样中断，也是 PAN 的重要特征之一。

【鉴别诊断】

1. 继发性多动脉炎 类风湿性关节炎、系统性红斑狼疮、干燥综合征等亦可合并多动脉炎，其血管炎的临床表现及病理与 PAN 相似，但上述疾病均有各自的临床特点和特征性的实验室检测指标，鉴别诊断一般不难。

2. 过敏性紫癜 （HSP）典型 HSP 皮疹分布及形态有自己的特点，除皮肤外，亦可累及消化道、关节和肾脏，神经系统受累较少见。当临床遇到不典型的HSP 时，要考虑到 PAN 的可能性，受累部位活检和血管造影有助于鉴别诊断，HSP 在受累部位可见 IgA 沉积，且缺乏上述血管病变的证据。

3. 过敏性血管炎 皮肤型 PAN 要注意与过敏性血管炎相鉴别。过敏性血管炎患儿常有药物等过敏史，主要累及皮肤，表现为紫癜、荨麻疹、丘疹、结节、溃疡等多种皮肤改变，可合并心肌炎、间质性肾炎和肝炎，病变主要侵犯微小动静脉，病理检查见小血管周围大量细胞核碎片，早期中性粒细胞浸润为主，晚期单核细胞浸润为主。

【治疗】

1. 一般治疗 去除病灶；积极治疗基础病；避免应用过敏性药物；注意休息。

2. 糖皮质激素 是治疗 PAN 的首选药物，根据病情轻重缓急，选择以下疗法：

（1）中剂量强的松口服：适用于病情较轻，无严重内脏损害者。开始 1mg/（kg·d），分次服或顿服。待临床症状缓解，ESR、CRP、血清补体等恢复正常，维持 1~2 个月后，可将激素缓慢减量，最后以一较小剂量长期维持。

（2）大剂量强的松口服：适用于病情较重，有较严重内脏损害者。开始剂量为 2mg/kg/日，分次服，以后疗法同上。

（3）甲基强的松龙冲击疗法：适用于病情危重且进展迅速者。

3. 单独激素治疗 1 个月无显效，或病情危重且进展迅速者，可在继续使用激素情况下加用以下免疫抑制剂：

（1）环磷酰胺（CTX）：首选，常用 2mg/（kg·d）口服，持续至病情完全缓解，逐渐减量至停用。对病情十分危重者亦可采用甲基强的松龙加 CTX 双冲击疗法。

（2）其他：亦可试用硫唑嘌呤、氨甲喋呤、MMF 等。

4. 抗凝药物和血管扩张药物　较长期应用阿司匹林〔5～10mg/（kg·d）、潘生丁〔5mg/（kg·d）〕及钙离子通道阻断剂等有助于改善血管痉挛和血小板凝集，预防血栓。

5. 病情重、内脏受累多者可试用血浆置换。

第八节　大动脉炎

大动脉炎（Takayasu's disease）是指主动脉及其主要分支和肺动脉的慢性进行性非特异性炎症，为从外膜渐扩展到内膜的全层动脉炎可引起的血管狭窄、闭塞，少数出现局部动脉扩张或动脉瘤。为第三常见的儿童血管炎。

【诊断】

1. 临床表现　典型表现分为两个阶段：第一阶段为"无脉症前期"，有发热、乏力、多汗、体重下降、关节痛、关节炎、肌痛、结节性红斑、巩膜炎等全身炎症表现，经过数月或数年后进入第二阶段，即："无脉症期"，主要表现为受累动脉狭窄引起相应症状和体征，如无脉、血管杂音、高血压、上下肢动脉压差＜20mmHg、左心肥厚以及心力衰竭等。部分患儿隐匿起病，直至血管狭窄、闭塞才出现症状；有些在急性炎症期即出现活动的动脉炎症状。

2. 实验室检查

（1）一般性炎症指标阳性，如血沉加快，C反应蛋白阳性，白细胞增多，丙种球蛋白升高等。

（2）血管MRI对检测大血管早期病变十分敏感，血管的B型超声检查及主动脉造影亦可显示受累动脉血管内缘不规则，狭窄，囊状动脉瘤。肾动脉狭窄最多见。

（3）胸部平片、超声心动图、心电图等检查支持心脏扩大，且以左心室肥厚为主。

3. 诊断标准（美国风湿病协会关于大动脉炎的分类标准，1990年）

（1）发病年龄≤40岁。

（2）肢体间歇性跛行：活动时一个或多个肢体出现乏力、不适或症状加重，上肢明显。

（3）一侧或双侧肱动脉搏动减弱。

（4）双侧上臂收缩压差≥10mmHg。

（5）一侧或双侧锁骨下动脉或腹主动脉闻及杂音。

（6）动脉造影异常：主动脉一级分支或大动脉狭窄或闭塞，病变常为局灶性或阶段性，且不是有动脉硬化、纤维肌发育不良等原因引起。

符合上述 6 项中的 3 项可诊断本病。

【鉴别诊断】

1. 先天性主动脉缩窄　男孩多见，上肢高血压，下肢低血压或测不到，无一般炎症表现。胸主动脉造影显示缩窄部位在主动脉峡部。

2. 肾动脉纤维肌性结构不良　多见于女性，可发生肾血管性高血压。但多无血管杂音及炎症表现。腹主动脉造影显示腹主动脉无明显改变，肾动脉远端及其分支呈串珠样改变。

3. JRA（全身型）　大动脉炎"无脉症前期"的临床表现有时易与本病相混淆，此时应注意血压的测定及血管杂音的检查。

【治疗】尚缺乏特异治疗。

1. 活动期，皮质激素有效，强的松 0.5 ~ 1mg/（kg·d），3 ~ 4 周后如症状减轻，CRP 及 ESR 下降，强的松逐渐减量至最低有效维持量。

2. 病情严重，加用免疫抑制剂如环磷酰胺、氨甲喋呤、硫唑嘌呤等。

3. 发生高血压及心力衰竭者，对症处理。

4. 抗凝药物和血管扩张药物：如阿司匹林〔5 ~ 10mg/（kg·d）〕、潘生丁〔5mg/（kg·d）〕及钙离子通道阻滞剂等有助于改善血管痉挛和血小板凝聚，预防血栓。

5. 如有结核或其他感染存在，同时抗痨或抗感染治疗。

第九节　川崎病

川崎病又称皮肤黏膜淋巴结综合征，是一种以全身非特异性血管炎（可侵犯冠状动脉）为主要病理改变的急性发热性出疹性疾病。为小儿后天性心脏病的主要病因之一。春季发病较多，绝大多数发病在 4 ~ 5 岁以前。

【诊断】

1. 临床表现　发病多急骤，突然高热，结膜充血（不伴分泌物增多是其特点）、口唇潮红皲裂、手足硬肿、多形皮疹、淋巴结肿大（直径多在 1.5cm 以上）为主要表现，重症病例在急性期即出现心肌炎、渗出性心包炎等多种心脏受累。急性期通常持续 7 ~ 10 天。

（1）进入亚急性期则体温趋于正常，皮疹消退，肿大淋巴结缩小，出现指、趾甲周脱皮，同时可检出冠状动脉病变。亚急性期持续 10 ~ 24 天。

（2）如不累及心脏，恢复期约为 6 ~ 8 周，临床症状趋于消失，血沉恢复正常。累及心脏者则病程迁延，冠状动脉病变有可能完全消失，但也可遗留逐渐缩小的动脉瘤或动脉狭窄。

2. 辅助检查 辅助检查无特异性。

（1）末梢血象：白细胞总数明显升高、核左移；血小板计数初期正常甚至降低，2～3周明显升高。

（2）血沉增快，C反应蛋白阳性。

（3）有可能出现尿常规、肝功能等血生化检查及脑脊液异常。

（4）超声心动图是检查冠状动脉病变最准确且安全的方法，应于发病初，第2、4、8周和第6个月时做一次常规检查，以后根据心脏受累情况定期随诊。

（5）必要时冠状动脉造影。

3. 诊断标准

（1）不明原因的发热，持续5天或更久；

（2）双侧结膜充血；

（3）口腔及咽部黏膜弥漫充血，唇发红及干裂，并呈杨梅舌；

（4）发病初期手足硬性水肿和掌（跖）红，恢复期指（趾）端出现膜状脱皮；

（5）躯干部多形红斑，但无水泡及结痂；

（6）颈淋巴结的非化脓性肿胀。

上述临床症状中至少满足5条，发热为必备条件，但如二维超声心动图或冠状动脉造影查出动脉瘤或扩张，4条主要症状阳性即可确诊。近年不完全型和不典型病例增多，尤其小婴儿此型多见。

【鉴别诊断】

1. 猩红热 好发于年长儿，可能有传染病接触史，常有扁桃体化脓性炎症，且青霉素的效果迅速且良好。川崎病好发于婴幼儿，皮疹形态接近麻疹和多形红斑，多在发病后第3天出现，青霉素治疗无效。

2. 麻疹 麻疹患儿多有特征性的颊黏膜Koplic斑；皮疹始于头、面部皮肤而川崎病者始于躯干或四肢；结膜除充血外尚有较多分泌物。如与非典型性病例区分确有困难者，快速的特异性麻疹抗体（IgM）测定具有鉴别意义。

3. 幼年型类风湿性关节炎 JRA（全身型）发热时间长；皮疹与发热密切相关而时隐时现，不具川崎病特有的脱皮和口唇改变；关节症状明显，指（趾）小关节梭性肿胀；无膜状脱皮。川崎病发热期较短，皮疹短暂；手足硬肿，掌跖潮红。

4. 急性化脓性淋巴结炎 化脓性淋巴结炎的淋巴结红肿热痛比较明显，且不具皮疹等表现。川崎病颈淋巴结肿大但压痛较轻，局部皮肤及皮下组织无红肿，无化脓病灶。

5. 其他 如金葡菌感染（中毒性休克综合征），耶尔森氏菌感染（约有10%符合川崎病的表现）。冠状动脉瘤或扩张也见于耶尔森氏菌感染和慢性活动性 EB 病毒感染。

【治疗】

1. 急性期

（1）丙种球蛋白：应于发病后 8 ~ 10 天之内用药，以防止冠状动脉改变。给药方法可任选下列三种剂量之一：2g/（kg·d），单剂；1g/（kg·d），每日 1 次，连用 2 日，或 400mg/（kg·d），每日 1 次，连用 5 天，以单剂 2g/kg，10 ~ 12 小时输入效果最佳。

（2）阿司匹林：每天 30 ~ 100mg/kg，分 3 ~ 4 次。服用 2 周。热退后减至每天 3 ~ 5mg/kg，一次顿服。

（3）皮质激素：为控制早期炎症反应，对并发严重心肌炎或持续高热重症病例可短期使用皮质激素治疗。

（4）急性冠状动脉血栓：积极溶栓治疗。

2. 恢复期的治疗和随访

（1）抗凝治疗：阿司匹林每天 3 ~ 5mg/kg，一次服用，至血沉，血小板恢复正常，如果无冠状动脉异常，一般在发病后 6 ~ 8 周停药。

（2）冠状动脉受累的慢性期：阿司匹林 3 ~ 5mg/（kg·d），每日 1 次，加潘生丁 3 ~ 5mg/（kg·d），分 3 次服，有严重冠状动脉病变或曾有冠脉血栓者加用华法林或肝素。

（3）晚期冠状动脉受累者，合并冠状动脉狭窄/闭塞者可进行冠状动脉成形术、外科治疗。

（4）随诊：根据不同患者每 3 ~ 6 月应进行心脏超声检查。

3. 中医中药

（1）卫气同病　发病急骤，持续高热，微恶风，口渴喜饮，目赤咽红，手掌足底潮红，躯干皮疹显现，颈部瘰核肿大，或伴咳嗽，轻度泄泻，舌质红，苔薄，脉浮数。治宜：辛凉透表，清热解毒。方药：银翘散加减。

（2）气营两燔　壮热不退，昼轻夜重，咽红目赤，唇齿干裂，烦躁不宁或有嗜睡，肌肤斑疹，或见关节痛，或颈部瘰核肿痛，手足硬肿，随后指趾端脱皮，舌质红绛，状如草莓，舌苔薄黄，脉数有力。治宜：清气凉营，解毒化瘀。方药：清瘟败毒饮加减。

（3）气阴两伤　身热渐退，倦怠乏力，动辄汗出，咽干唇裂，口渴喜饮，指趾端脱皮或潮红脱屑，心悸，纳少，舌质红，舌苔少，脉细弱不整。治宜：益气养阴，清解余热。方药：沙参麦冬汤加减。

【预后】

川崎病为自限性疾病，多数预后良好。复发见于 1% ~ 2% 的患儿。无冠状动脉病变的患儿于出院后 1 个月、3 个月、6 个月及 1～2 年进行一次全面检查（包括体格检查、心电图、和超声心动图等）。未经有效治疗的患儿，15%～25% 发生冠状动脉瘤，更应长期密切随访，每 6～12 个月一次。冠状动脉瘤多于发病后 2 年内自行消失，但常遗留管壁增厚和弹性减弱等功能异常。大的动脉瘤常不易完全消失，常致血栓形成和管腔狭窄。

第十章 免疫缺陷病

第一节 体液免疫缺陷病

一、X连锁低丙种球蛋白血症

又称先天性低丙种球蛋白血症、Bruton病，是最早发现的免疫缺陷病。患儿存在B细胞系统的固有分化异常，因而导致各类免疫球蛋白合成不足。

【诊断】

1. 临床表现

（1）本病属伴性隐性遗传病，仅男孩发病，母系家族中有类似表现的男性患者。多在生后4~8个月发病，也可延迟至4~5岁出现症状。

（2）主要对胞外菌（肺炎链球菌、溶血性链球菌、嗜血杆菌等）和肠道病毒易感，反复发生皮肤疖肿、中耳炎、鼻窦炎、肺炎、脑膜炎或败血症等化脓性疾病。

（3）浅表淋巴结、扁桃体和咽喉壁淋巴组织较正常为小，甚至不能触及。

（4）约1/3合并幼年型类风湿性关节炎。

2. 辅助检查

（1）外周血白细胞总数及分类基本正常，B淋巴细胞数目极少或测不出。

（2）血清中各类免疫球蛋白的含量显著减低，IgG常<2.0g/L；IgA、IgM多不能测出。

（3）接种百白破、脊髓灰质炎、伤寒等疫苗后多不能产生相应的特异性抗体。

（4）细胞免疫功能基本正常。

（5）X线检查显示鼻咽部缺乏腺样体组织；婴儿直肠黏膜活体组织检查缺少浆细胞。

【治疗】

1. 给予大剂量有效抗生素积极控制感染。

2. 长期采用丙种球蛋白替代治疗，剂量每次300~500mg/kg，每月一次，静脉注射，具体用量视病情而定。以维持IgG浓度在10g/L为佳。

3. 也可静脉输注新鲜血浆 10~20ml/kg，每月一次。

4. 给予必要的支持治疗，包括合理的营养，良好的生活环境，适当的运动及注意预防感染等。

二、婴儿暂时性低丙种球蛋白血症

婴儿暂时性低丙种球蛋白血症是一种自限性疾病，男女均可发病。目前病因尚不十分清楚。

【诊断】

1. 临床表现

（1）男女均可发病，多见于 6 个月至 3 岁小儿。

（2）常反复感冒或经常腹泻，感染多不严重，但细菌感染可持续不断。

（3）本病属自限性疾病。免疫功能多于 2~4 岁后自然恢复，不再复发，也无持久的免疫系统异常。

2. 辅助检查

（1）外周血中 B 淋巴细胞及 T 淋巴细胞数量正常。

（2）血清中一种或多种免疫球蛋白水平低于同年龄组正常值 2~3 个标准差，或 IgG < 2.5g/L。

（3）细胞免疫功能正常。

【治疗】

1. 应用足量适当的抗生素控制感染，并给予必要的对症处理。

2. 反复及严重感染者可静脉滴注丙种球蛋白，但不必持续给予替代疗法。

三、常见变异型免疫缺陷病

常见变异型免疫缺陷病是一种较常见的低丙种球蛋白血症。以散发病例常见。其发病机制尚不十分清楚。

【诊断】

1. 临床表现

（1）男女均可累及，儿童至成人期发病。

（2）以反复发生鼻窦炎、肺炎、化脓性脑膜炎及病毒性脑炎为主要表现，感染程度与年龄及免疫缺陷程度相关。严重者可发生支气管扩张。

（3）消化道功能异常表现为慢性难治性腹泻、脂肪泻及吸收不良，常继发于蓝氏贾第鞭毛虫感染。

（4）关节症状可仅表现为关节痛，也可呈类风湿性关节炎，甚至关节挛缩。

（5）可伴自身免疫病、恶性贫血或恶性肿瘤。

2. 辅助检查

（1）血清 IgG、IgA、IgM 水平呈不同程度低下，但不如 X - 连锁低丙种球蛋白血症明显，一般 IgG 含量为 2.5~3.0g/L。

（2）同族血凝素效价降低。对各种抗原刺激缺乏免疫应答。

（3）以 B 细胞缺陷为主时，外周血 B 细胞数目正常或低下，但呈未成熟状态，能分化为分泌 Ig 浆细胞。

（4）T 细胞缺陷为主的病例则显示外周血 T 细胞数量下降，及部分患儿 T 细胞亚群比例异常：$CD8^+$ 细胞增加；$CD4^+/CD8^+$ 比值下降。T 细胞功能低下：淋巴细胞转化率减低，迟发型超敏反应皮肤试验阴性。

【治疗】

1. 及时采用适当抗生素积极控制感染。

2. 对 Ig 产生不全为主型，定期给予足量免疫球蛋白治疗（400mg/kg），每月 1 次，静脉注射。

3. 以 T 细胞免疫缺陷为主时，可试用胸腺素或转移因子治疗，也可采用胸腺移植。

四、选择性 IgA 缺乏症

选择性 IgA 缺乏症是原发性免疫缺陷病中最常见的类型。其缺陷在于 B 细胞发育成熟为能分泌 IgA 的浆细胞过程中存在障碍，并与 IgA 遗传基因缺失有关。

【诊断】

1. 临床表现

（1）多为散发病例，症状轻重不一。大多数可无临床症状，有些则出现间歇发作的呼吸道感染，甚至可出现慢性肺疾患。

（2）可有经常腹泻或严重吸收不良。

（3）部分患儿伴发自身免疫性疾病、过敏性疾病、肿瘤或癫痫等神经系统疾病。

2. 辅助检查

（1）血清 IgA < 0.05g/L，甚至测不出；IgG、IgM 正常或稍高。分泌性 IgA（SLgA）< 0.002g/L。可伴有 IgG 亚类缺乏。

（2）细胞免疫功能正常或低下。

（3）约 40% 患儿血清中可测出自身抗体。

【治疗】

1. 无症状者不需要治疗。

2. 不宜用丙种球蛋白替代疗法，因输入的 IgA 几乎不能进入外分泌液，且可诱发过敏反应。近年国外长期应用低 IgA 含量的免疫球蛋白静脉注射，效果良好。

3. 严重腹泻患儿可给予人初乳或牛的初乳制剂，以补充 SIgA。

4. 禁忌输入含有 IgA 的血液制品，以免发生过敏反应。必须输血时，只能输注经过多次洗涤的红细胞或取自 IgA 缺陷者的血或血制品。

5. 积极控制感染并治疗各种并发症。

五、选择性 IgG 亚类缺陷病

作为原发性免疫缺陷病 IgG 亚类缺陷病日渐引起重视。IgG 亚类缺乏使机体易感性增加，可招致各种致病微生物的感染。发现机制涉及多元性异常，除与遗传有关外，可有 B 细胞及 T 细胞的功能障碍或紊乱。

【诊断】

1. 临床表现

（1）本病表现为血清 IgG 的总量正常或接近正常，而 IgG 的四个亚类，即 IgG1、IgG2、IgG3 及 IgG4 的比例失衡，或其中一个至多个缺乏。一般 IgG 亚类测定值低于同年龄正常值 2 个标准差。

（2）自儿童期开始反复出现呼吸道的化脓感染，因所缺乏亚类的不同，因而易感染的病原菌有所不同：IgG1 及 IgG3 缺乏时以金黄色葡萄球菌、白喉杆菌等含蛋白质的细菌感染或病毒感染为主；IgG2 缺乏时易感染具有多糖抗原的细菌，如肺炎链球菌、脑膜炎球菌及流感嗜血杆菌感染。

（3）部分患者并发类风湿性关节炎、系统性红斑狼疮等自身免疫病。

2. 辅助检查

（1）血清 IgG 总量正常或减低，其他各免疫球蛋白含量正常。

（2）可显示不同 Ig 亚类水平低下，其中以 IgG3、IgG1 缺乏最常见。2 岁以上小儿 IgG1、IgG2 及 IgG3 水平分别低于 2.5g/L、0.5g/L 及 0.3g/L 即可诊断；而正常婴儿 IgG4 也可能测不出。

（3）蛋白质抗原或多糖抗原的特异性 IgG 亚类抗体缺乏。

（4）T 细胞免疫功能正常。

【治疗】

1. 积极控制感染。

2. 免疫球蛋白替代疗法，剂量 200～400mg/kg，每月一次，静脉注射。适用于病情严重及抗生素治疗无效病例。但应强调制剂中所含 IgG 亚类组成成分应与生理比例相近；且 IgA 含量最小。

3. 可用转移因子、重组细胞因子等药物调节 T 细胞功能，促进 IgG 亚类的合成；也可试用具有免疫调节作用的中药。

4. 中医中药

（1）营卫失和，邪毒留恋　反复感冒，恶寒怕热，不耐寒凉，平时汗多，肌肉松弛；或伴有低热，咽红不退，扁桃体肿大；或肺炎喘嗽后久不康复；舌淡红，苔薄白，或花剥，脉浮数无力，指纹紫滞。治宜：扶正固表，调和营为。方药：黄芪桂枝五物汤加减。

（2）肺脾两虚，气血不足　屡受外邪，咳喘迁延不已，或愈后又作，面黄少华，厌食，或恣食肥甘生冷，肌肉松弛，或大便溏薄，咳嗽多汗，唇口色淡，舌质淡红，脉数无力，指纹淡。治宜：健脾益气，补肺固表。方药：玉屏风散加减。

（3）肾虚骨弱，精血失充　反复感冒，甚则咳喘，面白无华，肌肉松弛，动则自汗，寐则盗汗，睡不安宁，五心烦热，立、行、齿、发、语迟，或鸡胸龟背，舌苔薄白，脉数无力。治宜：补肾壮骨，填阴温阳。方药：补肾地黄丸加味。

第二节　细胞免疫缺陷病

一、先天性胸腺发育不全（Di George 综合征）

是一种因先天性胸腺不发育或发育不良而造成 T 细胞功能缺陷的疾病。

【诊断】

1. 临床表现

（1）多数患儿具有特殊面容，如高腭弓、低耳位、人中短、小下颌或鱼形嘴等。

（2）幼儿期反复发生鹅口疮、上呼吸道感染、肺炎、中耳炎、慢性腹泻及卡氏肺囊虫病等。病原体多为病毒、真菌和原虫。甚至可严重影响生长发育。

（3）因同时存在甲状旁腺发育不良，自新生儿期反复出现手足搐搦。

（4）部分患儿存在主动脉弓发育异常、法洛四联症或大血管转位等先天性心血管畸形。

2. 辅助检查

（1）血钙浓度明显低下，血磷浓度则升高；甲状旁腺素低下或缺乏。

（2）血清免疫球蛋白水平多无变化，显著低下者多为重症患儿。

（3）外周血淋巴细胞数量正常或稍低。T 细胞总数及百分数多呈显著减少。T 淋巴细胞转化率低下，或严重减低。迟发型超敏反应皮肤试验减弱或阴性。

（4）胸部纵膈断层摄影显示缺乏胸腺影。淋巴结活体组织检查可见特征性的胸腺依赖区发育不良。

【治疗】

1. 可采用胸腺素治疗，有条件者可进行胸腺移植或骨髓移植治疗。

2. 针对低血钙、感染等给予相应的对症治疗。

3. 为防止移植物抗宿主反应，禁忌输注新鲜血或含有淋巴细胞的新鲜血浆。需输血时，血液需经30Gy射线照射处理。

二、慢性黏膜皮肤念珠菌病

慢性黏膜皮肤念珠菌病表现为黏膜、皮肤及指（趾）甲持续存在念珠菌感染，往往伴有内分泌疾病。

【诊断】

1. 临床表现

（1）男女均可受累，发病年龄各异，严重者婴儿期即可发病。

（2）临床表现变异较大，多先出现黏膜、头皮、皮肤或指（趾）甲的念珠菌感染。

（3）部分患儿继而出现内分泌异常；也可首发症状即为内分泌障碍，以甲状旁腺及肾上腺功能低下常见。

2. 辅助检查

（1）外周血淋巴细胞数目、T细胞总数及CD_3细胞数量均正常，但CD_4细胞数目减少。

（2）血清免疫球蛋白水平正常或升高，少数患儿血清型IgA及分泌型IgA减低

（3）部分患儿各种自身抗体滴度呈暂时性升高。

（4）伴发内分泌异常时，相应检查可出现阳性所见。

（5）以念珠菌抗原刺激淋巴细胞时，淋巴细胞不能释放淋巴因子。

【治疗】

1. 持续给予抗真菌药物，如二性霉素B（amphotericin）、氟胞嘧啶（florouracil）、酮康唑（ketoconazole）、及密康唑（miconazole）等。

2. 感染局部可使用制霉菌素、克霉唑、二性霉素或龙胆紫。

3. 应用转移因子、胸腺素或左旋咪唑可获一定疗效。

4. 必要时可施行胸腺移植或骨髓移植。

5. 治疗伴发的各种内分泌疾病。

第三节 联合免疫缺陷病

一、严重联合免疫缺陷病

严重联合免疫缺陷病为体液免疫及细胞免疫均存在严重异常的原发性免疫缺陷病。患儿几乎均于 2 岁前死于重症感染。其发病与胸腺发育不良、骨髓干细胞缺陷、某些元素（Cn、Zn）不足及宫内感染等因素有关。

【诊断】

1. 临床表现

（1）本病常呈性连锁遗传或常染色体隐性遗传。多于生后 6 个月内出现症状，甚至新生儿期即可发病。

（2）反复发生细菌、病毒或真菌，特别是条件致病菌引起的严重感染，以呼吸道感染、脑膜炎及慢性中耳炎、鼻窦炎、皮肤感染及局部化脓性感染常见。

（3）几乎所有患儿都有顽固不愈的慢性腹泻，严重时可引起营养不良，甚至死亡。

（4）皮肤黏膜损害表现为剥脱性皮炎或各种类型的皮疹以及舌、颊黏膜的深部溃疡。

（5）输注活淋巴细胞可出现移植物抗宿主反应（GVHR）。

（6）可合并自身免疫病、过敏性疾病、血液系统异常或淋巴系统肿瘤。

2. 辅助检查

（1）外周血淋巴细胞数 $< 1.5 \sim 2.0 \times 10^6/L$，主要缺少小淋巴细胞，B 及 T 淋巴细胞减少。

（2）血清中各类免疫球蛋白显著低下。IgG 水平多低于 2.0g/L，IgA、IgM 也减低。可同时存在部分 IgG 亚类缺乏。

（3）缺乏同族凝集素；锡克试验呈阳性反应。

（4）T 淋巴细胞功能低下，迟发型超敏反应皮肤试验阴性；T 淋巴细胞对刺激因子缺乏反应。

（5）胸部及鼻咽部 X 线检查缺乏胸腺及腺样体影像。

（6）以 PCR 方法检测胎儿血或羊膜标本，可进行基因诊断。

【治疗】

1. 加强护理，针对各种严重感染采取有效措施。根据细菌敏感试验应用有效抗生素。病毒或真菌感染时给予相应的抗病毒及抗真菌药物。严重感染患儿可定期输注丙种球蛋白。

2. 应用免疫制剂，如胸腺素或转移因子治疗。

3. 有条件时可行胸腺移植，骨髓移植是免疫重建的最好方法。

4. 不宜输注新鲜全血、血浆或其他血液制品，以防 GVHR。必须输注时须经 30Gy 射线照射处理。

5. 应避免注射活疫苗和卡介苗，否则会导致全身严重感染。

二、伴有血小板减少和湿疹的免疫缺陷病

伴有血小板减少和湿疹的免疫缺陷病又称 Wiskott Aldrich 综合征，临床特点为血小板减少、湿疹及反复感染。免疫学特点为 T 细胞缺陷，对多糖抗原的抗体反应低下。

【诊断】

1. 临床表现

（1）本病属 X – 连锁隐性遗传病，男性发病，但也有女孩发病的报道。发病较早甚至新生儿即可出现症状。

（2）新生儿期或婴幼儿期反复发生皮肤、肠道感染，鼻窦炎、中耳炎、脑膜炎等细菌感染，病毒性感染也不少见。

（3）血小板减少，不少患儿出生时或生后不久即出现出血症状，如皮肤瘀斑、鼻或牙龈出血、呕血、尿血或便血等。

（4）一般于婴幼儿期出现湿疹，随年龄增长逐渐加重，多持久不愈并伴有出血或感染。

（5）易合并关节炎、自身免疫性溶血性贫血及肾脏疾病。

（6）本病患儿很少活到 10 岁，感染或出血是主要死因，也有少数死于恶性肿瘤。

2. 辅助检查

（1）血液学呈现明显异常，表现为贫血、淋巴细胞减少、嗜酸性粒细胞增多和血小板减少。血小板小，仅为正常的 1/2 左右。

（2）外周血 T 淋巴细胞数明显减少；而 B 淋巴细胞数可有增加。

（3）免疫球蛋白的主要异常是：IgG 稍低或正常，IgA 和 IgE 水平升高，IgM 则呈不同程度降低。

（4）同族血凝素效价甚低；对抗原刺激的抗体反应低下。

（5）淋巴细胞转化率低下；迟发型超敏反应皮肤试验减弱或阴性。

（6）X 线检查头颅侧位片显示咽后壁淋巴组织发育不良。

【治疗】

1. 及时给予抗生素尽快控制感染　感染难于控制时可定期输注血浆。可静

脉注射免疫球蛋白预防感染，每 2～3 周一次，每次 400mg/kg。

2. 积极采取对症治疗　急性出血时应输注经 30Gy 射线照射的新鲜血小板。顽固湿疹局部可用皮质激素霜膏，但禁忌全身使用皮质激素制剂。

3. 严重出血导致生命危险时，权衡利弊后可慎重考虑脾切除手术。

4. 采用胸腺素、转移因子等免疫制剂治疗。

5. 有条件者可施行胸腺移植术，脐血或骨髓的干细胞移植是唯一的根治疗法。

三、伴共济失调和毛细血管扩张的免疫缺陷病

又称 Ataxia – telangiectasia 综合征，典型临床表现包括：进行性小脑运动失调、眼结膜和皮肤毛细血管扩张及反复感染。胚胎期发育障碍所致中胚叶、内胚叶间相互作用的缺陷可能为造成免疫及毛细血管异常的原因。

【诊断】

1. 临床症状

（1）属常染色体隐性遗传性疾病。男女均可发病，多于婴儿起病。

（2）大多数患儿有细菌或病毒所致反复呼吸道感染，甚至可引起慢性肺疾患或支气管扩张，有些患儿中可为首发症状。

（3）多于婴幼儿期出现小脑共济失调，随年龄增长缓慢进展，最初仅有姿势及步态异常，其后可出现发音不清、手足徐动或舞蹈样动作。晚期则有精神呆滞、智力障碍。肌肉无力及萎缩出现比较晚。

（4）3～6 岁前出现毛细血管扩张，最初见于球结膜，其后渐累及鼻翼、耳廓、手足背、肘前及腘窝。

（5）还可出现湿疹、皮炎、色素脱失或沉着、皮肤萎缩甚至皮肤癌等皮肤损害。

2. 辅助检查

（1）外周血淋巴细胞减少，嗜酸性粒细胞增多，有时中性粒细胞减少。T 淋巴细胞总数及 CD_4^+ 细胞数减低。

（2）血清 IgA 水平降低，IgM、IgE 水平也可减低而 IgG 低下较少见；可同时合并 IgG2、IgG4 水平低下。

（3）对细菌或病毒的特异性抗体显示不同程度缺乏。尚可存在自身抗体。

（4）多有细胞免疫功能异常，表现为淋巴细胞转化率减低及迟发型超敏反应皮肤试验减弱或阴性。

【治疗】

1. 主要采用对症治疗及支持疗法　及时给予抗生素控制感染，针对中枢神

经系统退行性病变尚无特殊治疗。

2. 可给予免疫调节剂胸腺素或转移因子等，以改善免疫功能。

3. 目前尚未见到骨髓移植治疗本病的报道。

第四节 吞噬细胞缺陷

慢性肉芽肿病

慢性肉芽肿病是一种白细胞杀菌功能缺陷的疾病。本病患者中多呈 X‑连锁遗传，也有常染色体隐性遗传的报道。

【诊断】

1. 临床表现

（1）多在婴幼儿期发病，表现为长期不愈或反复发作的慢性感染及感染局部的慢性肉芽肿。

（2）常有淋巴结溢漏、肝脾肿大。

2. 辅助检查

（1）定量硝基四唑氮蓝（NBT）试验和杀菌试验可确诊本病。

（2）反复感染可发生贫血。

（3）体液与细胞免疫功能正常。

【治疗】尚无根治方法，预后不良。

1. 积极控制感染。

2. 有报道应用 γ‑干扰素可减少感染的发生率。

3. 尽量少输或不输血。

4. 骨髓移植成功率不高。

第五节 补体系统缺陷

遗传性血管神经性水肿

遗传性血管神经性水肿属常染色体显性遗传疾病，在补体系统缺陷中最常见。本病的发病与 C_1 抑制生物合成存在障碍有关。

【诊断】

1. 临床表现

（1）本病为常染色体遗传性疾病，具有自限性是其特点。多于 10 岁内发病，青春期可进一步恶化，到 40～50 岁病情可逐渐缓解。

（2）突然出现发作性上呼吸道、胃肠道水肿及局限性皮下水肿。喉头水肿可导致呼吸道梗阻，甚至危及生命。胃肠道水肿时表现为剧烈腹痛。皮下水肿多无红、痛及痒，主要见于眼睑、唇、耳壳、外阴及四肢。

2. 辅助检查

（1）血清补体 C_2 及 C_4 水平多显著低于正常。

（2）C_1 酯酶抑制物（C_1 INH）水平减低对本病有诊断意义。

【治疗】

1. C_1 INH 有治疗及长期预防作用。

2. 雄性激素甲基睾丸酮及止血环酸（tranexamic acid）可预防血管神经性水肿发作。

3. 6 - 氨基乙酸可控制水肿发作，但副作用较大。

4. 急性发作时可静脉输注利尿剂或新鲜血浆，但后者有使病情加重的危险，故其应用受到限制。

5. 喉头水肿严重时需及时施行气管切开手术。

第十一章　神经系统疾病

第一节　智力低下

智力低下（精神发育迟滞）并非一个独立疾病，而是有多种不同的病因：先天的、后天的、生物学的及环境因素造成的大脑发育受损。根据1978年美国智力低下协会的建议小儿智力低下应符合以下三个条件：①智商（IQ）值低于二个标准差以下；②发生于儿童发育过程中（18岁以下）；③伴有适应行为异常。

【诊断】

1. 确定患者是否有智力低下

（1）病史

①发病愈早病情愈严重，IQ低于50~55者，多为器质性疾病。

②家族史，父母是否为近亲婚配，家族中有无各种先天性畸形、智力低下、精神或其他遗传病。

③母亲妊娠史，是否高龄妊娠、先兆流产、习惯性流产、接触X线、服用药物史、有无妊毒症、甲状腺疾病、慢性心、肝、肾病、阴道出血、羊水过多、过少史、多胎和母子血型不合史等。

④生产史，是否早产、过期产、足月小样儿、新生儿Apgar评分低、异常产式：滞产、急产、引产、或器械助产、剖宫产等。严重新生儿黄疸或生后有先天畸形史等。

⑤生长发育史，发育关键期的延长是精神发育迟滞的最基本表现。严重智力损伤的患儿在生后第一年常表现出显著的精神运动机能的延迟。中度智力障碍的患儿在幼儿园期通常表现出正常的运动发育但却表现出说话和语言能力的延迟。

⑥既往病史，惊厥史、各种脑病史。

（2）体格检查：体格检查时注意有无下列表现

①反应迟钝、表情痴呆。

②语言障碍、认识能力减退。

③视听觉障碍。

④神经肌肉运动障碍。

⑤出生缺陷，如有 1～2 个出生缺陷常提示智力低下是出生前因素所致。

⑥惊厥，有惊厥史。

⑦感情易波动。

⑧头围改变，头围特大（＞3SD）、头围特小（＜3SD）。

⑨与精神发育迟滞有关的非典型体征（如面容、头、四肢及皮肤）。

2. 确定智力低下的程度可做智力测试

（1）筛查试验，如 DDST，初步筛查有无智力低下。

（2）测定智商：IQ = 智龄/时间年龄×100。

（3）采用量表：国内常用的适用于 0～3 岁婴幼儿的量表如："CDCC""贝莱量表"及"Gessell Scale 量表"。"Wechsler"智力量表，适用于 4～16 岁的儿童。"适应行为评定法"适用于婴幼儿～初中学生。"社会生活能力量表"适用于 6 个月～15 岁儿童。是诊断智力低下不可缺少的工具。

（4）智力低下的分度：通常分为轻度、中度、重度和极重度（不同的量表，有不同的分度）。

3. 实验室辅助诊断

（1）血、尿生化检查，疑为代谢性疾病。

（2）眼底检查：了解有无视神经变性、黄斑变性及色素性视网膜病变。

（3）听力检查：排出耳聋或聋哑病引起的假性智力低下。

（4）头颅 X 线、CT、MRI 了解有无钙化点、脑软化、脑出血及其他异常。

（5）脑电图：确诊癫痫及其他脑功能的变化。

（6）染色体的核性分析：确定染色体病。

（7）基因分析：可鉴别各种遗传病及综合征。

（8）皮纹检查：可作为辅助检查。

【鉴别诊断】举出以下几种常见的智力低下疾病。

1. 21 三体综合征，属常染色体畸变。主要特征为智力低下、体格发育迟缓及特殊面容。是小儿染色体疾病中最常见的一种，经外周血染色体核型分析可确诊。

2. 脆性 X 综合征，是一种以智力低下、特殊面容和异常行为表现的染色体畸变。诊断可用特殊培养基作染色体核型分析，现在，用 PCR 方法可作明确诊断。

3. 先天性甲状腺功能低下症，本病是因先天性甲状腺发育不良或甲状腺激素合成过程中酶缺陷所致，患者有特殊的面容和体征、动作发育迟缓和智力低下。血生化甲状腺功能 T_3、T_4、TSH 可以明确诊断。本病已列入新生儿法定筛查病之一。

4. 苯丙酮尿症，是氨基酸代谢障碍中常见的一种，智力低下、皮肤毛发色素减少、尿有特殊鼠尿味等是本病的主要特征，血生化测定苯丙氨酸和氨酸酪可以明确诊断。本病已列入新生儿筛查疾病之一。

5. 缺氧缺血性脑病，是近年来儿科常见的智力低下和脑瘫的原因之一。是由于围生期因素引起的缺氧和脑血流减少或暂停而至胎儿和新生儿脑损伤。智力低下的程度与病情严重程度及抢救是否正确及时有关。

【治疗】

1. 病因治疗，已查明病因者，则应尽可能设法祛除病因，使其智力部分或完全恢复。社会、心理、文化原因造成的智力低下，改变环境条件，让其生活在友好和睦的家境中，加强教养，则可使其智力取得较大的进步。

2. 训练和康复，配合应用医学、社会、教育和职业训练等措施按智力低下的严重程度对患者进行训练。使其达到尽可能高的智力水平；社会应尽可能开设特殊教育的幼儿园、学校、医疗机构等，以保障他们的日常生活技能、言语技能、简单的文化以及保障就业。

第二节　儿童多动综合征

儿童多动综合征简称多动症。临床特点是智能正常或接近正常的小儿，表现出与年龄不相称的注意力易分散、注意广度缩小、不分场合的过度活动，情绪冲动并伴有认知障碍和学习困难的一组症候群。

【诊断】

1. 临床表现

（1）活动过度，活动过度大都于幼儿时期开始（部分于婴儿时期开始）进入小学后，上课小动作不停，屁股在椅子上扭动，喜欢招惹别人，常和同学打架并干扰大人的工作。

（2）注意力集中困难，注意力很易受环境的影响而分散，上课时，注意力集中的时间短暂，听不到老师布置的作业，出现作业遗漏、倒置和解释错误，是多动症经常出现的症状。

（3）情绪不稳，冲动任性，多动症儿童由于缺乏克制能力，常对一些不愉快的刺激，做出过分反应以致在冲动之下伤人或破坏东西，情绪不稳，会无故叫喊或哄闹。

（4）学习困难，多动症儿童的智力水平是正常或接近正常，但部分儿童存在知觉活动障碍，空间定位障碍，未经认真思考就回答，认识欠完整。约有

30% ~60% 伴有对抗障碍、20% ~30% 伴有品行障碍、20% ~30% 伴有焦虑障碍、20% ~60% 伴有学校技能障碍。

2. 症状标准 与同龄的大多数人相比，下列症状更为常见，诊断本病需具备下列行为中的 11 条，其中包括注意障碍 6 条，冲动障碍和多动共 5 条。

（1）注意障碍

①常常不能仔细的注意细节，或在家做功课、工作或其他活动中出现漫不经心的错误；

②在完成任务或做游戏时常常无法保持注意；

③别人对他讲话时患儿常常显得没在听；

④常常无法始终遵守指令，无法完成功课、日常活动或工作中的义务；

⑤组织任务或活动的能力常常受损；

⑥常常回避或极其厌恶需要保持精神努力的任务，如家庭作业；

⑦常常遗失某种任务或活动中所用的必需品，如学校的作业本、铅笔、玩具或工具；

⑧常常易被外界刺激吸引；

⑨在日常活动中常常忘事。

（2）多动障碍

①双手或双足常常不安稳，或坐着时蠕动；

②在课堂或其他要求保持坐位的场合离开位子；

③常常在不适当的场合奔跑，或登高爬梯；

④游戏时常不适当地喧哗，难以安静地参与娱乐活动；

⑤表现出持久地活动过分，社会环境或别人的要求无法使患儿显著改观。

（3）冲动性障碍

①常在提问未完成时其答案即脱口而出；

②在游戏或有组织的场合常不能排队或按顺序等候；

③经常打扰或干涉别人；

④常说话过多，不能对社会规则做出恰当反应。

3. 病程标准 通常在 7 岁前起病，病程持续 6 个月以上。

4. 严重程度分类

（1）轻度：症状符合或稍微超过诊断标准所需项目，仅有微小的或没有学校和社会功能损害。

（2）中度：症状和损害在轻度和重度之间。

（3）重度：超过诊断标准所需症状很多，有明显而广泛的学校、家庭和伙伴关系的社会功能的损害。

【鉴别诊断】

1. 精神发育迟滞（智力低下） 精神发育迟滞小儿有过度的无目的性的活动，判断能力有缺陷，不能完成作业。与儿童多动综合征的主要区别是，精神发育迟滞儿童智力低下，学习成绩与智力能力的水平是相符合的，并伴有适应性行为异常。

2. 孤独症 孤独症儿童也有多动、冲动和注意障碍等症状，但孤独症儿童有严重的社会和人际关系的障碍及语言障碍。

3. 抽动－秽语综合征 很多抽动症的儿童有注意力不集中、多动和抽动的历史。但抽动－秽语综合征的儿童存在一组或多组肌肉抽动，有的还伴有清嗓子等喉音及骂脏字。

4. 行为障碍 包括品行障碍和对抗行为，他们常常有破坏校规、不服从或对抗老师及学校，伴有违拗行为、反社会及犯罪行为。而多动症儿童并没有破坏性行为，但因自控能力差而由冲动和做出不考虑后果的事情。

【治疗】

1. 认知行为治疗 该技能通过语言的自我指导、角色排演、自我奖赏和自我表演的方法，改善和矫正患儿行为问题。

2. 特殊教育项目 特殊教育不是给孩子贴上落后或学习迟滞的标签，而使其教育环境和方法适合于多动症儿童，合并用一些药物，促使这些儿童在学业中发掘自己的潜力，帮助他们提高学习成绩，使其学业水平和智力水平保持一致。

3. 社会化技能 多动症的儿童的社会交往技能是很困难的，应鼓励他们与有同情心的伙伴多接触，参加各种活动，为他们提供完成社会化的环境。

4. 躯体的训练项目 躯体的训练项目包括拳击、健身、田径运动、游泳、网球等，使躯体的外观和感觉处于良好状态，将改善躯体运动。通过躯体运动的训练项目，促进多动儿童更好的自我控制、自律和自尊。近年来，用感觉统合的训练方法，治疗多动症。

5. 药物

（1）中枢兴奋药：哌醋甲酯（利他林）开始剂量每日 0.3mg/kg，每天与·晨上课前半小时一次。如两周后症状无改善，可加至每早 0.5 ~ 0.7mg/kg，服一次；实在必要时，如下午症状加重，可在早上服药后 3 小时再用 2.5 ~ 5mg。2 周后若仍无进步，应全面检查，考虑换药。周末及假日停服，对 6 岁以下小儿应以非药物治疗为主。疗程依病情轻重而定，轻者服药 6 月 ~ 1 年，重者要治疗 3 ~ 5 年。过早停药易重现症状。

（2）三环类抗抑郁药 丙咪嗪（25 ~ 50mg/d），此药引起白细胞减少常为暂时性，停药后可恢复正常，所以需定期检查白细胞计数。12 岁以下儿童不宜应用。

6. 中医中药

（1）肝肾阴虚 多动难静，冲动任性，难以自控；神思涣散，注意力不集中，难以静坐；或有记忆力欠佳、学习成绩低下，或有遗尿、腰酸乏力，或有五心烦热、盗汗、大便秘结。舌质红，舌苔薄，脉细弦。治宜：滋养肝肾，平肝潜阳。方药：杞菊地黄丸加减。

（2）心脾两虚 神思涣散，注意力不集中，神疲乏力，形体消瘦或虚胖，多动而不暴躁，言语冒失，做事有头无尾，睡眠不实，记忆力差，伴自汗盗汗，偏食纳少，面色无华，舌质淡，苔薄白，脉虚弱。治宜：养心安神，健脾益气。方药：归脾汤合甘麦大枣汤加减。

（3）痰火内扰 多动多语，烦躁不宁，冲动任性，难以制约，兴趣多变，注意力不集中，胸中烦热，懊憹不眠，纳少口苦，便秘尿赤，舌质红，苔黄腻，脉滑数。方药：黄连温胆汤加减。

第三节　小儿偏头痛

小儿偏头痛是一种阵发性疾病，多见于学龄儿童，偏头痛的发作特点不如成人明显，而胃肠道的症状非常突出。

【诊断】

1. 临床特点

（1）儿童头痛发作持续时间相对较短，而发作相对频繁，发作时间半小时~1小时左右。

（2）头痛搏动性特点不突出，可能和儿童不会正确体会和描述这种症状有关。

（3）儿童偏侧头痛发生率相对较少，仅为 25% ~ 66%，儿童常见的头痛部位依次为前额、双颞及一侧额颞。

（4）儿童偏头痛患者胃肠道症状突出，伴恶心、呕吐、腹痛者远较成人为多。幼儿期表现为周期性呕吐；学龄前期为发作性腹痛；学龄期或成年后发生偏头痛。

（5）儿童期先兆症状不多见，年龄小者更难发现，大多数儿童发作后易入睡，睡后或休息后头痛可完全或基本缓解。

2. 诊断标准 Prensky 提出以下诊断条件：头痛为发作性具有正常间期，并有以下6项中的3项：

（1）一侧头痛；

（2）头痛为搏动性；

（3）头痛时或不头痛时伴有发作性腹痛，头痛时有恶心或呕吐；

（4）休息或睡眠后完全或基本缓解；

（5）有视觉异常等先兆；

（6）有偏头痛家族史。

3. 实验室检查

（1）脑电图：小儿偏头痛脑电图没有特定的表现形式，可为非特异性的表现，如局部慢波增多，枕部 α 波不对称及 β 活动增多，少数小儿可有痫样放电。

（2）视觉诱发电位，偏头痛小儿有视觉先兆的患者 P100 潜伏期显著延长，波幅明显降低，在有先兆的偏头痛患儿中也有类似现象。

【鉴别诊断】

1. 基底动脉型偏头痛　年龄小的病儿发病较多。以椎基底动脉供血不足为最初表现。如发作性头晕、眩晕、共济失调、构音障碍、视觉模糊、管状视野、一侧或双侧感觉异常，感觉迟缓或偏瘫、四肢瘫等，甚至可有短暂的意识丧失。有时头痛可先出现或与诸多的神经症状同时发生，本型偏头痛需与惊厥性疾病或脱髓鞘疾病鉴别，多数病人被误诊为癔病。

2. 眼肌麻痹型偏头痛　眼眶部疼痛伴有动眼神经完全性或不完全性麻痹。主要见于婴幼儿，头痛可于眼肌麻痹前出现、麻痹后出现或同时出现，多伴有同侧瞳孔散大（有时是唯一表现），疼痛可持续数小时，眼肌麻痹可持续数日至数周。初次诊断时需注意除外血管畸形、重症肌无力、感染等。

3. 偏瘫型偏头痛　头痛发作时或发作前后出现对侧肢体轻瘫，同时有感觉障碍，常可持续数日。往往有家族史，发作间期可有脑电图异常，CT 可有一侧脑萎缩，偏瘫可表现为交替性，常见于婴幼儿期，多伴有智力发育落后。本病需与婴幼儿急性偏瘫、癫痫发作后的 Todd 麻痹及其他颅内局部病变相鉴别。

4. 胃肠道的病变　因为小儿偏头痛可以胃肠道症状为主，所以，必须排除胃、肠等消化道的病变。

【治疗】

1. 头痛发作时的治疗

（1）使颅外动脉收缩的药物：如酒石酸麦角胺、双氢麦角胺等。常用复方制剂如咖啡因麦角胺，含酒石麦角胺 1mg，咖啡因 100mg。学龄儿童用量每次 1 片。必须在先兆一出现或头痛一出现时即时服用，头痛达高峰时用之无效。

（2）半乳糖二酸甲异辛烯胺，内含 65mg 半乳糖二酸甲异辛烯胺，325mg 扑热息痛及 100mg 抗组胺－二氯安替比林。对制止恶心、呕吐疗效更佳。

2. 偏头痛预防性治疗

（1）心得安，为 β 受体阻断剂。学龄儿童开始剂量为 10mg，每日三次，可渐加量，治疗可持续 6 ~ 12 个月，停药时应缓慢暂停，否则可发生症状反跳现象。有哮喘病史者慎用。

（2）赛庚啶，按每日 0.2 ~ 0.4mg/kg 给药，用药后至少 3 ~ 4 周开始有效，疗程 6 ~ 12 个月或更长。

第四节　癫痫及癫痫综合征

癫痫是一种发作性疾患，是颅内神经元群异常放电所引起的阵发性脑功能障碍。是神经系统常见疾病之一。小儿癫痫的患病率大约为 $3^0/_{00}$ ~ $6^0/_{00}$。根据神经细胞异常放电和传导范围的不同，其临床表现也不同，包括运动、感觉、意识、自主神经、精神等多方面的功能的障碍。

【诊断】

癫痫的发作均有突然性、暂时性、复发性三个特点，至少发作二次以上。首先诊断是否癫痫，再参考以下的分类，做出发作形式分类或癫痫综合征分类。

1. 发作分类

（1）限局性发作（部分性发作）

①简单部分发作：局限性运动发作；局限性感觉发作；自主神经发作；精神性发作。

②复杂部分发作：除部分发作外还有意识障碍、精神情感障碍及自动症。

③部分性发作演变为全身性发作：不论是简单部分发作或复杂部分发作，均可演变为全身强直－阵挛性发作或强直性、阵挛性发作。

（2）全身性发作

①强直－阵挛性发作；

②强直性发作；

③阵挛性发作；

④失神性发作；

⑤肌阵挛性发作；

⑥失张力性发作。

（3）癫痫综合征

①良性家族性新生儿惊厥；

②良性新生儿惊厥；

③大田原综合征（早期婴儿型癫痫性脑病伴暴发抑制）；

④早期婴儿肌阵挛脑病；

⑤婴儿痉挛症（West 综合征）；

⑥婴儿良性肌阵挛癫痫；

⑦婴儿重症肌阵挛癫痫；

⑧Lennox – Gastaut 综合征；

⑨肌阵挛 – 站立不能发作癫痫；

⑩具有中央 – 颞区棘波的小儿良性癫痫；

⑪具有枕区放电的小儿癫痫；

⑫获得性失语性癫痫（Landau – Kleffner 综合征）；

⑬小儿失神癫痫；

⑭少年失神癫痫；

⑮少年肌阵挛癫痫；

⑯觉醒时全身强直 – 阵挛性发作。

2. 实验室检查

（1）脑电图：有肯定的痫样放电异常加上临床发作过程，可确诊癫痫。除做醒觉脑电图及各项诱发实验外，还可采用自然睡眠脑电图、剥夺睡眠脑电图，24 小时遥测脑电图、视屏无笔脑电图描记等方法，必要时多次复查提高阳性率。但是仍然有 40% ~50% 的癫痫病人在发作期间记录不到癫痫样波。

（2）影像学检查：包括头颅 CT、MBT、SPECT、PET、脑血管数字减影检查等。

（3）脑脊液检查：除常规、生化、细菌学检查外，必要时做支原体、弓形虫、囊虫病等病因检查。

（4）生化检查：结合临床选择电解质、血糖、血渗透压、血气分析、血胆红素、血乳酸、血氨基酸、T_3、T_4、TSH、肝肾功能、血药浓度等检查。

（5）心理、神经功能检查：包括发育商、智商测定，心理行为量表分析，听觉、视觉诱发电位测试等。

【鉴别诊断】

1. 呼吸暂停症　婴幼儿期发病，开始为强烈的情感暴发、大声啼哭、随即呼吸停止及青紫，严重者有暂时的意识障碍、全身强直及肌肉抽动。约 1 ~3 分钟发作自行停止，5 ~6 岁以后发作自行停止，脑电图正常。通常呼吸暂停症不需服药，但脑电图异常者，抗癫痫药有效。

2. 晕厥　是暂时性脑血流灌注不足和缺氧引起的一过性意识障碍。多见于青春期。多发生于站立时、体位性低血压、剧痛、劳累、阵发性心律不整、家族性 QT 时间延长等情况。晕厥开始时可有不安、苍白、出汗、视物模糊，继而意识丧失，偶有肢体强直或抽动，持续数分钟很快恢复。脑电图正常。

3. 癔病性发作　与精神因素有关。表现为发作性晕厥和四肢抽动，但意识常保存。发作是慢慢倒下并不受伤，无舌咬伤，无尿便失禁，抽搐杂乱无规律，瞳孔反射存在，无神经系统阳性体征，脑电图正常。所以，与癫痫鉴别不难。但要注意有时癫痫可能伴有癔病性发作。

4. 习惯性阴部摩擦（婴儿手淫） 婴幼儿有时摩擦自己的外生殖器，或两腿强直内收、交互移擦、引起面红、凝视、出汗等现象。持续数分钟，然后，有疲倦感或入睡。此过程始终无意识障碍，脑电图正常。所以，无需服药。治疗应转移注意力，加强教育，解除此习惯。

5. 发作性睡病 是一种较少见的再发性白昼睡眠过多。起病于学龄期。突然停止原有的活动，入睡数十分钟至数小时，每日发作数次，可以唤醒，醒后照常活动。除发作性入睡外，此病还伴有：①猝倒症；②睡眠麻痹；③入睡前幻觉；本病体格、神经系统检查无特殊；颅脑 CT 无异常；脑电图无癫痫波形；血生化 HLA – DR_2 大多阳性。治疗：药物可用中枢兴奋剂，如苯丙胺、利他林等。

6. 低血糖发作 多发生于清晨空腹时，严重者有意识障碍及肌肉抽动，易于癫痫发作混淆，尤其是婴幼儿低血糖发作前很少有典型的症状，鉴别只要考虑到低血糖的可能性，测查血糖便可以诊断。

7. 偏头痛 是一种发作性疾病，多见于学龄儿童，有遗传因素。发病急，头痛为一侧或双侧性，同时有恶心、呕吐、烦躁、畏光、眼球后疼痛。持续数小时或数日。与癫痫的鉴别在于脑电图改变和发作特点的区别。

【治疗】

1. 治疗原则 按不同发作类型选药。初治病人由单药开始，逐渐增加至有效范围，需长期规律用药。除非药物中毒及药物过敏，更换药物需逐渐过渡。停药过程要缓慢，要注意个体差异、有条件时应做药物血浓度检测。多药合治时要观察药物相互作用及动态观察药物不良反应。

2. 停药 一般癫痫诊断确立，发作二次以上，即宜开始抗癫痫治疗。发作完全控制后 3～4 年开始减药，一年左右停完。

3. 常用抗癫痫药物的维持剂量

（1）苯巴比妥 2～5mg/（kg·d）是第一代抗癫痫药物。

（2）苯妥英钠 4～8mg/（kg·d）是第一代抗癫痫药物。

（3）卡马西平 8～20mg/（kg·d）是部分性发作的首选药物。

（4）丙戊酸钠 20～40mg/（kg·d）是全身性发作的首选药物，尤其是失神发作。

（5）硝基西泮（硝基安定） 0.2～1.0mg/（kg·d）。

（6）氯硝西泮（氯硝基安定） 0.1～0.2mg/（kg·d）。

（7）妥泰 4～8mg/（kg·d）从小剂量开始（0.5mg/kg），逐渐加到足量。

难治性癫痫可以加量。

4. 常用抗癫痫药物有效血浓度　按规律用药 5 个半衰期后，测谷值血药浓度。

（1）苯巴比妥　15～40μg/ml。

（2）苯妥英钠　10～20μg/ml。

（3）卡马西平　4～8μg/ml。

（4）丙戊酸钠　50～100μg/ml。

5. 癫痫持续状态的治疗

（1）病因及诱因的治疗。

（2）保持气道通畅、监测生命体征、维持器官正常功能。

（3）从速控制发作。

①安定静脉注射：每次 0.2～0.3mg/kg（幼儿每次不超过 5mg，5～10 岁儿童每次不超过 10mg），按 1mg/min 静脉缓慢注射、间隔 15～30 分钟后可重复 2～3 次。注意呼吸抑制副作用。

②负荷量给药法：①丙戊酸钠（德巴金），15mg/kg，静脉注射。维持量 1mg（kg.h），达到总量 20～20mg/（kg·d）。②苯巴比妥钠：负荷量 20mg/kg 计算，首次 10～15mg/kg，静脉注入，维持量 5mg/kg。③苯妥英钠，负荷量 15～20mg/kg（每次不超过 0.2g），按 25mg/min 静脉注射，监测心率、血压、心律。④氯硝西泮：每次 0.02～0.06mg/kg（每次不超过 1～4mg，总量不得超过 10mg）静脉缓慢注射或肌注均可。如果多种药物使用时要观察不良反应，抽止即停。避免药物蓄积过量。

③控制脑水肿、酸中毒及其他对症治疗。

6. 中医中药

（1）惊痫　起病前常有惊吓史。发作时惊叫，吐舌，急啼，神志恍惚，面色时红时白，惊惕不安，如人将捕之状，四肢抽搐，舌淡红，舌苔白，脉弦滑，乍大乍小，指纹色青。治宜：镇静安神。方药：镇惊丸加减。

（2）痰痫　发作时痰涎壅盛，喉间痰鸣，瞪目直视，神志恍惚，状如痴呆、失神，或仆倒于地，手足抽搐不甚明显，或局部抽动，智力逐渐低下，或头痛、腹痛、呕吐、肢体疼痛，骤发骤止，日久不愈，舌苔白腻，脉弦滑。治宜：豁痰开窍。方药：涤痰汤加减。

（3）风痫　发作时突然仆倒，神志不清，颈项及全身强直，继而四肢抽搐，两目上视或斜视，牙关紧闭，口吐白沫，口唇及面部色青，舌苔白，脉弦滑。治宜：息风止痉。方药：定痫丸加减。

（4）淤血痫　发作时头晕眩仆，神识不清，单侧或四肢抽搐，抽搐部位及动态较为固定，头痛，大便干结硬如羊屎，舌红或见瘀点，舌苔少，脉涩，指纹沉滞。治宜：化瘀通窍。方药：通窍活血汤加减。

（5）脾虚痰盛　癫痫发作频繁或反复发作，神疲乏力，面色无华，时作眩晕，食欲欠佳，大便稀薄，舌质淡，苔薄腻，脉细软。治宜：健脾化痰。方药：六君子汤加减。

（6）脾肾两虚　发病年久，屡发不止，瘛疭抖动，时有眩晕，智力迟钝，腰膝酸软，神疲乏力，少气懒言，四肢不温，睡眠不宁，大便稀溏，舌淡红，舌苔白，脉沉细无力。治宜：补益脾肾。方药：河车八味丸加减。

第五节　脑性瘫痪

脑性瘫痪是小儿时期常见的一种伤残情况。是出生前到生后一个月内各种原因所致的非进行性脑损伤，主要表现为以中枢性运动障碍及姿势异常为特点。可伴有智力障碍、惊厥发作等其他异常。但它不包括中枢神经系统退行性病变引起的运动障碍及姿势异常。

【诊断】

1. 临床表现

（1）神经系统非进行性损害：多见于早产儿、低体重儿、颅内出血、胆红素脑病或产伤。

（2）中枢性运动障碍：可分为痉挛型、手足徐动型、共济失调型、震颤型、肌张力低下、混合型等。可表现为偏瘫、四肢瘫、单瘫、三肢瘫等。

（3）正常运动发育落后，主动运动减少，不正常运动增加。

（4）肌张力异常，姿势异常，反射异常。

（5）可伴有智能迟缓、癫痫、语言障碍、、视听障碍、学习困难或行为问题等。

2. 辅助检查

（1）头颅 CT　了解脑的形态结构，头颅 MRI，较 CT 更为敏感确切。对灰质异位症，胼胝体萎缩，脑白质病变，脑干损害显示更好。

（2）脑电图　辅助诊断癫痫。

（3）必要时做发育商、智商、儿童行为、精神、人格量表、脑干听觉诱发电位、体感诱发电位、眼底及视力检查等，诊断合并症。

【鉴别诊断】

1. 先天性代谢性疾病　如苯丙酮尿症，酶的测定可以诊断。

2. 遗传性疾病　如中枢神经系统海绵样变性应与脑瘫相鉴别。

3. 周围神经病 如脊髓灰质炎、周围神经麻痹等，应与弛缓性脑性瘫痪鉴别。

4. 脊髓病 脊髓病所致的截瘫应与痉挛性瘫痪相鉴别。

5. 舞蹈病 风湿引起的舞蹈病应与运动障碍型相鉴别。

【治疗】

1. 早期诊断，婴幼儿运动系统处于发育阶段，早期干预治疗，容易取得较好疗效。

2. 控制惊厥发作。

3. 功能训练 包括感知、语言、认知、行为各方面综合训练。

4. 物理学及康复治疗。

5. 外科治疗 如急性矫正手术、选择性脊神经后跟切除术等。但术后仍需进行功能训练及康复治疗。

第六节 瑞氏综合征

瑞氏综合征（脑病合并内脏脂肪变性综合征）是以非炎症性急性脑水肿及肝、肾、胰、心肌等器官的脂肪变性为病理特点。因为本病是 Reye 等人于 1963 年发现的，故称瑞氏综合征（Reye's syndrome）。本病的发生可能与病毒、毒素及药物有关；以发热、呕吐、意识障碍及肝脏损害等为主要症状。

【诊断】

1. 临床表现

（1）任何年龄的小儿均可发病，多数病例见于婴幼儿。

（2）急性起病，中至高度发热。

①前驱期：主要为消化道、呼吸道症状或行为、性格改变。

②脑病早期：频繁呕吐或呼吸困难，进行性意识障碍，数小时至 2~3 天。

③脑病晚期：严重的、难以控制的抽搐；昏迷、颅内高压症状明显；中枢性呼吸衰竭。无神经系统定位体征。

④恢复期：去大脑或去皮层强直或其他后遗症。亦有顿挫型者。

（3）轻度肝脏肿大，较硬韧、无黄疸。

2. 辅助检查

（1）肝功能：GPT、GOT、LDH、CPK 超过 3 倍正常值以上。

（2）血氨：超过 300ug/dl，2~3 天后正常。

（3）血糖下降，凝血酶原时间延长，总血脂及胆固醇减少，血清胆红素正常，血乳酸略高。

（4）脑脊液：压力增高，常规及生化正常。

【鉴别诊断】

1. 中枢神经系统感染，包括化脓性脑膜炎及病毒性脑炎，和瑞氏综合征的鉴别主要是前者脑脊液有炎性改变。

2. 病毒性肝炎，瑞氏综合征与病毒性肝炎的脑症状的主要区别是后者有黄疸和持续性肝功能损害。

3. 急性中毒性脑病，是一组诊断标准不很明确的综合征，其与瑞氏综合征的共同特点是常与全身性感染有关，临床表现也是惊厥和意识障碍等颅内压增高的症状，病理也有脑水肿、但无炎症改变。所不同的是没有线粒体病变，不伴有内脏脂肪变性，如及时治疗，一般病程较瑞士综合征为轻。

4. 遗传代谢病，①如尿素循环的酶系统的缺陷、全身性肉碱缺乏症、有机酸尿症；②遗传代谢病中伴有高氨血症的，如先天性高氨血症等，他们的确诊要靠生化代谢分析、酶测定、基因分析等方法。

【治疗】

1. 控制脑水肿，机械呼吸过度通气，脱水剂（甘露醇静注每次 1.0g/kg）、激素等。

2. 控制惊厥，可选用丙戊酸钠、苯巴比妥，氯硝西泮等快速负荷剂量治疗。

3. 纠正代谢紊乱，纠正低血糖：可用 10% ~15% 葡萄糖匀速静脉点滴；降血氨：可用腹膜透析、新鲜血液交换输血、精氨酸滴注或新霉素口服或灌肠以减少产氨；维持电解质及酸碱平衡；注意防止低钾血症；用维生素 K 治疗低凝血酶原。

4. 对症处理，维持正常血压，降温、冰帽、保肝等治疗。

5. 禁用水杨酸类制剂及酚噻嗪等药物。

6. 存活者进行综合康复治疗。

第七节　抽动－秽语综合征

抽动－秽语综合征又称多发性抽动症，是一种以运动、言语异常和局部肌肉抽动为特点的综合征或行为障碍。

【诊断】

1. 临床表现

（1）起病年龄在 2~15 岁，多在 21 岁以前。

（2）肌肉抽动：呈复发性、不自主、重复、快速、无目的动作。常从面部开始，由 1~2 种动作渐增多或变化。可涉及四肢及躯干多组肌肉。症状以不同组合交替出现。患者可短时自控，于紧张、兴奋、挫折时加重，分散注意力或睡眠后消失或减轻。

（3）秽语：此为各种形式的发声，由哼啊出声至狂叫，怪调发音，有时类似粗鲁的秽语。

（4）多数病例可缓解，常为全身慢性过程。

（5）患者伴有注意力障碍、多动综合征、学习困难、睡眠障碍、纪律问题、品德问题、焦虑、抑郁性格等行为异常。

2. 辅助检查

（1）脑电图：多数正常或背景波非特异性轻度异常。没有与抽动同步出现的发作性电波。

（2）影像学检查：头颅 CT 及 MRI 多数正常或有孤立的不重要的或与本病无关的结构改变。SPECT 可有限局性血流灌注减少。

（3）血沉和抗链球菌溶血素 O 测定效价正常。

【鉴别诊断】

1. 舞蹈病　系有风湿病变累及锥体外系所致，舞蹈病可单独存在或与其他风湿热症状同时存在，其单独存在时，患者的体温、血沉、C 反应蛋白及 ASO 可不增高，病程为 1~3 个月，有时反复发作几年余，此时与儿童抽动症鉴别困难。因此，详细的病史以及抽动的性质及其演变情况可有助于鉴别。

2. 儿童多动综合征　此综合征是多动并非抽动，并存在注意缺陷和冲动性。

3. 癫痫　某些类型的癫痫如颞叶癫痫可出现咂嘴等症，肌阵挛性癫痫可有局部肌肉抽搐发作的表现。鉴别点在癫痫病人发作时多有意识障碍，脑电图有特殊改变，而抽动症无这种改变。

4. 肝豆状核变性　此病是铜代谢异常所致，可以有中枢神经系统、肝、肾及智力多方面受累，临床可通过血生化，血清铜氧化镁吸光度，以及血、尿铜的定量测定，眼睛 Kayser – Ficischer 环（K – F 环）阳性来做鉴别。

【治疗】

1. 心理行为治疗。

2. 药物治疗

（1）氟哌啶醇：一般由每次 0.25mg 开始，每日 2 次，可渐增加至 2~4mg/d。注意个体耐受性及锥体外系反应或其他药物副作用。可以和安坦合用以减轻氟哌啶醇的副作用，及缓解某些症状。

（2）泰必利：每次 50~10mg，每日 3 次，可渐增至 300~450mg/d。

3. 中医中药

（1）气郁化火　面红耳赤，烦躁易怒，皱眉眨眼，张口歪嘴，摇头耸肩，发作频繁，抽动有力，口出异声秽语，大便秘结，小便短赤，舌红苔黄，脉弦数。治宜：清肝泻火，息风镇惊，方药：清肝达郁汤加减。

（2）脾虚痰聚 面黄体瘦，精神不振，胸闷作咳，喉中作响，皱眉眨眼，嘴角抽动，肢体动摇，发作无常，脾气乖戾，夜睡不安，纳少厌食，舌质淡，苔白或腻，脉沉滑或沉缓。治宜：健脾化痰，平肝熄风。方药：十味温胆汤加减。

（3）阴虚风动 形体消瘦，两颧潮红，五心烦热，性情急躁，口出秽语，挤眉眨眼，耸肩摇头，肢体震颤，睡眠不宁，大便干结，舌质红绛，舌苔光剥，脉细数。治宜：滋阴潜阳，柔肝息风。方药：大定风珠加减。

第八节　重症肌无力

重症肌无力是一种神经肌肉传递障碍的获得性自身免疫性疾病。主要累及神经肌肉接头处突触后膜上的乙酰胆碱受体，由抗乙酰胆碱受体介导，具细胞免疫依赖性，有补体参与的自身免疫性疾病。

【诊断】

1. 临床表现

（1）新生儿暂时性重症肌无力：仅见于母患重症肌无力所生新生儿。生后几小时~1日即有症状。表现全身肌无力，吸吮困难，上睑下垂，不经治疗，可在数小时或数日内死亡。如度过危险期，一般可在2~4周内恢复。生后若及时测血抗乙酰胆碱受体抗体水平，常有暂时性增高。

（2）新生儿持续性重症肌无力：亦称新生儿先天性重症肌无力。发病年龄在生后1岁以内。可有家族史。临床表现为上睑下垂及眼外肌受累，症状可持续终生，血中抗乙酰胆碱受体抗体水平正常。

（3）儿童型重症肌无力：是小儿最常见的一种类型。10岁以下儿童多见。发病年龄高峰在生后1~2岁，女性发病多于男性。绝大多数患者首发症状为眼睑下垂，可有一侧至双侧，伴有其他眼外肌麻痹，如斜视、复视、斜颈。少数病例为球型或全身型。前者有咀嚼、吞咽、发声、语言障碍；后者表现四肢及躯干无力，重症者因呼吸肌麻痹导致急性呼吸衰竭出现肌无力危象。

（4）根据疾病部位及受累程度，临床常采用 Osserman 分型：

①眼肌型，病变限于眼外肌，出现上睑下垂和复视。

②轻度全身型，从眼外肌开始逐渐波及四肢和球部肌肉，呼吸肌常不受累。

③中度全身型，症状较轻度或②型重，常有复视，上睑下垂，咽下困难、四肢无力。

④重度激进型，发病急，多在6个月内达高峰，常出现球部肌肉瘫痪和肌肉

无力危象。死亡率高。

⑤迟发重症型，由①和②型发展而来，2~3年后转为此型。常合并胸腺瘤，预后较差。

⑥肌萎缩型，少数病人有肌萎缩。

2. 辅助检查

（1）药物试验：应用甲基硫酸新斯的明，剂量按每次 0.03~0.04mg/kg 肌肉注射。认真检查注射前后眼裂大小及比较眼球各向运动情况，如注射后10~45分钟内症状较注射前显著好转，可判断阳性。可持续 2 小时左右，为对抗新斯的明的毒蕈碱样反应（瞳孔缩小、流涎、多汗、腹痛、呕吐等）应准备好肌肉注射阿托品。

（2）神经重复频率刺激检查，必须在停用新斯的明 17 小时后进行，否则可出现假阴性。典型改变为低频（2~3Hz）和高频（10Hz 以上）重复刺激均能使肌动作电位波幅递减，递减波幅10% 以上为阳性。80% 的病例低频刺激时呈阳性反应，用单纤维肌电图测量同一神经支配的肌纤维电位间的间隔时间延长。神经传导速度正常。

（3）神经肌肉接头处突触后膜上的乙酰胆碱受体（AchR）抗体滴度测定，对重症肌无力的诊断有特征性意义。90% 以上全身型重症肌无力病例的血清中 AchR 抗体滴度明显增高（高于 10mmol/L），但眼肌型的病例多正常或轻度升高。

（4）胸部 X 线或 CT 检查胸腺。

【鉴别诊断】

1. Lambert－Eaton 综合征，为一组自身免疫性疾病。其自身抗体的靶器官为突触前膜的钙离子通道，约 2/3 患者伴发癌肿，尤其是小细胞肺癌；本病临床表现也以肌无力为主，但受累肌肉的分布以四肢骨骼肌为主，下肢的症状往往重于上肢，颅神经支配的肌群很少受累，约半数患者伴有自主神经传递失常，表现为唾液、泪液和汗液减少。和重症肌无力的鉴别可以测定 AchR 的水平及临床表现做出鉴别诊断。

2. 肉毒杆菌中毒，肉毒杆菌毒素作用在突触前膜，影响了神经－肌肉接头的传递功能。表现为骨骼肌瘫痪。患者多有肉毒杆菌中毒的流行病史，应及时输葡萄糖和生理盐水，同时应用盐酸胍治疗。

【治疗】

1. 抗胆碱酯酶的药物　适用于除胆碱能危象以外的所有重症肌无力患儿，仅能使症状获得暂时改善，长期使用可出现耐药现象。

（1）溴吡斯的明：口服剂量，婴幼儿 5~10mg，年长儿每次 20~30mg，最大量每次不超过60mg。每日 3 次或每 6 小时 1 次。

（2）吡啶斯的明：口服剂量每日 2mg/kg，q4h（5 岁内）；每日 1mg/kg，q4h，（5 岁以上）逐渐加量，一旦出现毒性反应则停止加量。

2. 肾上腺皮质激素 泼尼松每日 1.5mg/kg，分次口服，症状缓解稳定后再减量改至一次晨起口服。注意药物副作用及早期症状一过性加重，总疗程 1.5～2 年。

3. 静脉注入丙种球蛋白（IVIG）适用于球型、全身型及并发危象患儿。

4. 并发症的治疗。

5. 肌无力危象抢救

（1）不论何种原因危象，必要时均需及时气管插管，使用人工机械通气。

（2）肌无力危象时应快速应用抗胆碱酯酶药物肌肉注射，以助缓解症状。随后可用肾上腺皮质激素静脉输入治疗。

6. 胸腺组织摘除术 对胸腺增生者效果好。适应证为病程短、进展快的病例。对合并胸腺瘤者也有一定疗效。

第九节　细菌性脑膜炎

细菌性脑膜炎是小儿时期较为常见的神经系统感染。既往多称为化脓性脑膜炎，简称化脑。临床以发热、头痛、呕吐、嗜睡或惊厥，脑膜刺激征及脑脊液的改变为特点。由脑膜炎双球菌引起的脑膜炎，称为流行性脑脊髓膜炎，简称流脑。小儿以流脑、肺炎双球菌性脑膜炎和流感嗜血杆菌性脑膜炎最为常见。

【诊断】

1. 临床表现 各种细菌所致的脑膜炎，其临床表现大致相仿，和年龄密切相关。

（1）儿童期：发病急，高热、头痛、呕吐、食欲不振、精神萎靡，进一步发展为嗜睡、谵妄、惊厥或昏迷，脑膜刺激征，表现为颈项强直、角弓反张、布氏症（＋）、克氏症（＋），甚至出现呼吸节律不整，瞳孔改变。

（2）婴儿期：由于婴儿期前囟未闭，骨缝可以裂开，而颅内压增高及脑膜刺激征出现较晚，临床表现可不典型。病初常出现呼吸道感染症状及消化道的症状，如呕吐、腹泻、咳嗽、继之出现嗜睡、烦躁、感觉过敏、哭声尖锐、眼神发呆、双目凝视、用手打头、摇头，惊厥往往是家长就诊的原因。前囟饱满，布氏征（＋）是重要的体征。

（3）新生儿期：临床表现极不典型，表现体温不升、拒奶、呕吐、嗜睡、尖叫、少动、吸吮力差、黄疸加重、口周发绀，呼吸不规则等非特异性症状，查体可见前囟门张力高，很少有脑膜刺激征，惟有腰穿才能明确。

2. 并发症

（1）硬脑膜下积液：是化脑最常见的并发症，高达80%。多发生在起病7～10天，原来体温正常者其体温又升高，前囟饱满、头围增大，重新出现颅内高压的症状，甚至出现惊厥。

颅透照或CT扫描有助于诊断，硬脑膜下穿刺，积液的常规及生化检查，积液量＞2ml、蛋白＞0.4g/L，即可明确诊断。

（2）脑室管膜炎：多见于小婴儿革兰氏阴性杆菌脑膜炎，诊断治疗不及时发生率更高。一旦发生病情凶险，病死率或严重后遗症发生率较高。侧脑室穿刺可以明确诊断。

（3）脑积水：常见于治疗延误或不恰当的患儿，新生儿和小婴儿多见。一般由于炎症渗出物粘连堵塞脑室液循环之狭小通道引起脑脊液循环障碍所致，及梗阻性脑积水。颅底及脑表面蛛网膜炎或静脉窦血栓可导致脑脊液吸收障碍，引起交通性脑积水。

（4）抗利尿激素异常分泌综合征：多数化脑患儿伴有抗利尿激素综合征，约30%～50%的患儿引起血钠减低和血浆渗透压下降（脑性低钠血症）。严重低钠血症本身可诱发低钠性惊厥。

（5）其他：炎症波及视神经和听神经可引起失明和耳聋。脑实质病变可产生激发性癫痫、脑瘫及智力低下。下丘脑和垂体的病变可继发中枢性尿崩症。

3. 实验室检查

（1）外周血象：白细胞总数明显增高，以中性粒细胞为主，伴明显核左移。

（2）脑脊液检查：必须作常规、生化和细菌培养。

（3）特异性细菌抗原测定：利用免疫学的方法检查患儿脑脊液、血、尿等标本中的细菌抗原，是快速确定致病菌的特异性方法。

（4）其他

①血培养：尤其是早期未使用抗生素者阳性率较高。

②局部病灶分泌物培养：如咽培养、皮肤脓疱液或脐部分泌物的培养。

③皮肤瘀点涂片：是流脑病因诊断的重要方法，阳性率可达50%以上。

④脑脊液乳酸脱氢酶、乳酸及C反应蛋白的测定，化脑时多明显增高。

⑤脑CT、脑电图、脑干听觉诱发电位均可帮助鉴别脑肿瘤、癫痫及脑病。

【鉴别诊断】

1. 病毒性脑膜炎 起病缓于化脑，全身感染中毒症状较轻，脑脊液外观多属清凉，白细胞轻中度升高，以淋巴细胞为主，糖含量正常，蛋白质轻度升高或正常。

2. 结核性脑膜炎 易与经过不规则治疗的化脑混淆，多数呈亚急性起病，经 2 周左右始出现脑膜刺激征，部分有结核接触史和其他部位结核病灶。脑脊液外观呈毛玻璃样，细胞数多 $<500\times10^9/L$，以淋巴细胞为主，糖含量减低，蛋白质增高，伴氯化物下降，涂片或留膜抗酸染色找到分支杆菌可以确诊。

3. 新型隐球菌性脑膜炎 常呈亚急性或慢性起病，以进行性颅内压增高为主要症状，眼底常见视乳头水肿。脑脊液改变与结核性脑膜炎相似，墨汁染色可找见新型隐球菌，培养及乳胶凝集试验可呈阳性。

【治疗】

1. 抗生素治疗

（1）选用对病原菌敏感、疗效高、副作用小的抗生素。

（2）选用透过血脑屏障的药物，使药物在脑脊液中达到有效浓度。

（3）致病菌未明确者，可选用两种抗生素联用。

（4）用药途径：急性期静脉用药 10～14 天。

2. 肾上腺皮质激素 肾上腺皮质激素一般主张早期、足量、短程，常选用地塞米松 0.6mg/（kg·d），分 4 次静脉注射，连用 3～4 天。

3. 控制颅内高压 应给予脱水剂或利尿剂。

4. 并发症的治疗

（1）硬膜下积液：如积液量不多则不必要处理；如积液量大，出现明显的颅内高压或局部刺激症状。则需进行穿刺放液，每日或隔日一次，穿刺量每次每侧不超过 30ml。有硬脑膜下积脓时，可于局部冲洗并注入适当抗生素。

（2）脑室管膜炎：应进行侧脑室穿刺、引流，以缓解症状。

5. 对症治疗 监测生命体征，及时处理高热、惊厥及电解质紊乱。

6. 康复治疗 可采用药物、理疗及功能训练，以减轻各种后遗症。

第十节　病毒性脑炎

病毒性脑炎、脑膜炎是儿科临床比较常见的由各种病毒引起的中枢性神经系统感染性疾病。病情轻重不等，轻者可自行缓解，危重者可呈急进性过程，可导致死亡及后遗症。

【诊断】

1. 临床表现 病毒性脑炎的患者的临床表现与病变的部位、范围和程度有关，其症状和体征多种多样，轻重不一。

（1）弥漫性脑炎，常先有轻度的全身不适，很快出现昏迷、惊厥、高热长达 1～2 周。

（2）脑干脑炎，常以面神经麻痹、呛咳、吞咽困难、肢体麻木等为首发症状，还有动眼神经和假性球麻痹，脑脊液压力常在正常范围，眼底检查无明显变化。

（3）假肿瘤性脑炎，常有头痛、呕吐、肢体麻木、失语等表现，可出现局灶性神经系统症状，很快出现颅内高压。

（4）不同的病毒所致的脑炎，其临床表现不同。所导致的脑炎、脑膜炎、脑脊髓炎及横贯性脊髓炎等，不同的类型有相应的临床症状和体征。应注意其症状的复杂性和多变性。

2. 辅助检查

（1）脑脊液检查：白细胞计数多为（50～500）×10⁶/L 以下，以单核细胞为主，蛋白定量正常或稍高，糖定量正常。

（2）病毒学检查包括脑脊液的病毒分离；血清特异性抗体。

（3）脑电图和脑 CT 可帮助鉴别诊断。

【鉴别诊断】

病毒性脑膜炎的鉴别诊断应根据流行病学的资料、临床表现和实验室检查来明确诊断，鉴别诊断应与结核性脑膜炎和隐球菌性脑膜炎相鉴别（详见细菌性脑膜炎）。

【治疗】

1. 病因治疗

（1）利巴韦林，10～15mg/（kg·d），总量≤0.3g，每日1～2次。

（2）无环鸟苷，适用于单纯疱疹病毒，5～10mg/（kg·d），每8小时一次，疗程1～2周。

（3）α-干扰素，每日100万U，im或iv，用3～5天。

2. 积极控制脑水肿和颅内高压，20%甘露醇0.5～1.0g/次。

3. 对症处理。如退热、抗惊厥、以及其他合并症的处理。

4. 康复治疗，以减轻后遗症。

第十一节　小儿急性偏瘫

急性偏瘫是一种由感染和非感染因素引起的脑血管闭塞，造成偏侧肢体瘫痪的获得性神经系统综合征。

【诊断】

1. 临床表现

（1）各种原因所致脑血管闭塞性损害，少数为严重惊厥后偏瘫。

（2）急性或亚急性起病的中枢性偏瘫，并除外脑外伤、颅内占位病变及急或慢性颅内感染，部分病人可因轻微外伤后发病，并且不伴颅高压征及神志障碍。

（3）大病灶梗死病例可伴有头痛、呕吐、惊厥、意识障碍、失语、发热等症状。

2. 辅助检查

（1）头颅 CT：一般在发病 24 小时后进行，必要时强化扫描。

（2）头颅 MRI 和 MRA：少数病例头颅 CT 正常时，或性质难以确定是可做MRI 和 MRA。影像学改变及主要病变血管有时可以不一致。

（3）多普勒超声检查（TCD）：定位、随访。

（4）数字减影脑血管造影术（DSA）。

（5）脑电图。

（6）脑脊液检查：用以除外颅内感染。

（7）其他：如结缔组织病检查，胸部 X 线检查除外结核感染，血黏稠度、凝血状况、栓子来源灶等检查。

【鉴别诊断】

1. 颅脑疾病　细菌性脑膜炎、脑脓肿、脑肿瘤、硬膜外或硬膜下血肿、脑内血肿等病，应根据病史、体征、惊厥发作特点、颅内压增高、心血管征候、脑电图及影像学检查来确定病因。

2. 交替性偏瘫　提示弥漫性血管病如烟雾病、血管病等。

【治疗】

1. 病因治疗　如抗病毒、抗钩端螺旋体治疗，抗癫痫，纠正高凝状态，治疗结缔组织病等。

2. 减轻病灶周围水肿　脱水剂、肾上腺皮质激素。

3. 扩血管及改善供血疗法　颅高压控制后使用，如：脉通、蝮蛇抗栓酶、抗血小板凝聚药，中药等。

4. 对症及康复治疗　脑活素、胞二磷胆碱、力奥来素、高压氧舱等。

第十二节　急性小脑共济失调

急性小脑共济失调是小儿时期常见的临床综合征，是多种病因引起的一种以小脑病变为主的非特异性炎症，预后好。

【诊断】

1. 临床表现

（1）急性起病：病前健康，少数患者 2~3 周前可有前驱症状，少数病例在水痘、流行性腮腺炎潜伏期发病。

（2）小脑共济失调：轻症者以躯干及下肢症状为主。步态不稳，易跌倒，取物时上肢震颤，言语呐吃。严重者强迫卧床，不能说话及进食。检查呈醉汉步态，眼球震颤，共济试验阳性，轮替运动不能，肌张力下降，肌力正常。一般无病理反射及脑膜刺激征。

（3）本病多为自限性，预后大多良好，一般 1~7 周症状消失，极少数有某些后遗症。

（4）某些病例可合并脑干症状及颅高压表现。

2. 辅助检查

（1）脑脊液：多数正常，约1/4 患者可有淋巴细胞轻度增加及后期蛋白质增加。若合并病毒、支原体、细菌的颅内感染，则有相应的脑脊液改变及病原学检查所见。

（2）脑电图：多为正常，少数慢波增多。

（3）影像学检查：头 CT 正常。但常用于鉴别诊断检查。

【鉴别诊断】

1. 特殊性神经系统感染　如脑炎、脑膜炎，脑脊液和病原学检查可确诊。

2. 药物中毒　如苯巴比妥等药物过量，根据病史和血药浓度可确诊。

3. 先天性代谢异常　如遗传性高氨血症、色氨酸转运异常等，可根据家族史、代谢特点、智力低下等诊断。

4. 后颅凹占位性病变　可根据神经影像学检查诊断。

5. 遗传性显性共济失调，可根据家族史、病程等鉴别。

6. 感染性多发性神经根炎。

【治疗】

1. 病因治疗　如抗病毒、抗生素、血浆置换、饮食控制、高压氧舱等。

2. 对症治疗

（1）可酌情使用激素、大剂量丙种球蛋白 400mg/（kg·d），以及降颅压药物。

（2）严重病例可试用丙戊酸钠、安坦、氟哌啶醇等。

（3）恢复期可使用神经代谢活化剂及其他康复治疗。

第十三节　脊髓病

脊髓病是指病变主要累及脊髓，也可波及脊膜及脊神经根。本病可因炎症、肿瘤、外伤、血管病、脱髓鞘病等所致。临床多表现截瘫，传导束感觉障碍，括约肌障碍等脊髓受损的症状及体征。

【诊断】

1. 临床表现

（1）运动障碍

①受损部位水平性损害，如前角、前根受累，表现为受累肌群弛缓性麻痹。

②受损部位以下的长束性损害，锥体束受累。依不同受损部位，多表现截瘫、四肢瘫等病程早期可出现脊髓休克，受累病变以下肢肌张力低、腱反射消失，无病理反射，数日后脊髓休克期解除，表现为锥体束受累的体征。

③马尾病变，双下肢弛缓性麻痹，多不对称。

（2）感觉障碍

①水平损害，根据分布的感觉过敏，感觉异常。脊髓压迫时常伴有脊柱侧弯或棘突叩痛。

②长束损害，受损平面以下深浅感觉（痛、温、触、关节位置及震动觉）减退或消失、脊髓中央受累或半切综合征时出现分离性感觉障碍。

（3）自主神经障碍：早期为尿潴留、便秘。后期为尿失禁及自主膀胱。病变水平以下少汗、无汗、颈髓受累可出现心律失常、霍纳综合征、肠麻痹等。S_3 以下骶髓病变仅有大小便失禁及鞍区感觉异常。

（4）脊柱畸形或脊柱皮肤有皮毛窦、色素斑、毛发异常或囊性肿物。

2. 脊髓病变的定位

（1）水平定位：根据运动、反射、感觉障碍受损害节段水平。髓内病变有完全横贯性、不完全横贯性及上升性不同表现。

（2）区别髓内及髓外病变：髓外病变如下特点：疼痛出现早，病程慢。感觉障碍由下至上发展。锥体束征出现早，括约肌障碍出现晚。脑脊液蛋白增高明显。椎管梗阻发现早而明显。髓内病变常有灼热感，部位不确切。锥体束征出现的晚。椎管阻塞不明显。

（3）脊髓病变病因学诊断：如炎症、外伤、肿瘤、血管病、脱髓鞘病、变性病、放射病等。

3. 辅助检查

（1）腰椎穿刺：脑脊液常规、生化、免疫学（寡克隆区带）及病毒学 IgM 抗体。

（2）肌电图：神经电生理及体感诱发电位检查。

（3）影像学检查：脊柱 X 线检查，脊柱 CT 扫描及脊髓 MRI。

【鉴别诊断】

可以根据病史、临床表现、体征及腰椎穿刺、CT、MRI 等辅助检查与其他神经系统疾病加以鉴别。

【治疗】

1. 一般治疗 精心护理，保证营养及摄入量。减少并发症发生。

2. 肾上腺皮质激素 地塞米松 0.5mg/kg，分 2 次静滴，或甲基强的松龙冲击治疗，每天 20mg/kg，连续使用 3 天，改为口服泼尼松，每日 1mg/kg，视病情递减。

3. 免疫球蛋白的应用 给予大剂量静脉注射免疫球蛋白（IVIG）。适用于感染后自身免疫导致急性脊髓炎、视神经脊髓炎等脱髓鞘性疾病。

4. 抗生素的应用 积极治疗各种并发症。

5. 神经营养药 主要给予 B 族维生素。

6. 外科治疗。

7. 康复治疗 一旦出现后遗症，无特异性治疗方法，多采用中西医结合疗法。

第十四节 格林－巴利综合征

格林－巴利综合征（Guillamn－Barre）综合征（GBS）是小儿较常见的周围神经病。现多认为本病是感染所引起自身免疫性疾病。临床特征是急性起病，进行性、对称性、弛缓性麻痹，严重者常伴有颅神经麻痹及呼吸肌麻痹。

【诊断】

1. 流行病学特点

（1）急性炎性脱髓鞘多发性神经病（AIDP，经典 GBS），全年散发，无地区差别及季节高峰。

（2）急性运动轴索神经病（AMAN，格林－巴利综合征的一种亚型）。多见于中国北方农村，全年散发，高峰季节在每年 6～10 月间。儿童、青年多见。

2. 临床表现

（1）前驱感染：约 50% 患儿于病前 1～3 周有前驱感染史。

（2）运动障碍：急性起病，无发热。表现进行性、对称性、弛缓性麻痹。腱反射减弱或消失，严重时导致呼吸肌麻痹和/或运动颅神经麻痹（常累及 VII、IX、X 和 XI 颅神经）。

（3）感觉障碍：AIDP 患儿可有主客观感觉障碍。AMAM 患儿因无感觉神经受累，故无客观感觉障碍。

（4）自主神经障碍：多汗、短期尿潴留、心律失常、低血压、高血压或血压波动。

3. 辅助检查

（1）检测脑脊液：病程第二、三周蛋白细胞分离，寡克隆区带、IgG 指数、病毒学 IgM 抗体。

（2）血液：可测出抗神经节苷脂抗体、空肠弯曲菌 IgM 抗体等。

（3）肌电图及神经电生理：AIDP 神经电生理表现脱髓鞘特征；周围神经传导速度降低、远端潜伏期延长，及 F 波潜伏期延长。AMAN 确诊时，首先根据电生理特征。除外 AIDP。AMAN 神经电生理特征，即表现远端运动神经复合动作电位波幅（CMAP）减低，运动神经传导速度正常或轻度减慢，F 波潜伏期正常，感觉神经传导速度正常。

（4）腓肠神经活检：有助于确诊急性炎性脱髓鞘多神经病。

【鉴别诊断】

1. 脊髓灰质炎 根据病原学检查可确诊。

2. 急性脊髓炎 起病慢，病程长，有脊髓休克和弛缓性瘫痪，脑脊液有炎症性改变。

3. 脊髓肿瘤 脊髓 MRI 可协助诊断，必要时手术探察，依据病理结果方可确诊。

4. 低血钾性周期性麻痹 病程短，出现心电图改变，血钾低，用钾治疗有效。

5. 癔症性瘫痪 受情绪影响，无颅神经和呼吸肌麻痹，用暗示疗法有效。

【治疗】

1. 一般处理 精心护理，预防交叉感染、意外及合并症发生。

2. 呼吸监护 及时行气管插管或气管切开及辅助呼吸，维持正常的通气及换气功能。

3. 心功能监护 注意血压改变及心律失常。

4. 免疫球蛋白的应用 给予大剂量 IVIG，剂量为每日 400mg/kg，持续应用 5 日。治疗越早，效果越好，可缩短病程。某些患儿因病情减轻可避免气管切开。

5. 自主神经功能障碍治疗 主要是对症治疗。由于自主神经功能障碍时，可有药物异常动力学反应，对血管活性药物尤其敏感。治疗时剂量应偏小。持续性高血压，可应用心得安或小剂量苯巴比妥。室上性心动过速可选用西地兰。

6. 康复治疗 如按摩、针灸、理疗等，目的是改善患肢的肌力及肌萎缩，预防关节挛缩，促进肢体功能恢复。

第十二章　遗传代谢病

第一节　21 - 三体综合征

又称 Down 综合征或先天愚型，发病率 1.5/1000，与母亲年龄有关。

【诊断】

1. 临床表现

（1）特征性面部表现：扁平脸，眼距增宽，内眦赘皮，眼裂短，眼外角上斜，虹膜周围小白斑（Brushfield spots），塌鼻梁，小嘴，高腭弓，舌伸出口外，小下颌，小耳，耳形异常。

（2）其他异常：小头，平枕，后颈部皮肤增多，矮小，胸骨短，75% 通贯手（正常人 1%），外生殖器小，手短，手指短，第五小指内弯，中间指骨发育不良，第 1、2 趾间距增宽。

（3）器官功能和结构异常：40% 先心病（心内膜垫缺失和房缺占 50%），10% 胃肠道异常（十二指肠闭锁、直肠闭锁和先天性巨结肠等），白内障，斜视，眼球震颤，甲状腺功能减低，白血病（可发生暂时性类白血病反应，急非淋较急淋常见，最常见 M7 - ANLL），免疫缺陷发生率高。

（4）神经行为发育落后：肌张力低下（常 6 个月抬头，1 岁会坐，2 岁会走）智力落后，语言落后，3%~9% 出现癫痫。

2. 诊断　染色体核型分析，三体型占 95%，易位型占 4%，嵌合体占 1%。

【治疗】

对症治疗，包括先天性畸形的外科修复，感染的控制等，必要时行眼科检查和颈椎 X 线检查（颈椎稳定性差，有颈椎椎体脱位可能），建议每年查一次甲功；早期干预，鼓励心理行为治疗。

第二节　13 - 三体综合征

发病率 1/4000~10000。

【诊断】

1. 临床表现

（1）头面部：小头畸形伴先天性头皮缺损，唇或/和腭裂。

（2）眼睛：90% 小眼球/无眼球，虹膜缺失，视网膜发育不良，晶体缺失，白内障。

（3）手足：80% 轴后性多指（趾），手指屈曲，马蹄内翻足。

（4）生殖器：男性女性化，隐睾，双角子宫，双阴道。

（5）严重智力低下。

2. 严重的致死性畸形

（1）神经系统异常：前脑无裂畸形（50%），胼胝体发育不良，前额叶发育不良和脊柱裂。

（2）先天性心脏病：室间隔缺损和法洛氏四联症等。

（3）肾脏畸形（50%）肾积水和多囊肾。

（4）消化道畸形（50%）：肠扭转，胰腺异常和胆囊发育不良。

3. 诊断 染色体核型分析：13 - 三体征 75%，易位型 20%，嵌合体 5%

【预后】

三体征患者 50% 一月内死亡，70% 六月内死亡，90% 一岁内死亡。

【治疗】 对症治疗。

第三节 18 - 三体综合征

发病率 1/8000。

【诊断】

1. 临床表现

（1）宫内发育迟缓：羊水过多，单脐动脉，足月小样儿。

（2）头面部：小头畸形（40%）伴枕部突出，耳位低，小下颌，可有 Pierre - Robin 综合征表现（小下颌，腭裂和舌后垂）。

（3）胸腹：胸肌胸骨短，疝（膈疝、脐疝和腹股沟疝），30% 隐睾。

（4）四肢：特征性握拳姿势，第 2、5 指固定重叠交叉于第 3、4 指上，指间横纹消失，髋关节脱位，摇椅脚。

（5）严重的致死畸形：先天性心脏病（室间隔缺损、PDA、瓣膜异常），肾脏异常（马蹄形肾、肾积水、多囊肾、肾发育不良），消化系统（肛门闭锁、胰腺异常、Meckel 憩室）。

（6）中枢神经系统异常：生后先肌张力低下后肌张力增高。严重智力低下。

2. 诊断　染色体核型分析：18 - 三体征 90%，嵌合体 10%。

【治疗】

对症治疗。

【预后】

30% 一月内死亡，90% 一岁内死亡。

第四节　Turner 综合征

发病率 1/2500（女婴）。

【诊断】

1. 临床表现

（1）新生儿期：单脐动脉，手足淋巴性水肿（约 2 岁消失），颈蹼。

（2）儿童期和青春期：矮小（平均身高 135cm，常＜145cm），眼距宽，上睑下垂，内眦赘皮，颈短，多发黑痣或牛奶咖啡斑，肘外翻，发际低，高腭弓，遁形胸，乳头间距宽，第四掌骨短，瘢痕体质倾向（避免整形外科手术），指甲发育不良，乳房不发育，智力正常或轻度异常。

（3）功能性和结构异常：100% 卵巢发育不良，原发性闭经，青春期不发育，性腺胚细胞瘤，含有 Y 小体细胞的易位性腺肿瘤。

（4）肾脏异常（40%）：双重肾结合管，马蹄肾。

（5）先天性心脏病（20%）：主动脉瓣狭窄，主动脉二叶瓣畸形，主动脉缩窄。

（6）其他：先天性髋关节脱位，脊柱侧突，40% 听力损害，近视、青光眼，眼球震颤，自身免疫性甲状腺炎，学习困难。

2. 诊断　染色体核型分析：60% 为 45，XO，25% 为一条 X 染色体部分缺失或等臂 X 染色体，嵌合体 15%。

【鉴别诊断】

1. Noonan syndrome：表现与 Turner 相似，基因定位于 12q24，男女均可患病，染色体核型正常，可有心脏畸形、轻度智力低下和不育。

2. 其他性腺发育不良性疾病。

3. 其他原发性闭经　如 XY 女性患者。

【治疗】

1. 先天畸形外科手术。

2. 如嵌合体中含有 Y 染色体，应行性腺切除术（因有恶变的可能）。

3. 生长激素治疗矮小，性腺激素诱导月经和促进第二性征发育及预防骨质疏松。

4. 心理治疗。

第五节　猫叫综合征

发病率 1/50000。

【诊断】

1. 临床表现

（1）猫叫样哭声：婴幼儿期特征性表现。

（2）特殊面容：小头，圆月脸，眼距增宽，鼻梁宽，眼角下斜，小下颌，白内障，视神经萎缩。

（3）神经系统：新生儿期肌力低下，明显的智力低下和中枢神经系统异常，成人期后多动及破坏性行为。

（4）其他：先天性心脏病，生长发育落后。

2. 诊断　染色体核型分析，5 号染色体短臂远端部分缺失（5p−）。

【治疗】

无特殊治疗，很多患者存活至成年。

第六节　Prader−Willi 综合征

发病率 1/15000。

【诊断】

1. 临床表现

（1）婴幼儿期严重肌无力致喂养困难，1～4 岁起由于食欲亢进而出现中枢性肥胖。生长发育落后，多有轻度智力低下，行为异常普遍存在。

（2）异常特征：双额间距狭窄，杏仁形眼裂，上唇薄，嘴角向下，小手和小脚，青春期延迟，促性腺激素分泌不足的性腺功能低下，外生殖器小。

（3）其他：糖尿病倾向，成年时矮小。

2. 诊断

（1）染色体分析或分子遗传学检查 15 号染色体长臂微小缺失（deletion of 15q11−13）。

（2）70% 患者为父系 15 号染色体异常。

（3）5% 患者为 15 号染色体长臂重组。

（4）25% 患者为 15 号染色体母系双倍体，缺少父系 15 号染色体，为遗传印迹原理的单亲二体征。

【治疗】

对症，如无肥胖并发症（糖尿病，肺通气不良），寿命正常。可考虑用睾丸酮替代治疗。

第七节　脆 X 综合征

脆 X 综合征（FRAXA and FRAXE syndrome，Fragile Xq or fra（X）（q28）），发病率：FRAXA 为 0.2/1000 男婴，0.1/1000 女婴；FRAXE 为 0.02/1000 男婴。

【诊断】

1. 临床表现

（1）头围常超过同龄儿的 95%，高前额、长脸、中面部发育差，鼻根宽，下颌大，厚嘴唇，耳大（青春期 >7.0cm），睾丸大（青春期 >27ml）青春期后更明显。

（2）智力和心理行为发育

①男性

智力低下：程度不同，平均 IQ50。

语言障碍：说话迟，构音困难，语言疏忽，喃喃自语，重复语言。

行为异常：注意力不集中，多动，冲动，思维固定，攻击、自残行为，怪异行为，自闭或内向个性（有报道显示在自闭症儿童中有 5%～7% 为脆 X 综合征）。

②女性：智力低下轻度或无，通常表现为学习成绩差（比男性轻）。记忆力差，情绪易变，人际关系差，易出现抑郁。

2. 诊断

（1）原理：FMR－1（fragility，mental retardation）　基因定位于 Xq27.3，正常 FMR－1 基因产物 FMRP 蛋白是 RNA 连接蛋白，广泛分布于各种组织，尤其是脑和睾丸。FMR－1 基因 5'端有一段三核苷酸链（CGG）n 重复序列，在正常人群中 CGG 重复 6～54 次不等，而且以稳定的方式遗传给下代。如 FMR－1 出现过多的重复三核苷酸链（CGG）序列，则导致基因表达障碍。

（2）检测

①FRAXA

前突变（premutation）：CGG 重复 60～200 次，以不稳定的方式遗传。

全突变（full mutation）：CGG 重复超过 200 次，以不稳定的方式遗传，几乎所有具有此突变的男性和 50% 女性出现临床综合征表现，而且女性表现较轻。

②FRAXE：基因定位于 Xq27 – q28，在 FRAXA 基因远端 600kb 处，临床表现更轻。

【治疗】

无特殊治疗，曾有报告用叶酸治疗对行为异常有帮助。

第八节　糖原累积症 Ia 型

常染色体隐性遗传病，发病率 1/200000 ~ 300000。

【诊断】

1. 临床表现

（1）低血糖症状：婴幼儿期可表现为低血糖抽搐，易饥饿和食欲极佳，空腹时症状更明显，学龄期后血糖可正常。

（2）肝大：婴幼儿期即明显腹大，查体肝脏常平脐或脐以下。

（3）生长发育落后：1 ~ 2 岁后身高常明显低于同龄儿，如果不治疗，10 岁后可出现骨龄落后，智力正常。

（4）其他：鼻衄，乏力，幼稚面容，黄色瘤和脾大等。

2. 实验室检查

（1）血生化检查：低血糖，高脂血症，高乳酸血症，高尿酸血症，乳酸性酸中毒。

（2）尿检查：如未经治疗，尿常规出现异常要明显晚于血生化改变；最早出现的尿改变是尿 β_2 微球蛋白和尿微量白蛋白增多，随后是尿白蛋白增多，最后是肾功能异常，最终是肾衰。

（3）肝脏 B 超：肝脏明显增大，可有单发或多发肝腺瘤及钙化。

（4）肾脏 B 超：双肾增大，尤其是与相同身高的儿童比较时更明显。

3. 肾上腺素刺激试验　此实验在空腹和餐后 2 小时进行，肾上腺素 0.02mg/kg 皮下注射，于注射前和注射后 30、60 分钟测血糖，如血糖增加 <45mg/dl，有助诊断。

4. 基因诊断　外周血白细胞 DNA 分析，最常见的是外显子 5 的 G727T 突变。

【鉴别诊断】主要为糖原累积症各型之间的鉴别（见表 12 –1）。

表 12 – 1　部分糖原累积症的酶缺陷和主要临床表现

型号和病名	酶缺陷	主要临床表现
0 型	糖原合成酶	酮症低血糖
Ia 型 Von Gierke 病	葡萄糖 – 6 – 磷酸酶	矮小、肝肿大、低血糖
II 型 Pompe 病	α – 1,4 – 葡萄糖苷酶	肌张力低下、肥厚性心肌病、心脏扩大
III 型 Cori 病	脱支酶	低血糖、惊厥、肝肿大
IV 型 Andersen 病	分支酶	肝肿大、进行性肝硬化
V 型 McArdle 病	肌磷酸化酶	疼痛性肌痉挛、血红蛋白尿
VI 型 Hers 病	肝磷酸化酶	轻度低血糖、生长迟缓、肝肿大
VI 型 Tarui 病	肌磷酸果糖激酶	肌痉挛、肌红蛋白尿
IX 型	肝磷酸化酶激酶	肝肿大

【治疗】

1. 原则　尽可能维持血糖在一个平稳而正常的范围之内，避免太大波动，血糖正常能纠正或减轻其他代谢紊乱状况，进而减少相关并发症。维持血糖的方法可以是完全胃肠道外营养，夜间鼻胃管持续点滴葡萄糖和口服生玉米淀粉。

（1）夜间鼻胃管点滴：用于小婴儿，点滴时可用特殊配方奶粉、葡萄糖和葡萄糖聚合物以维持葡萄糖入量为 8 ~ 10mg/（kg·min）；而较大婴儿为 5 ~ 7mg/（kg·min）。日间则多喂高碳水化合物食物。摄入热卡分布为碳水化合物 65% ~ 70%，蛋白质 10% ~ 15%，脂肪 20% ~ 25%，总热卡的 1/3 应夜间经鼻胃管滴入。

（2）生玉米淀粉：适用于较大儿童，原理是生玉米淀粉在肠道缓慢释放葡萄糖以使肠道吸收葡萄糖的过程是渐进性的，故能使血糖在 6 ~ 8 小时内维持在正常水平（等量的葡萄糖仅能维持 3 小时）

2. 注意事项

（1）配法：淀粉:冷（微温）水 = 1:2。

（2）可能用于玉米淀粉调制的饮料：酸奶，无糖饮料或牛奶；对一些儿童，即可增加口感，又不明显影响血糖水平。

（3）禁用于玉米淀粉调制的食物：葡萄糖水。

（4）慢释放性碳水化合物类：可在肠道内缓慢释放葡萄糖持续 6 ~ 8 小时，包括生玉米淀粉，生米粉，生麦粉和生木薯类淀粉。

（5）半慢释放性碳水化合物类：可在肠道内释放葡萄糖持续 4 小时，包括熟米饭，通心粉，豆类，燕麦，大麦和小米。

（6）快释放性碳水化合物：乳糖类，牛奶应限制在每日 500ml 以内。

（7）禁食或尽可能少食：蔗糖，果糖。

（8）总热卡分布：碳水化合物 60% ~65%；蛋白质 10% ~15%；脂肪及其他 20% ~30% 。

（9）其他治疗包括避免高脂饮食和高嘌呤饮食，口服多种维生素和钙剂，如血尿酸增高超过 6.4mg/dl 可服别嘌呤醇。

第九节 苯丙酮尿症

苯丙酮尿症（Phenylketonuria，PKU）常染色体隐性遗传病，较常见的氨基酸代谢病，发病率 1/12000，典型 PKU 是由于苯丙氨酸 - 4 - 羟化酶缺乏所致，占 99%；非典型 PKU 中 50% 是由于鸟苷三磷酸环化水合酶缺乏所致。

【诊断】

1. 临床表现

（1）出生时完全正常，3 ~6 个月出现症状，1 岁时明显。

（2）最典型的表现是中重度智力低下。

（3）神经系统症状包括肌张力减低或增高、震颤、行为异常和惊厥等。

（4）色素减少：皮肤白，头发黄，虹膜炎等。

（5）尿味特殊：鼠尿味。

2. 诊断

（1）初筛试验：尿三氯化铁试验（$FeCL_3$）和尿 2.4 二硝基苯肼试验（DNPH）呈阳性。

（2）确诊试验：正常饮食时血苯丙氨酸浓度持续大于 20mg/dl（1.22mmol/L），有条件时应测尿生物蝶呤和新蝶呤以除外由于生物蝶呤合成障碍所致非典型 PKU。

（3）基因分析：基因定位 12q24，已发现突变 100 余种。

【治疗】

治疗越早效果越好，对已有明显神经系统损害的患者，给予治疗仍能改善行为异常、多动和不安静的状况。

饮食控制最好能终身实施，尤其是生育期妇女更应注意。

严格饮食控制的患儿，可达到正常的生长发育水平，正常或接近正常的 IQ。

1. 限制苯丙氨酸摄入 如无低苯丙氨酸奶粉，婴幼儿期鼓励多喂母乳，辅食添加以低蛋白碳水化合物为主。苯丙氨酸摄入〔<2 岁，50mg/（kg·d）；2 ~3 岁，25mg/（kg·d）；3 ~6 岁，20mg/（kg·d）〕，以能满足生长发育所需而不致高血苯丙氨酸为度（2 ~6mg/dl）。

苯丙氨酸是天冬酰苯丙氨酸甲酯（aspartame，一种甜味剂）的主要成分，所以应严格禁食。

2. 饮食管理　包括限制所有高蛋白饮食，如肉、奶制品、干果和部分蔬菜。淀粉类，如面包、土豆、玉米和豆制品也应限制。

热卡主要通过低蛋白食物提供，包括水果、非淀粉类蔬菜和其他特制低蛋白食物。

3. 有条件时通过药品制剂补充适量酪氨酸、必须氨基酸、维生素和微量元素。

【预防】

避免近亲结婚，严格实行新生儿筛查，对有一患者的家庭可进行产前基因诊断。

第十节　肝豆状核变性

肝豆状核变性又称 Wilson 病，常染色体隐性遗传病，由于铜代谢异常而致铜沉积在肝脏、脑、肾和角膜等组织，从而引起一系列临床症状。发病率 1/50 ~ 100 万。

【诊断】

1. 临床表现

（1）起病年龄：3 ~ 50 岁。生化异常从出生时即存在，但 5 岁前罕见临床症状。

（2）肝脏症状：占 42%，儿童肝豆状核变性（肝豆）多见。表现为三个类型：慢活肝；肝硬化；暴发性肝衰；极少数为自身免疫性肝病。多数 ALT 正常或轻度升高，病情隐袭进展，若不治，走向慢性肝硬化。

（3）神经系统：占 34%，运动异常包括震颤，精细运动缺失和协调能力降低；强直性肌张力障碍包括面具面容、肌强直和步态异常，发音困难和吞咽困难尤其常见，但不导致生长发育落后和智力倒退。

（4）精神症状：20% 的患者可仅有精神症状，抑郁是最常见的精神症状。

（5）K－F 环：95% 肝豆状核变性病人有此环，仅有肝脏损害的肝豆状核变性病人和症状前病人可无 K－F 环；K－F 环可随治疗而消失。

（6）可有 K－F 环的其他疾病：慢性胆汁淤积性肝病包括原发性胆汁性肝硬化，家族性胆汁淤积综合征。

（7）其他：溶血性贫血、血尿、氨基酸尿、尿磷增高、骨质疏松，关节炎，心肌病。

2. 实验室检查

（1）血清铜蓝蛋白

①正常值：20～40mg/dl，新生儿期此值低。

②90%肝豆铜蓝蛋白低。其他情况铜蓝蛋白亦可降低，如暴发性非肝豆型肝炎、肾病、严重营养不良等。

③15%伴有活动性肝病变的肝豆病人血清铜蓝蛋白正常。

④10%基因携带者的血清铜蓝蛋白降低，但无临床症状。

⑤血清铜蓝蛋白是一急性相反应物，随肝脏的炎症改变、螯合治疗、体内激素水平等变化。

⑥血清铜蓝蛋白降低可见于少见的遗传性无铜蓝蛋白血症，糖尿病和神经系统异常。

（2）24 小时尿铜　反映体内的铜负荷。正常人：＜40～50μg，肝豆病人：>100μg。测定意义如下：

①配合其他化验，进一步肯定诊断。

②评估病人的治疗依从性。

③评估螯合治疗的反应。

（3）肝脏中铜的含量

①正常肝铜：15～55μg/g 肝干重；肝豆：250～300μg/g 肝干重。

②肝铜正常可排除未治的肝豆；只有肝铜增多不足以诊断肝豆（因原发性胆汁性肝硬化、慢活肝等肝铜亦可增多）。

（4）放射性铜负荷试验：口服含铜的放射性核素，分别于 1、2、4、48 小时后测放射活性。

①健康人、其他肝病者：血中放射性铜迅速上升，2 小时达高峰，然后下降，48 小时再度上升。

②肝豆：缺乏 48 小时后再度上升的高峰。

③携带者：介于两者之间。

（5）基因诊断　基因定位于 13q14，已发现 150 余种突变。

3. 诊断

（1）若 KF 环阳性＋血清铜蓝蛋白降低＋神经症状/体征：可以诊断肝豆。

（2）无临床症状或只有肝病；须血清铜蓝蛋白降低＋肝铜增高：才能诊断。

（3）KF 环阴性：须血清铜蓝蛋白降低＋肝铜增高：才能诊断。

（4）基因诊断的地位：目前通过 DNA 分析诊断肝豆有很大局限性，标准的生化方法仍是主要的诊断方法。基因诊断用于在已知肝豆病人的家庭中，推测其他成员；检出携带者。

【鉴别诊断】

所有慢性肝病，包括病毒性肝炎，自身免疫性肝炎等；能引起肝酶增高的肌病和其他代谢病。

【治疗】

1. 饮食控制

（1）禁食：肥猪肉、动物内脏和血、小牛肉、豆类、坚果、虾蟹和鱿鱼。

（2）少食：鸡蛋、香菜、菠菜、茄子和巧克力。

（3）宜食：牛奶、精白米、面、瘦猪肉、瘦鸭肉、瘦鸡肉、小白菜、萝卜、藕、苹果和砂糖。

（4）如饮用水中铜含量 > 0.2ppm，改饮祛离子水或蒸馏水。

2. 药物治疗

（1）锌制剂：有硫酸锌（100mg 含 20mg），醋酸锌（100mg 含 20mg），葡萄糖酸锌（70mg 含 10mg）.

作用：诱导肠道细胞中的金属硫，金属硫对铜有很高的亲和力，可与食物或体内的铜形成复合体，从粪便中排出，从而阻止铜被吸收入血。

服法：两顿饭中间服用（因为食物减少锌进入肠道细胞及诱导金属硫的能力，因此要求与食物间隔 1 小时服用）。

剂量（元素锌）：1 ~ 5 岁：25mg. bid；6 ~ 16 岁：25mg. tid；> 16 岁：50mg. bid；成人，建议 25 ~ 50mg，tid 开始。

疗效的监测：①24 小时尿铜、尿锌：治疗有效的标志：24 小时尿铜缓慢下降，至 < 125μg，在不存在螯合剂的情况下，24 小时尿锌增加 > 2mg（若低于此值，说明不依从，或服用方法不对）。治疗初期 2 ~ 3 年内，半年检查 1 次，稳定后 1 年查 1 次。②血浆中非铜蓝蛋白铜（有潜在危险的铜）：计算方法：非铜蓝蛋白铜 = 血浆铜 − 血铜蓝蛋白铜（单位都是 μg/dl）；治疗目标：非铜蓝蛋白 < 25μg/dl。

副作用：轻微头痛，胃肠道不适等，克服方法：以醋酸锌代替硫酸锌；服锌同时服一片肉。

（2）青霉胺

作用：尚不完全清楚，多数认为通过螯合体内的铜，使之成为可溶性物质而从尿中排出。

服法：儿童 20mg/（kg·d），或根据成人剂量酌减。成人每日 1 ~ 2g，饭前 0.5 ~ 1 小时服用。

疗效的监测：①24 小时尿铜：治疗有效的标志；开始尿铜大量增加，可达 10mg。随铜负荷量减少，可降至 500 ~ 1000μg。②血浆中非铜蓝蛋白铜（有潜在危险的铜）：< 25μg/dl。

副作用：①超敏反应（发热、皮疹）：30%。应对方法：暂停药，一段时间后再以小剂量开始；加用激素。②骨髓抑制；蛋白尿；SLE；Goodpasture 综合征。③有神经症状的病人可加重神经症状（出现率 50%），其中一半不可恢复。

3. 治疗策略

（1）以神经/精神症状为首发表现者：青霉胺首选。停药前 2 周开始锌剂维持治疗。

（2）以肝病为首发表现者：青霉胺 + 硫酸锌，4~6 个月后，改为硫酸锌维持治疗。

（3）维持治疗：硫酸锌。

（4）症状前病人：硫酸锌。

（5）妊娠病人：硫酸锌，无致畸作用。

（6）儿童病人：1 岁以后何时诊断何时治疗。根据病情选择硫酸锌或硫酸锌 + 青霉胺。

4. 长期治疗

（1）对所有病人无中断的终生螯合治疗，停止用药将导致迅速、不可逆的肝功能及神经症状的恶化。

（2）治疗初期数月内，保证适量铜的排出；随诊青霉胺的早期副作用。

（3）随诊实验室项目：血常规、尿常规、肝肾功、24 小时尿铜（尿锌）和血浆非铜蓝蛋白铜。

①0~6 周内：每周 1 次。

②6 周~1 年内：每月 1 次。

③1 年以后：至少每年 1 次。

5. 肝移植

（1）适应证：以暴发性肝功能衰竭起病者和对螯合治疗无反应的晚期肝硬化者等。

（2）效果：很成功，铜代谢所致异常完全逆转，症状体征明显好转。有资料显示 1 年存活率 79%。

（3）肝病不重但肝外症状难治者（如神经症状），不建议肝移植。

【预后】

1. 治疗初期（治疗 6~24 个月）　肝病和神经症状会有明显改善，因此这段时期教育病人坚持治疗十分重要。治疗 2 年后仍存在的异常大部分是不可逆的损害。

2. 所有肝豆病人都有不同程度的肝损害，即使 ALT 正常，也已存在潜在的肝硬化、门脉高压或脾亢，不必过于担心。要警惕出血的危险。

第十一节　X－连锁低磷抗D佝偻病

最常见的非营养性佝偻病，X－连锁显性遗传病，发病率1/20000，基因定位于Xp22.1。

【诊断】

1. 临床表现

（1）早期临床表现：生后第1年出现典型的双下肢弓形腿，伴身高增长慢；无肌无力、手足搐搦和抽搐等。

（2）骨骼异常：婴幼儿期颅缝早闭；视神经管狭窄；30～40岁的患者常发生椎骨脊突增厚，椎关节融合和增厚，椎管狭窄；与治疗无关的肌腱和韧带钙化，四肢大关节可发生致畸性骨痛和关节炎。

（3）牙病：球内牙质，出牙晚和反复牙脓肿，后者在儿童和成人均常发生，与牙齿结构异常有关，如牙髓腔大，髓角延长达牙釉质交界处等。

2. 实验室检查

（1）双膝放射线检查：有典型的佝偻病改变，而且下肢比上肢明显。

（2）生化检查：血清钙正常或轻度升高（2.24～2.34mM/L），血清磷中度降低，（0.48～0.96mM/L），碱性磷酸酶升高。通常认为低磷伴碱性磷酸酶增高即提示原发性低磷性佝偻病，但成人患者即使有骨软化，血碱性磷酸酶也可能正常。

（3）肾小管磷重吸收率（%TRP，正常85%～100%）

方法：禁食4小时后收集2小时尿，测尿肌酐、尿磷和尿钙（降低），禁食4小时后留尿1小时时取血，测血肌酐、血磷；

$$TRP（\%）=\frac{1-（尿磷\times血肌酐）}{（血磷\times尿肌酐）}\times100$$

在低血磷时肾小管磷重吸收率降低，说明肾脏磷丢失过多，是原发性低磷性佝偻病的特征。

（4）其他检查：甲状旁腺功能（PTH）正常或轻度升高；血25－OHD正常（与维生素D缺乏性佝偻病鉴别）；血1.25（OH）$_2$D$_3$正常或轻度降低（在低血磷状况下不能增高）。

【鉴别诊断】

1. 营养性低磷性佝偻病　尤其是母乳喂养的早产儿，因为妊娠后3个月胎儿骨化速度加快，母乳不能满足磷的需要量，强化母乳奶粉是很好的替代品。

2. 低磷性骨病　常染色体显性遗传，轻度肾脏重吸收磷障碍，骨骼改变以硬化为主，无佝偻病表现，单纯维生素 D 治疗即有效。

3. 遗传性低磷性佝偻病伴高尿钙症（HHRH）　　常染色体隐性遗传，肾小管重吸收磷障碍，但肾脏维生素 D 代谢正常，血清 1.25（OH）$_2$D$_3$升高，与 X-连锁性低磷性佝偻病临床表现不同处为肠道钙吸收增加，高尿钙症和骨质骨化不良（osteopenic bone），此病单纯用磷制剂治疗有效。

4. 肿瘤性低磷性骨软化（oncogenic hypophosphatemic osteomalacia）与 X-连锁低磷性佝偻病极其相似，少见，肿瘤分泌特殊物质损害肾小管磷重吸收，导致血磷降低，维生素 D 代谢紊乱和骨软化；此病通常比 X-连锁低磷性佝偻病对药物反应更差，维生素 D 代谢明显异常，血 1.25（OH）$_2$D$_3$明显降低，只有手术切除肿瘤才是根本的治疗，对无家族史而临床表现较重的病人要认真检查以除外肿瘤性低磷性骨软化的可能。

【治疗】

1. 1，25（OH）$_2$D$_3$（calcitriol）。

（1）＜2 岁：0.25ug1～2 次/天；一般 10～50ng/（kg·d）。

（2）儿童晚期：0.75ug/d，极少超过 1.5ug/d；大多数儿童用低范围的药量〔10～25ng/（kg·d）〕已能有效控制病情，仅在青春期短期增加药量。

（3）成人：0.5～0.75ug/d。

2. 磷元素　　2 岁以下婴幼儿 250～375mg/d，分 2～3 次；年长儿平均 1～2g/d，分 4～5 次。

副作用：包括腹泻、便血，持续性与剂量有关性腹痛，通过重新安排药物剂量和服药频率多数可消失，必要时应药物减量、

3. 监测指标

（1）开始时间：初始治疗 2 周后。

（2）监测频率

①生化监测在小婴儿每 3 月一次，生长平稳期，无药量改变和并发症时每 4～6 月一次。

②肾脏超声检查在初始治疗 1 年后，及之后每 2～3 年检查一次，生长发育停止及肾脏表现长期稳定时超声检查频率可降低。

③膝关节 X 线检查在整个儿童期，每 1～2 年一次，以决定是否调整药物剂量。

④青春期快速生长期可以导致佝偻病弓形腿的加重，所以，在青春期前应密切监测生化指标，并应短期内增加药量，每 4 个月检查 1 次，直至生长发育停止（每年身高增加＜1cm）。

（3）甲状旁腺素（维持血钙和尿钙正常以减少甲旁亢的发生是十分重要的）。

（4）其他：碱性磷酸酶随着治疗可能有所减低，但很少能在成年期前降至正常，所以，并不是一个观察治疗效果的敏感指标。

治疗时血清磷最佳值尚不定，有人建议血清无机磷在口服磷制剂后 1~2 小时应在正常范围。

第十二节　马凡氏综合征

常染色体显性遗传，发病率 1/20000，约 25% 为散发病例，基因定位于 15q21.1。

【诊断】

1. 临床表现　典型临床表现：瘦高体型、瘦长指趾、胸廓异常、晶体脱位及主动脉病变。

（1）关节和韧带松弛：髋、膝、踝、腕、指关节和足底韧带松弛所造成的粗大或精细运动发育落后。

（2）心脏：心律不齐为早期表现。因主动脉瓣反流所致的舒张期减弱性杂音及主动脉瓣脱垂和反流所造成的心尖部全收缩期高调杂音后的射血卡嗒音（ejection click）。90% 以上的患者出现主动脉壁间动脉瘤时的症状，可有突发胸痛，其他如晕厥、休克、面色苍白、无脉和四肢感觉异常或四肢瘫等，如出现低血压则提示主动脉破裂。

（3）胸部：有严重的漏斗胸时可出现呼吸困难、严重心悸和胸骨后疼痛。自发性气胸时常有胸痛和呼吸困难。

（4）骶尾部腰痛：有严重硬膜扩张的患者可出现双下肢烧灼感和麻木或无力；硬膜扩张还可造成头痛和其他神经系统异常。成年患者关节痛。

（5）视力异常：因为晶体半脱位或视网膜剥离可致视力丧失。

2. Ghent 诊断标准

（1）家族史和分子生物学检查：任何一项均为主要指标。

①一级家属（父母、子女或兄弟姐妹）患有诊断目前的马凡氏综合征。

②分子生物学检查发现 FBN1 基因突变。

③家族中有诊断明确的马凡氏综合征患者，就诊者分子生物学检查具有 FBN1 等位基因。

④家族成员中，有一个系统受累的主要指标和第二个系统受累的指标。

（2）骨骼系统：骨骼系统受累必须有至少 2 个主要指标或 1 个主要指标加 2 个次要指标。

1）主要指标

①漏斗胸需要外科手术或严重鸡胸。

②上下部量比降低（0.85vs0.93）。指间距与身高比大于1.05.

③拇指征阳性（the thumb sign）：握拳时拇指内收置于掌心，拇指尖可超过手掌尺侧缘。

④手腕征阳性（the wrist sign）：拇指与小指能围绕腕部交叉合拢。

⑤脊柱侧突角度超过20^0。

⑥肘关节伸展受限（<170^0）。

⑦扁平足。

⑧任何程度的髋臼前突（髋臼向盆腔内突出），发生率50%。

2）次要指标

①中等度鸡胸。

②脊柱侧突<20^0。

③胸椎前突。

④关节活动度增大。

⑤高腭弓。

⑥牙列拥挤。

⑦特殊面容：长头，颧骨发育不良，眼球内陷，下颌后缩和眼角下斜。

（3）眼部　眼部受累至少必须有2个次要指标。

1）主要指标：晶体半脱位：50%的患者有此表现，晶体常向上方和颞侧脱位，可为先天性或后天性逐渐发生。

2）次要指标

①平角膜（通过角膜仪检测）。

②眼球轴径增大（通过超声检查确定）。

③50岁以前出现白内障（核硬化型）。

④虹膜发育不良或睫状体肌发育不良导致瞳孔缩小。

⑤近视（与有无晶体半脱位无关）。

⑥青光眼（<50岁）。

⑦视网膜脱离。

（4）心血管系统：心血管系统受累至少必须有1个次要指标。

1）主要指标

①主动脉根部扩张累及主动脉窦：在本综合征中发生率为70%～80%，较年轻时即可发生，男性更常见。主动脉瓣区可闻及舒张期杂音。

②累及升主动脉的主动脉壁间动脉瘤。

2）次要指标

①二尖瓣脱垂：发生率55%～69%，收缩中期卡嗒音继之收缩晚期高调杂音，严重的患者可出现全收缩期杂音。

②近端肺动脉扩张，不伴有周围性肺梗塞或其他原因。

③二尖瓣环部钙化（<40岁）。

④腹主动脉或降主动脉扩张（<50岁）。

（5）肺部：肺部受累必须有1个次要指标。

次要指标

①自发性气胸：发生率5%。

②肺尖部大泡（胸部X线）。

（6）皮肤及其附件：皮肤受累必须有1个次要指标。

次要指标

①萎缩纹（无明显刺激情况下）：挠痕常出现在肩部、中背部和大腿部。

②复发性疝或切口疝。

（7）硬膜

主要指标

硬膜扩张：发生率65%～92%，表现为硬膜囊呈球形或增宽，常伴发神经根突出椎孔而形成疝，最常发生在腰骶椎，严重度随年龄增加而增加，少于20%的患者有严重的硬膜扩张，确诊需有CT或MRI。

硬膜扩张还可发生在Ehlers–Danlos综合征、神经纤维瘤病Ⅰ型、强直性脊椎炎、外伤、脊柱侧突和肿瘤。

3. 诊断 必须包括骨骼系统异常再加其他2个系统异常（包括家族史和分子生物学检查），其他2个系统异常中至少有1项主要指标异常（晶体半脱位，主动脉扩张或壁间动脉瘤和硬膜扩张）如家族史和分子生物学检查阴性，诊断必须有2个系统受累的主要指标和第3个系统受累的证据。

【鉴别诊断】

1. 同形胱氨酸尿症（Homocystinuria） 常有智力低下，晶体下方脱位和尿氨基酸分析异常。

2. Beals挛缩性蜘蛛样指趾综合征 有关节挛缩和压绉样耳。

3. 遗传性关节眼病（Stickler syndrome）常染色体显性遗传病，可有马凡样指趾，但还有扁平脸，10岁前出现近视和脊柱骨骺发育不良等。

【治疗】无根治疗法。

患者和疑诊病人应每年进行体格检查、眼科检查和心脏彩超检查。为预防主动脉根部进一步扩张，可使用β阻滞剂或行预防性主动脉近端置换术。避免剧烈的和有冲撞的体育活动。

第十三章 儿科急救

第一节 热性惊厥

【诊断】

1. 首次发病年龄在 4 月 ~3 岁，最后复发不超过 6 ~7 岁。

2. 多发生于急骤高热（39 ~40℃以上）开始后 12 小时内。

3. 惊厥为全身性抽搐，伴意识丧失和面色发绀，持续数分钟以内，发作后很快清醒。

4. 无中枢神经系统感染及其他脑损伤。可伴有呼吸、消化系统等急性感染。

5. 脑脊液检查正常。惊厥发作 2 周后脑电图正常。

6. 体格及智力发育正常，有遗传倾向。

7. 可分为典型高热惊厥和非典型性高热惊厥，非典型性高热惊厥日后可能转变为癫痫。（见表 13 -1）

表 13 -1 典型高热惊厥与非典型高热惊厥的诊断

特点	典型高热惊厥	非典型高热惊厥
发病年龄	6 月 ~6 岁	不定，<6 月或>6 岁
与发热的关系	发热早期38.5 ~40℃	低热或无热
惊厥持续时间	<10min	>15min
发作次数	1 ~2 次	反复发作多次
惊厥发作类型	全身性，对称性	明显局限性
神经系统症状	惊厥前正常	可有异常
脑电图	1 ~2 周后正常	2 周后有异常波

【鉴别诊断】

1. 中枢神经系统感染 多伴有发热、头痛、呕吐等。惊厥发作常反复多次，每次持续时间较长，可有神经系统异常体征，脑脊液检查异常结果可帮助鉴别诊断。

2. 代谢疾病与水电解质紊乱 如低钙血症、低镁血症、低血糖、苯丙酮尿症等均可表现为惊厥，但惊厥时无发热，且各项特异实验室检查可帮助诊断。

3. 中枢神经系统结构及功能异常 如新生儿产伤、先天性脑发育畸形、脑积水、原发及继发性癫痫等，均可表现为惊厥，但不伴发热，脑电图、头颅CT等可确诊。

【治疗】

1. 热性惊厥一般发作短暂，多不需用药。发作时可静推安定，0.3~0.5mg/（kg·次），最大剂量10mg；或苯巴比妥钠10mg/kg，肌肉注射。

2. 积极退热处理，包括药物和物理降温。

3. 对有复发危险的患儿可用药物预防复发：①平时不服药，在发热初起，体温达38℃时，服阿苯片退热，或安定5mg灌肠一次。②对非典型高热惊厥、有癫痫倾向者，不论平时是否发热或持续规律口服苯巴比妥，每日3~5mg/kg。

第二节 感染性休克

【诊断】

1. 临床表现

（1）皮肤四肢循环不良：皮肤苍白发花，肢端凉，唇及指趾发绀。晚期皮肤黏膜苍白，四肢厥冷，皮肤毛细血管充盈时间延长。

（2）心率快，脉弱。

（3）血压改变：早期轻度下降或不变甚至偏高，继之脉压变小，血压下降，严重时血压测不出。

（4）呼吸可深快，甚至通气过度。严重时伴有脑水肿或中枢性呼衰，表现为呼吸节律不整。

（5）尿量减少，肛指温差加大。

（6）精神意识改变：早期为表情淡漠、反应迟钝，晚期可嗜睡、昏迷。

2. 辅助检查

（1）白细胞计数多增高，尤其是中性粒细胞，胞浆中可出现中毒颗粒、空泡，核左移，少数患儿可出现类白血病反应。重症患儿白细胞及中性粒细胞均可减少，红细胞和血红蛋白常降低。

（2）CRP可增高，血沉可增快。

（3）瘀点、瘀斑或抗凝血涂片发现细菌表明感染严重。不同部位取双份血样做血培养，培养出同一细菌时更有诊断价值。

（4）血气为代谢性酸中毒或/和呼吸性碱中毒。

【鉴别诊断】

1. 低血容量性休克 常有体液丢失的病史，如呕吐、腹泻、失血、烧伤及创伤等。中心静脉压常明显低于正常，扩容后很快得以纠正。

2. 心源性休克 常有心脏疾病史，如心肌炎、心律失常、先天性心脏病等，动态观察心电图及血流动力学监测结果常有诊断意义。

3. 过敏性休克 多有接触过敏原史，症状发生极为迅速，常有荨麻疹、红斑或血管神经性水肿等皮肤表现，更有助于诊断。

【治疗】

1. 病因治疗 选择有效的抗生素控制感染是最重要的病因治疗。应大剂量联合静脉用药，并注意肝肾功能，待血培养结果回报后调整抗生素应用。

2. 扩容纠酸复苏

（1）快速扩容：2∶1 液（生理盐水∶1.4% 碳酸氢钠）或低分子右旋糖酐 20ml/kg，0.5 ~ 1 小时内输入。

（2）继续输液：10ml/kg/h，直至血压稳定 4 ~ 6 小时。一般需 40 ~ 60ml/kg，严重患儿可能需要 80 ~ 120ml/kg。红细胞压积 <40% 可输新鲜全血或红细胞，红细胞压积 >40% 可输白蛋白、血浆或低分子右旋糖酐。晶体液可根据血气及电解质酌情选用。

（3）血管活性药物：可应用多巴胺和多巴酚丁胺，根据病情从 5 ~ 10μg/（kg·min），最大剂量可达 20 ~ 30μg/（kg·min）。必要时可应用肾上腺素和去甲肾上腺素。

（4）脏器功能和代谢营养支持：心、肺、脑、肾和胃肠道为重点。尤其应早期呼吸支持。

（5）其他疗法：纳洛酮，IVIG 等。

第三节　颅内高压综合征

颅内高压综合征是各种原因所致颅内容物（脑、脑脊液、血液）体积增加，超过颅腔代偿能力而引起颅内压升高所造成的一系列临床症状。

【诊断】

1. 有引起颅内高压的病因，如颅内占位性病变、颅内出血、颅内感染、脑积水、各种原因所致的脑缺氧、脑水肿等。

2. 除原发病的表现外，还有：①呼吸节律不整；②瞳孔大小的改变；③高血压或脉压增大；④视乳头水肿；⑤前囟膨隆；⑥意识障碍；⑦惊厥；⑧呕吐；⑨头痛；⑩静脉注射甘露醇后，症状于 4 小时内显著改善。若有①~⑤项中任何一项，加上⑥~⑩项中有 2 项，即可诊断。

3. 颅内压测定是诊断的客观依据 小儿颅内压正常值随年龄而不同：新生儿：0.098 ~ 0.196kPa；婴儿：0.294 ~ 0.784kPa；幼儿：0.392 ~ 1.47kPa；年长

儿：0.588 ~ 1.76kPa。

【治疗】

1. 针对病因的治疗，去除引起颅内高压的各种因素。

2. 一般处理　限制液量 40 ~ 60ml/kg，或边脱边补，氧疗，头高位等。

3. 降低颅内压①渗透性脱水剂：20% 甘露醇 0.25 ~ 0.5g/kg，15 ~ 30min 内静脉注射，q4 ~ 6h；恢复期可用 50% 甘油盐水 0.5 ~ 1.0g/kg 口服；低蛋白血症伴脑水肿时给予白蛋白 1.0g/kg；②利尿剂：速尿 0.5 ~ 1.0mg/kg，静脉注射，根据病情重复使用，与甘露醇合用具有协同作用并减少各自用量；③肾上腺皮质激素：对血管源性脑水肿效果好，地塞米松 0.5 ~ 1.0mg/kg，静脉注射，q6h，用 2 ~ 4 次后改为 0.1 ~ 0.5mg/kg，静脉注射，每日 2 ~ 4 次，连用 3 ~ 7 天。

4. 镇静止痉　苯巴比妥钠负荷量 10 ~ 20mg/kg，肌肉注射，12 小时后给予维持量 2.5mg/kg，q12h；或安定 0.1 ~ 0.3mg/kg，静注，必要时重复；还可用苯妥英钠、水合氯醛等。

5. 冬眠疗法　对高热伴惊厥的患儿尤为适用。氯丙嗪和异丙嗪各 1 ~ 2mg/kg，肌肉或静脉注射，q4 ~ 6h，同时物理降温，于 2 小时内肛温降至 35℃ 左右，维持 12 ~ 24 小时，此后力争维持正常体温 7 ~ 10 日。有条件时也可应用头部亚低温疗法。

6. 对脑积水者，可采用侧脑室持续闭式引流、脑室 – 腹腔分流术等，或服用减少脑脊液生成的药物，如乙酰唑胺 15 ~ 30mg/kg。

7. 适当应用改善脑代谢的药物。

第四节　儿童多器官功能衰竭

【诊断】1995 年中华急诊医学会儿科组和中华儿科学会急诊组制定的诊断标准：婴儿（<12 个月）及儿童（≥12 个月）系统脏器功能衰竭的诊断标准：

1. 心血管系统

（1）血压（收缩压）：婴儿：<40mmHg；儿童 <50mmHg。或需持续静脉输入药物，如多巴胺〔>5μg/（kg. min）〕以维持血压在上述标准以上者。

（2）心率：体温正常，安静状态，连续测定 1 分钟。婴儿：<60 次/min 或 >200 次/min；儿童：<50 次/min 或 >180 次/min。

（3）心搏骤停。

（4）血 PH <7.2（$PaCO_2$不高于正常值）。

2. 呼吸系统

（1）呼吸频率：体温正常，安静状态，连续测定 1 分钟。婴儿：<15 次/

min 或 >90 次/min；儿童：<10 次/min 或 >70 次/min。

（2）$PaCO_2$ >65mmHg。

（3）PaO_2 <40mmHg。

（4）需机械通气（不包括手术后 24 小时内的患儿）。

（5）PaO_2/FiO_2 <200mmHg（除外青紫型心脏病）。

3. 神经系统

（1）Glasgow 昏迷评分≤7。

（2）瞳孔固定、散大（除外药物影响）。

4. 血液系统

（1）急性贫血危象：血红蛋白 <50g/L。

（2）白细胞计数：≤2×10^9/L。

（3）血小板计数：≤20×10^9/L。

5. 肾脏系统

（1）血清 BUN≥35.7mmol/L（100mg/dl）。

（2）血清肌酐≥176.8μmol/L（2.0mg/dl）（既往无肾脏疾病）。

（3）因肾功能不良需透析者。

6. 胃肠系统

（1）应激性溃疡出血需输血者。

（2）出现中毒性肠麻痹、有高度腹胀者。

7. 肝脏系统

（1）总胆红素 >8.5umol/L（5mg/dl）及 SGOT 或 LDH 为正常值的两倍以上（无溶血）。

（2）肝性脑病≥Ⅱ级。

注：①符合上述任何一项标准者，该系统脏器功能衰竭诊断成立。

②同时存在 2 个或 2 个以上脏器功能衰竭，多系统脏器功能衰竭诊断成立。

③上述诊断标准不适于新生儿。

【治疗】

1. 一般处理 注意保暖，保证有效血容量，维持水电及酸碱平衡，加强营养支持。

2. 病因治疗 积极纠正引起 MODS 的病因，如重症感染、休克、外伤、手术、代谢紊乱、营养不良、免疫功能低下、治疗措施不当等。

3. 抗感染 清除感染灶，根据药敏选择强有力的杀菌性抗生素，在无细菌学结果的情况下，经验性选择广谱耐酶的杀菌性抗生素联合用药。

4. 免疫学治疗 根据情况采用血浆置换和血液透析清除 MODS 的炎性介质，

给予静脉用丙种球蛋白增强免疫功能，适当使用糖皮质激素。

5. 早期器官功能衰竭的防治

（1）肺功能：①保持气道通畅，及时清除分泌物；②纠正低氧血症和高碳酸血症，适时进行氧疗和机械通气，防止肺损伤；③在有条件的情况下，必要时应用肺表面活性物质替代疗法或 NO 吸入。

（2）心功能：①维持有效循环血量；②纠正低氧血症；③早期使用正性肌力药和血管活性药；④适当应用白蛋白，提高血浆胶体渗透压；⑤适当应用利尿剂。

（3）中枢神经系统：①尽早充分供氧；②适当限液、降低颅内压；③有效控制惊厥；④应用脑代谢赋活剂；⑤必要时亚低温治疗。

（4）凝血功能：①早期应用超小剂量肝素，1U/（kg. h）持续静脉泵入或 1U/kg，皮下注射，q6h，血小板 $< 80 \times 10^9$/L 时停用；②低分子右旋糖酐 5 ~ 10ml/kg，q6 ~ 8h 或血管活性药物如 654 - 2 改善微循环；③纤溶亢进时给予抗纤溶药物，如止血芳酸 10mg/kg 静滴，q4 ~ 6h；④输新鲜血或血浆、补充凝血因子等。

（5）肾功能：①适当控制液量；②联合应用小剂量多巴胺〔2.5 ~ 5μg/（kg. min）〕和速尿（1mg/kg，静注，每 30min1 次，直至尿量基本恢复，一般用 4 ~ 5次，每日总量应 < 10mg/kg）；③纠正代谢性酸中毒；④纠正低钠血症和高钾血症；⑤必要时腹膜透析或血液透析。

（6）肝功能：①高糖、低脂、低蛋白饮食和胃肠道外营养，补充适当的支链氨基酸及足够的脂溶性和水溶性维生素；②维持水电与酸碱平衡；③应用保肝药物；④应用微生态制剂和口服肠道不吸收的抗生素，清除肠道细菌，建立正常菌群；⑤注意药物对肝脏的毒性；⑥必要时血浆置换。

（7）胃肠功能：①胃肠减压；②应用制酸剂如西咪替丁或雷尼替丁口服或静脉注射，防治应激性溃疡及出血；③尽量缩短全胃肠道外营养的时间，采用微量喂养与胃肠道外营养相结合，适当应用谷氨酰胺，防止小肠黏膜萎缩和减少细菌移位。

6. 预防医源性疾病：①避免人为因素造成的水电解质和酸碱紊乱；②严格根据细菌学证据选择有效抗生素，积极防止菌群紊乱和院内感染；③根据病情和个体选择和调整适当的机械通气方式和条件，避免肺损伤；④避免使用对器官毒性大的药物，必须使用时注意剂量和用药间隔，并采取适当保护措施；⑤避免滥用血制品，防止由此造成的不良后果。

第五节　心肺复苏

【诊断】

凡患儿突然意识丧失、心率进行性下降或心音消失、大动脉搏动消失、严重呼吸困难或呼吸停止即可确诊。心电图可见等位线，心跳停止后 30~40 秒可出现瞳孔扩大。心跳呼吸恢复后可出现抽搐、脑水肿和中枢性呼吸衰竭。

【治疗】

1. 开放气道（A）　　吸出鼻和口腔内分泌物和异物，去枕、抬高下颌、伸展颈部，保持气道通畅。

2. 人工呼吸（B）　　复苏器人工呼吸或经口气管插管通气。

3. 建立循环（C）　　胸外心脏按压。新生儿可用环抱法，<7 岁可用单掌法，>7 岁用双掌法。胸外心脏按压有效的指征是可以扪到大动脉搏动。

4. 药物治疗（D）

（1）肾上腺素：0.01~0.03mg/kg 静注，若无效可 3~5 分钟后重复一次，心脏复跳后可以 0.1~1ug/（kg. min）的速度维持静滴。

（2）碳酸氢钠：5% 碳酸氢钠 5ml/kg，等量稀释后静推。此后根据血气结果酌情补充。

（3）阿托品：心脏复跳后心动过缓者可应用，0.01~0.1mg/kg 静注，5 分钟重复一次，最大剂量 1mg。

（4）利多卡因：常用于室颤，首剂 1mg/kg，后以 25~30ug/（kg. min）维持。

（5）其他：静脉输入葡萄糖，监测血糖在正常范围；多巴胺、多巴酚丁胺等血管活性药物多用于维持血压；激素、利尿剂、镇静剂、能量合剂等均可酌情应用。

5. 心电图监测（E）　　监测心电图变化，指导治疗。

6. 除颤（F）　　部分室颤患儿可通过心脏按压或药物除颤，当无效时有条件单位需用电击除颤。

附：中药方剂索引

十一画